LAS 9 CLAVES DE LA CURACIÓN NATURAL DEL CÁNCER Y OTRAS ENFERMEDADES

LAS 9 CLAVES DE LA CURACIÓN NATURAL DEL CÁNCER Y OTRAS ENFERMEDADES

Los 9 factores que comparten los pacientes de cáncer que han sanado totalmente y contra todo pronóstico

DRA. KELLY A. TURNER

Primera edición: abril de 2015
Primera reimpresión: agosto de 2018

Título original: *Radical Remission: Surviving Cancer Against All Odds*

Traducción: Alejandro Pareja

Diseño de cubierta: Rafael Soria

© 2014, Kelly A. Turner

Publicado por acuerdo con HarperOne, una editorial de HarperCollins Publishers,
195 Broadway, 24th floor, Nueva York, NY 10007, EE.UU.

De la presente edición en castellano:
© Gaia Ediciones, 2014
    Alquimia, 6 - 28933 Móstoles (Madrid) - España
    Tels.: 91 614 53 46 - 91 614 58 49
    www.alfaomega.es - E-mail: alfaomega@alfaomega.es

Depósito legal: M. 8.319-2015
I.S.B.N.: 978-84-8445-557-8

Impreso en España por:
Artes Gráficas COFÁS, S.A. - Móstoles (Madrid)

A todas las personas que han oído alguna vez las palabras «tienes cáncer», y a los seres queridos que las han apoyado en su viaje.

Índice

Introducción

anomalía. n. (del latín *anomaïa*, y este del griego ἄνω ἀλία).
1. f. Discrepancia de una regla o de un uso.

YA HABRÁS OÍDO contar alguna vez un caso así: una persona que padece cáncer avanzado prueba todo lo que le puede ofrecer la medicina convencional, incluida la quimioterapia y la cirugía, pero nada le da resultado. La mandan a su casa a morir; pero, cinco años más tarde, se presenta en la consulta de su médico, sana y libre del cáncer.

La primera vez que oí contar un caso como este, yo me dedicaba a asesorar a pacientes de cáncer en un gran hospital de San Francisco dedicado a la investigación oncológica. Leyendo el libro del doctor Andrew Weil *La curación espontánea*, me encontré con un caso de lo que yo llamo remisión radical. Me quedé helada, confusa, aturdida. ¿Era verdad que aquella persona había superado un cáncer avanzado, sin recurrir a la medicina convencional? Y si era así, ¿por qué no había salido en la primera plana de todos los periódicos? Aunque solo hubiera pasado una vez, no dejaba de ser un hecho increíble. Al fin y al cabo aquella persona se había topado, de alguna manera, con un modo de curarse el cáncer. Los hombres y las mujeres a los que yo asesoraba habrían dado cualquier cosa por conocer el secreto de aquel superviviente... ¡y yo también!

Intrigada, me puse en seguida a buscar otros casos de remisión radical. Lo que descubrí me dejó impresionada. En las revistas científicas se habían ido publicando informes sobre más de mil casos documentados, sin que alcanzaran gran resonancia;

y era la primera vez que yo, que trabajaba en un gran centro de investigación oncológica, oía hablar de ello.

Cuanto más profundizaba en el tema, más frustrada me sentía. Resultó que no había nadie que se dedicara a investigar seriamente aquellos casos; ni siquiera se intentaba hacerles ningún tipo de seguimiento. Lo peor fue que la mayor parte de los supervivientes de estas remisiones radicales con los que empecé a hablar me decían que, aunque sus médicos se alegraban por ello, no solían manifestar interés por lo que habían hecho ellos para ponerse mejor. Pero lo que ya me pareció el colmo fue que algunos supervivientes radicales me contaron que sus médicos habían llegado a pedirles que no comentaran nada de su recuperación maravillosa a los demás pacientes que se encontraran en la sala de espera. ¿Motivo? Para no suscitar «esperanzas infundadas». Si bien es comprensible que aquellos médicos no quisieran que sus pacientes cayeran en el error de creer que los métodos sanadores de otra persona pudieran darles resultado a ellos, otra cosa muy distinta es silenciar por completo estos casos verdaderos de sanación.

Semanas más tarde, una paciente de las que yo asesoraba rompió a llorar mientras recibía su quimioterapia. Tenía treinta y un años, y dos hijos pequeños, gemelos, y hacía poco que le habían diagnosticado un cáncer de mama agresivo de estadio 3 (el estadio máximo es el 4). Entre sollozos, me imploraba:

—¿Qué puedo hacer para ponerme bien? Solo tienes que decírmelo. Haré *lo que sea*. No quiero que mis hijos se críen sin madre.

Yo la veía allí sentada, agotada, calva, mientras le entraba lentamente en las venas su única esperanza de recuperación. Y entonces pensé en aquellos más de mil casos de recuperación radical, increíble, que nadie estaba investigando. Respiré hondo, la miré a los ojos y le dije:

—No lo sé. Pero voy a intentar descubrirlo, para ti.

Aquel fue el momento en que decidí cursar estudios de doctorado y dedicar mi vida a descubrir casos de remisión radical, a analizarlos y, sí, a hablar de ellos. Al fin y al cabo, si queremos «ganar la guerra al cáncer», ¿no es lógico que hablemos con los que ya la han ganado? Más aún: ¿acaso no deberíamos someter a esos supervivientes asombrosos a múltiples exámenes científicos, y preguntarles todo lo que se nos ocurra, con el propósito de descubrir sus secretos? El mero hecho de que no dispongamos de una explicación de algo no significa que debamos pasarlo por alto, ni mucho menos significa que debamos decir a los demás que no hablen de ello.

Yo siempre cito el ejemplo del científico Alexander Fleming, que optó por no pasar por alto una anomalía. Según se cuenta, en el año 1928, cuando Fleming volvió de sus vacaciones, observó que en muchas de sus placas de Petri había crecido moho, lo cual no era de extrañar después de aquella larga ausencia. Se puso a esterilizar las placas, pensando que tendría que volver a empezar el experimento desde el principio. Pero, por fortuna, optó por detenerse a estudiar la cosa más de cerca, y fue entonces cuando advirtió que, en una placa determinada, todas las bacterias habían muerto. En vez de hacer caso omiso de aquella placa anómala, descartándola como una mera casualidad, Fleming decidió seguir investigando la cuestión... y aquello lo condujo al descubrimiento de la penicilina.

En este libro se presentan los resultados de mis investigaciones sobre la remisión radical del cáncer, que siguen en marcha. Estos son los frutos de mi decisión de no pasar por alto aquellos casos anómalos, sino de hacer, más bien, lo que hizo Alexander Fleming: observar la cuestión más de cerca. No obstante, empezaré por presentar al lector un resumen de mis antecedentes personales, para que entienda mejor cuál fue mi punto de partida y qué fue lo que me inspiró a dedicar mi vida a esta cuestión.

MI HISTORIA

Mis experiencias con el cáncer comenzaron cuando yo tenía tres años y diagnosticaron una leucemia a un tío mío. Mi tío vivió un proceso largo y penoso que duró cinco años, ensombreciendo nuestras reuniones familiares e inspirándonos a todos los primitos un temor horrible a aquella enfermedad misteriosa que se llamaba «cáncer». Mi tío terminó muriendo cuando yo tenía ocho años, y mi primo de nueve años se quedó sin padre. Fue entonces cuando me enteré de que los papás podían morirse de cáncer.

Pocos años después, cuando yo tenía catorce, diagnosticaron cáncer de estómago a un íntimo amigo mío, poco después de que ambos hubiésemos terminado de cursar el octavo curso. Toda nuestra comunidad, una población pequeña del estado de Wisconsin, quedó consternada y reaccionó inmediatamente para ponerse a su lado, animándolo con múltiples actividades, como desayunos de tortitas para recoger fondos y visitas al hospital. Algunos amigos míos albergaban esperanzas, pero yo no era capaz de quitarme de encima la sensación de temor que llevaba muy dentro del estómago. Al fin y al cabo, ya había visto aquello. Al cabo de dos años, largos y marcados por los efectos secundarios, mi amigo murió, con dieciséis años. Toda la comunidad asistió a su funeral, y durante los años siguientes sus otros amigos y yo acudíamos regularmente a poner flores en su tumba. Su muerte me enseñó que cualquier persona, sin excepción, podía morirse de cáncer, a cualquier edad.

Conocí por primera vez la medicina complementaria, el yoga y la meditación cuando cursaba la licenciatura en la universidad de Harvard. Aquellas prácticas e ideas extrañas me llevaron a replantearme por primera vez las creencias que había albergado hasta entonces, según las cuales la mente y el cuerpo eran cosas separadas, y empecé poco a poco a practicar el yoga. Al cabo de cuatro años maravillosos, el primer trabajo que realicé después de mis estudios en Harvard fue escribir, como coautora, un libro sobre el calentamiento global. Entonces me encontré de pronto sentada ante un ordenador todo el día, desprovista del trato social del que había disfrutado en la universidad. Cuando un amigo me sugirió que emprendiera trabajos sociales como voluntaria para combatir mi aislamiento, lo primero que me vino a la cabeza fue ayudar a pacientes de cáncer.

Recuerdo mi primer día de voluntaria en el departamento de Pediatría del centro oncológico Memorial Sloan-Kettering Cancer Center, de Nueva York. Lo único que hice fue jugar al Monopoly con unos niños que estaban recibiendo quimioterapia intravenosa; pero el ayudarles a olvidarse de su enfermedad durante unas horas tuvo para mí un sentido tan hondo que verdaderamente me cambió la vida. Comprendí que había encontrado mi vocación; y, al cabo de algunas semanas de trabajo como voluntaria, ya me había puesto a documentarme sobre posibles estudios de postgrado. Fui a la Universidad de California en Berkeley, donde hice un máster de trabajo social en oncología, y me especialicé en el asesoramiento a los pacientes de cáncer.

Mientras cursaba estos estudios de postgrado, me fui interesando más por la medicina complementaria, lo que me llevó a leer muchos libros sobre la materia y a hacer un curso intensivo de preparación para profesores de yoga. Pasaba los días asesorando a pacientes de cáncer, y las noches estudiando yoga y practicándolo. Por entonces, mi marido cursaba estudios superiores de Medicina Tradicional China (acupuntura, plantas medicinales, etcétera), y estudiaba también una forma esotérica de sanación energética; de modo que yo vivía en el ambiente de la medicina complementaria. Fue por entonces cuando leí el libro de Andrew Weil al que me he referido antes, y que cambió el rumbo de mi vida al darme a conocer lo que Weil llama «curación espontánea», y me animó a realizar un doctorado para poder estudiar en profundidad este tema apasionante. A partir de entonces, he dedicado mi vida a descubrir qué hacen las personas para superar el cáncer contra todas las probabilidades.

¿QUÉ ES LA REMISIÓN RADICAL?

Para entender qué es la remisión radical conviene recordar en primer lugar qué es lo que se considera una remisión «normal» o «no radical». El médico espera que el cáncer remita si se detecta a tiempo y si es uno de los cánceres que hoy día se consideran más «tratables». Por ejemplo, si a una mujer le diagnostican un cáncer de mama de estadio 1, se esperará (en términos estadísticos) que pase al menos cinco años libre de cáncer, a condición de que se someta al tratamiento médico recomendado de cirugía, quimioterapia y/o radioterapia. Pero si a esa misma mujer le diagnostican un cáncer de páncreas de estadio 1, solo tiene un 14 % de probabilidades de seguir viva dentro de cinco años, aunque siga todo el tratamiento médico recomendado[1]. Esto se debe a que la medicina convencional no dispone actualmente de tratamientos para el cáncer de páncreas tan eficaces como los que tiene para el cáncer de mama.

Yo defino la remisión radical como toda remisión del cáncer que es inesperada estadísticamente; y las estadísticas varían en virtud del tipo de cáncer, de su estadio o etapa y del tratamiento médico recibido. Más concretamente, se produce una remisión radical cuando:

- el cáncer que padece una persona desaparece sin haber recurrido a ningún tratamiento convencional, o
- un paciente de cáncer prueba la medicina convencional, pero el cáncer no remite, y entonces el paciente pasa a métodos sanadores alternativos que *sí* conducen a una remisión, o bien,
- un paciente de cáncer recurre al mismo tiempo a métodos sanadores convencionales y alternativos para sobrevivir a un pronóstico estadísticamente muy grave (es decir, a cualquier cáncer con menos de un 25 % de probabilidades de supervivencia a los cinco años).

Aunque las remisiones inesperadas son infrecuentes, son miles las personas que las han tenido. Siempre que hablo con un oncólogo, le pregunto si ha visto alguna vez un caso de remisión radical. De momento, todos me han respondido que sí. A continuación, les pregunto si se han molestado en publicar algún informe sobre tales casos en una revista científica. De momento, todos me han respondido que no. Por ello, no sabremos con cuánta frecuencia se producen realmente las remisiones radicales mientras no pongamos en marcha algún sistema de seguimiento sistemático. Con este fin, el sitio web del presente libro, radical remission.com, brinda a los supervivientes del cáncer, a los médicos, a los sanadores y a los lectores como tú la posibilidad de comunicar de manera rápida y sencilla los casos de remisión radical, para que los investigadores los puedan contar, analizar y seguir. Esta base de datos también está a disposición del público en general, de modo que los pacientes de cáncer, y sus seres queridos, pueden leer en ella cómo consiguieron curarse, contra todas las probabilidades, otras personas que tenían diagnósticos semejantes a los suyos.

Acerca de este libro

Cuando empecé a estudiar la remisión radical, descubrí con sorpresa que en los más de mil casos publicados en las revistas médicas se pasaba por alto en gran medida a dos grupos de personas. El primero de estos grupos era el de los propios supervivientes radicales. Vi con consternación que en una inmensa mayoría de los artículos científicos no se decía nada de las causas a la que atribuía el propio paciente su remisión. Leí un artículo tras otro cuyos autores, médicos, enumeraban detalladamente todos los cambios bioquímicos que habían sufrido los supervivientes radicales; pero ninguno de estos autores decía nada de haber preguntado directamente a los supervivientes a qué atribuían ellos las causas de su curación. Aquello me pareció muy raro, dado que los supervivientes bien podían haber hecho algo (incluso sin darse cuenta) que les hubiera ayudado a curarse del cáncer. Por ello, y como tema de mi tesis doctoral, opté por localizar y entrevistar a veinte personas que habían experimentado una remisión radical, para preguntarles: «¿Por qué cree *usted* que se curó?».

El segundo grupo al que no se prestaba atención en las investigaciones era el de los sanadores alternativos. Teniendo en cuenta que la mayoría de las remisiones radicales se producen, *por definición*, fuera del entorno de la medicina occidental convencional, me extrañaba que nadie hubiera estudiado cómo tratan el cáncer los sanadores no occidentales o alternativos. Muchos supervivientes radicales de los que tenía noticias yo por entonces habían recurrido a sanadores alternativos de todas partes del mundo; por ello, yo misma viajé por el mundo y entrevisté a cincuenta sanadores alternativos, no occidentales, para preguntarles por sus respectivos planteamientos sobre el cáncer. Pasé diez meses localizando y entrevistando a sanadores alternativos del cáncer en diversos países, entre ellos Estados Unidos (islas Hawái), China, Japón, Nueva Zelanda, Tailandia, India, Inglaterra, Zambia, Zimbabue y Brasil. Fue un viaje de investigación que me cambió la vida, y en el que conocí a muchos sanadores interesantísimos. En este libro resumo todo lo que me comunicaron.

Desde aquellas primeras investigaciones para mi tesis doctoral, he seguido localizando más casos, y ya llevo realizadas más de cien entrevistas personales y he analizado más de mil casos por escrito de remisión radical. Después de haber analizado todos estos casos con cuidado y de emplear diversos métodos de investigación cualitativa, llegué a identificar setenta y cinco factores distintos que, hipotéticamente, podrían desempeñar un papel en la remisión radical, entre los que se distinguen factores físicos, emocionales y espirituales. No obstante, cuando tabulé la frecuencia de cada uno de estos factores, vi que entre aquellos setenta y cinco existían nueve que aparecían constantemente en casi todas las entrevistas. En otras palabras, muy pocas de las personas a las que entrevisté citaron, por ejemplo, el factor número setenta y tres, que es tomar suplementos de cartílago de tiburón; pero, por el contrario, casi todas las personas citaron que habían hecho unas mismas nueve cosas con el fin de ayudarse a curar el cáncer. Estos nueve factores claves para la remisión radical son los siguientes:

- Cambio radical de la dieta alimenticia.
- Tomar el control de la propia salud.
- Dejarse guiar por la intuición.
- Emplear plantas medicinales y suplementos.
- Liberar las emociones reprimidas.
- Aumentar las emociones positivas.
- Aceptar el apoyo social.
- Profundizar la conexión espiritual.
- Tener motivos poderosos para vivir.

Es importante señalar que esta lista no sigue ningún orden determinado. Entre los factores citados no hay ninguno que sea el «número uno».

Antes bien, en las entrevistas que realicé se citaba a los nueve con igual frecuencia, aunque (como veremos en este libro) algunas personas tendían a centrarse en un factor determinado más que en los otros. Téngase bien presente que la mayoría de los supervivientes radicales del cáncer a los que estudié aplicaron, en mayor o menor medida, los nueve factores en su conjunto, en su esfuerzo por curarse el cáncer.

Con el fin de seguir un orden, he organizado el libro en nueve capítulos, en cada uno de los cuales se describe en profundidad cada uno de estos factores. En cada uno de los capítulos empezaremos por explorar los puntos principales del factor correspondiente, sin olvidarnos de repasar las últimas investigaciones científicas sobre el tema. Después exploraremos un caso real de remisión radical en el que se recalca la importancia de dicho factor. Por último, cada capítulo concluye con una sencilla lista de medidas que puedes tomar ahora mismo, si lo deseas, para empezar a introducir en tu vida estos factores clave para la remisión radical.

ANTES DE EMPEZAR

Antes de presentar al lector estos factores clave de sanación, quiero aclarar algunas cosas. En primer lugar, quiero afirmar con toda claridad que no me opongo en absoluto a los tratamientos convencionales del cáncer, entre ellos la cirugía, la quimioterapia y la radioterapia. Así como creo que la mayoría de las personas necesitan llevar zapatillas para correr un maratón, pero existe una minoría selecta de personas que han encontrado la manera de correr cuarenta y dos kilómetros y pico descalzas y con salud, creo también que la mayoría de las personas necesitarán de la medicina convencional para dejar atrás al cáncer, aunque existen unos pocos escogidos que han encontrado la manera de superarlo por otros medios. Yo, como investigadora del cáncer, me dedico, sencillamente, a descubrir más cosas acerca del «plan de entrenamiento» de los miembros de este segundo grupo, con la intención de descubrir cómo consiguieron una hazaña tan en contra de todas las probabilidades.

En segundo lugar, escribo este libro sin la menor intención de suscitar esperanzas infundadas. ¿Te acuerdas de aquel médico que no quería que el resto de sus pacientes oyeran hablar de las remisiones radicales? Pues yo comprendo su postura, pues no cabe duda de que tener que atender a toda una sala de espera llena de pacientes con pocas esperanzas estadísticas de sobrevivir es una labor francamente penosa. No obstante, el hecho de guardar silencio acerca de los casos de remisión radical ha conducido a algo que yo considero mucho peor que las esperanzas infundadas: a que nadie esté investigando seriamente aquellos casos notables de recuperación, ni aprendiendo nada de ellos. En la primera clase de investigación a la que asistí en la Universidad de Berkeley me enseñaron que el investigador tiene la obligación científica de examinar *todo* caso anómalo que no concuerde con sus hipótesis. Después de haber examinado esas anomalías, al investigador o investigadora solo le quedan dos opciones: explicar al público por qué no encajan en su modelo hipotético esos casos extraños o trazar una hipótesis nueva en la que sí encajen dichos casos. De una manera o de otra, no existe ningún supuesto en que sea válido descartar sin más los casos que no encajan en nuestras hipótesis.

Además de ser una irresponsabilidad científica descartar abiertamente los casos de las personas que se han curado del cáncer con medios no convencionales (sobre todo teniendo en cuenta que nuestro objetivo común y compartido es encontrar el modo de curar el cáncer), quisiera debatir aquí el término «esperanzas infundadas». Dar esperanzas infundadas significa suscitar en las personas esperanzas acerca de cosas falsas o no verdaderas. Y puede que los casos de remisión radical no sean explicables (de momento), pero *son verdaderos*. Es verdad que esas personas se curaron del cáncer de maneras que resultaban inesperadas desde el punto de vista estadístico. Esta es la diferencia clave que debemos entender, para superar ese temor a suscitar esperanzas infundadas y emprender el proceso de examinar científicamente aquellos casos, en busca de posibles indicaciones sobre el modo de curar el cáncer. Los nueve factores clave que describimos en este libro son hipótesis con las que se procura explicar a qué se puede deber la remisión radical; todavía no son hechos probados. Por desgracia, tendrán que pasar décadas de ensayos cuantitativos, aleatorios, hasta que podamos afirmar con toda certeza si estos nueve factores aumentan o no las probabilidades de sobrevivir al cáncer.

Yo no he querido esperar a que pasen décadas para dar a conocer a los lectores estas hipótesis tan importantes. He preferido compartir los resultados de mis investigaciones cualitativas para que podamos emprender un debate, muy necesario, sobre por qué no se está prestando atención a esos casos, y qué es lo que los mismos podrían enseñarnos. La única posibilidad de despertarte esperanzas infundadas sería que yo te dijera que, si aplicas esos nueve factores, te curarás el cáncer sin dudarlo. Yo no digo eso. Lo único que digo es que, a la luz de mis investigaciones, estas son las nueve hipótesis más generalizadas de las posibles causas de la remisión radical.

Ahora que he dejado claro que no tengo la intención de despertar esperanzas infundadas, voy a deciros qué es lo que sí espero. En primer lugar, espero de todo corazón que otros investigadores se pongan a investigar lo antes posible estas hipótesis sobre la remisión radical. También albergo la esperanza de que este libro y los casos reales de sanación que contiene sirvan de inspiración a los pacientes de cáncer y a sus seres queridos, como me inspiré yo cuando tuve mi primera noticia de un caso de remisión radical; que esas personas tengan el consuelo de saber que es verdad que existen personas que se recuperan del cáncer en contra de todas las probabilidades. Además, tengo la esperanza de que este libro motive a la gente a seguir buscando nuevos modos de optimizar su salud, ya sea con el fin de prevenir el cáncer, ya estén en pleno tratamiento convencional del cáncer o ya estén buscando otras opciones porque han agotado las posibilidades de dicho tratamiento. Pero lo más importante de todo es que espero que este libro abra un debate, muy necesario, sobre las remisiones radicales, que nos permita dejar de pasarlas por alto y empezar a aprender de ellas.

En lo que se refiere a los casos de remisión radical, quizá no seamos capaces todavía de entender por qué esas personas se curaron del cáncer, ni por qué les dieron resultado aquellas técnicas a ellos y no a otros. No obstante, creo firmemente que, si nos aplicamos con energía al estudio de estos casos (en vez de hacer caso omiso de ellos sin más en vista de que no somos capaces de explicarlos), entonces se producirán dos resultados posibles: como mínimo, aprenderemos algo acerca de la capacidad del organismo para sanarse a sí mismo; y, en el mejor de los casos, descubriremos un modo de curar el cáncer. Pero no podrá producirse ninguno de estos dos resultados si seguimos desatendiendo los casos de remisión radical. Al fin y al cabo, ¿dónde estaríamos si Alexander Fleming hubiera pasado por alto el moho de aquella placa de Petri? La historia nos ha enseñado que estudiar las anomalías no es perder el tiempo. Antes bien, el estudio de las anomalías ha conducido, históricamente, a inmensos avances... Y ahí es donde se encuentra la esperanza *verdadera*.

1

Cambio radical de la dieta alimenticia

Que tu alimento sea tu medicina
y que tu medicina sea tu alimento.
HIPÓCRATES

HIPÓCRATES, EL MÉDICO GRIEGO al que se considera fundador de la medicina moderna, creía firmemente que los alimentos tenían el poder de ajustar, de reequilibrar y de curar el cuerpo. ¡Qué disgusto se llevaría si se enterara de que los médicos modernos cursan solo *una semana* de nutrición durante sus años de estudios![1]. Yo misma, en mi último chequeo físico, tuve que explicar a la médica que, como vegetariana que soy, consumo calcio en abundancia con las verduras de hoja (a ella solo se le ocurría la leche), y hierro en abundancia con las legumbres y las algas marinas (a ella solo se le ocurría la carne roja). En general, no es que los médicos no crean en las virtudes curativas de los alimentos, sino que, simplemente, no han llegado a conocerlas.

Si los médicos estudiaran nutrición más a fondo, se enterarían de que, en efecto, somos lo que comemos, porque las células de nuestros alimentos se disgregan y se transforman en las células de nuestros cuerpos. Además, lo que comemos y lo que bebemos afecta directamente a nuestros tejidos y a nuestros vasos, inflamándolos más o menos en función de lo que nos metemos en el cuerpo. Para entender este concepto, imaginémonos que damos una taza de café a un niño de cinco años. Unos diez minutos más tarde ya no nos quedaría ninguna duda de que lo que comemos y bebemos nos afecta directamente a la salud.

Podemos considerar que nuestra salud (y no solo nuestra salud, sino toda nuestra vida) es el saldo total de todas las decisiones que hemos tomado momento a momento. Entre estas decisiones se cuentan lo que comemos y bebemos, lo que pensamos y sentimos, nuestros actos y nuestras reacciones, nuestros movimientos o reposos en cualquier día determinado. La comida es tan potente en este sentido porque se trata de una decisión muy consciente. ¿Me tomo un sándwich rápido de mantequilla de cacahuete y mermelada, o una ensalada de quinoa, aunque se tarde más en prepararla? La mayoría de estas personas toman estas decisiones diarias con un trasfondo constante de duda, que les susurra: «¿Tiene esto verdadera importancia? ¿*Será verdad* que lo que como tiene una repercusión vital sobre mi salud?». Los supervivientes radicales a los que he entrevistado, y que tienen la vida en la balanza, llevan esta pregunta hasta otro nivel. Se preguntan: «¿Puede servir lo que coma para que mi cáncer entre en remisión?». La respuesta que encuentran muchos es *sí*.

Después de analizar centenares de casos de remisión radical, uno de los nueve factores que aparecen constantemente como contribuyentes a curarse del cáncer es el cambio radical de la dieta alimenticia. Más aún: la mayoría de las personas a las que estudio tienden a realizar cuatro cambios dietéticos, a saber:

- reducir mucho o eliminar del todo el consumo de azúcar, de productos lácteos y de alimentos refinados;
- aumentar mucho el consumo de verduras y frutas,
- consumir alimentos ecológicos, y
- beber agua filtrada.

Después de estudiar con profundidad cada uno de estos cambios, presentaré dos casos de remisión radical, de personas que cambiaron radicamente su dieta alimenticia para curarse el cáncer de mama y el de próstata, respectivamente.

Para concluir el capítulo, veremos algunas medidas sencillas que puedes adoptar para emprender una dieta anticáncer.

NI DULCES, NI CARNE, NI LÁCTEOS, NI ALIMENTOS REFINADOS

La gran mayoría de los supervivientes radicales que he investigado y sigo investigando cuentan que redujeron o eliminaron por completo de su alimentación los dulces (azúcares), la carne, los productos lácteos y los alimentos refinados, para ayudarse a sí mismos a sanarse. Empecemos por el azúcar. Se ha hablado mucho del azúcar en relación con el cáncer, y no sin razón. Es un hecho indiscutible que las células cancerosas consumen (es decir, metabolizan) el azúcar (la glucosa) a una tasa mucho más rápida que las células normales[2]. Así es, precisamente, como funcionan los escaneados PET (tomografía por emisión de positrones). Para empezar, te bebes un vaso de glucosa; y, acto seguido, el aparato escaneador detecta en qué zonas de tu cuerpo se está metabolizando más deprisa la glucosa. Esos «puntos calientes» de glucosa son las zonas de tu cuerpo que tienen más probabilidades de ser cancerosas. Si bien los investigadores siguen sin tener claro si una alimentación con alto contenido en azúcares *produce* el cáncer o no, lo que sí sabemos es que, una vez que hay ya células cancerosas en el organismo, estas consumen entre diez y cincuenta veces más glucosa que las células normales. Por eso resulta lógico que los pacientes de cáncer reduzcan todo lo posible el consumo de azúcar refinado en su alimentación, para evitar «dar de comer» a sus células cancerosas, y que se limiten, en cambio, a la glucosa que se encuentra de manera natural en las verduras y las frutas. Si tenemos en cuenta que el estadounidense medio consume cada día una cantidad de azúcar equivalente a veintidós cucharaditas (cuando debería consumir una cantidad equivalente a entre seis y nueve cucharaditas, como máximo[3]), vemos que hay mucho por hacer, estemos luchando contra el cáncer o no.

El primero que descubrió la relación entre las células cancerosas y el azúcar fue el doctor Otto Warburg, en la década de 1920. El doctor Warburg ganó el premio Nobel por su descubrimiento de que las células cancerosas obtienen su energía y respiran de manera distinta de las células sanas. Observó, más concretamente, que las células cancerosas obtienen su energía disgregando cantidades excepcionalmente altas de glucosa, y que también respiran sin oxígeno (es la llamada respiración «anaeróbica»). Las células sanas, por su parte, disgregan una cantidad mucho menor de glucosa y respiran *con* oxígeno (la llamada «respiración aeróbica»). Lo interesante es que las células cancerosas siguen respirando anaeróbicamente *aun cuando disponen de oxígeno en abundancia.* Esto condujo al doctor Warburg a establecer la hipótesis de que las células cancerosas debían de tener algún problema en las mitocondrias, pues estas son las partes donde se produce la respiración aeróbica en las células sanas. Si ahora mismo estás pasando un mal rato intentando recordar las clases de biología de secundaria, no te preocupes. Todo esto se puede resumir en un par de ideas sencillas: la células cancerosas se comportan de manera distinta que las sanas, y una de las diferencias fundamentales es que aquellas necesitan grandes cantidades de azúcar para funcionar. Por ello, suprimir de tu alimentación los azúcares refinados puede ser una manera clave de contribuir a «matar de hambre» a la célula cancerosa.

Un superviviente radical que cambió su dieta alimenticia y, más concretamente, suprimió de ella el azúcar, es un hombre al que llamaremos Ron. A Ron le diagnosticaron un cáncer de próstata cuando tenía cincuenta y cuatro años. Los análisis de sangre le dieron positivo para el cáncer de próstata (un Gleason de 6 y un nivel de PSA de 5, 2), y dos de sus muestras de biopsia también dieron positivas para cáncer. Por ello, los médicos le recomendaron que se operara inmediatamente para extirparse toda la próstata. Pero Ron había oído hablar hacía poco tiempo de una persona que se había curado el cáncer por la nutrición, por lo que quiso estudiar primero esta opción. Vivía en una población rural donde no había ningún oncólogo integrativo ni ningún dietista-nutricionista al que pudiera consultar; por ello, se puso a leer libros y artículos que explicaban que las células cancerosas consumen mucho azúcar, y que muchos alimentos populares en la dieta occidental, como son las patatas y el pan blanco, contienen azúcar. Después de dedicar varias semanas a documentarse a fondo, Ron tomó la decisión de aplazar un poco la operación y probar, en cambio, a cambiar radicalmente su alimentación.

El cáncer ha sido, probablemente, lo mejor que me ha pasado en mi vida, porque, aunque yo siempre había sido bastante aficionado a hacer deporte, no comía demasiado bien. Era un verdadero adicto al azúcar. (...) [Para librarme del cáncer] eliminé el azúcar y todo lo blanco. Nada de patatas, nada de pan blanco: esas cosas. Y comía muchas verduras y me hacía muchos zumos de col, y los sigo haciendo, aunque no con toda la frecuencia que pudiera. (...) Los cánceres son anaeróbicos (...) y la glucosa es una lanzadera de nitrógeno que los alimenta. De modo que, si puedes cortar el suministro de esa lanzadera [de glucosa], el cáncer no podrá aguantar.

Después de haber modificado su alimentación de este modo, a Ron le bajó el PSA a un saludable 1, 3 en menos de un año, y se libró de la extirpación quirúrgica de la próstata, operación que puede tener secuelas negativas y permanentes sobre las funciones urinaria y sexual. Ya lleva más de siete años libre de cáncer.

Pasando a los productos lácteos, los sujetos de mi investigación indican que existen dos grandes motivos por los que deberías reducir su consumo o eliminarlos por completo de tu alimentación. El primero es que los lácteos proceden de la leche materna de otro animal, por lo que están llenos de hormonas y de proteínas que debían servir para criar a un ternerillo, y *no* a un ser humano. (Por cierto, los seres humanos somos la única especie del planeta que bebe la leche materna de otra especie animal). Es más, las investigaciones han mostrado que la proteína principal de la leche de vaca, llamada caseína, hace crecer las células cancerosas, tanto en las placas de Petri como en los ratones de laboratorio. De hecho, los investigadores han descubierto que pueden activar o desactivar el cáncer de un ratón con solo darle caseína, o dejando de dársela[4].

El segundo gran motivo por el que los supervivientes radicales creen que se debe reducir el consumo de lácteos es por la cantidad de sustancias químicas malsanas que se encuentran en la mayoría de dichos productos. En los productos lácteos de los Estados Unidos se encuentran, entre otras sustancias, hormonas de crecimiento bovino, antibióticos y pesticidas, hasta el punto de que los lácteos estadounidenses están prohibidos en Europa, porque las vacas de dicho país reciben inyecciones de hormona recombinante de crecimiento bovino (rBGH), que se ha relacionado con el cáncer en diversos estudios[5]. En Estados Unidos, los productos lácteos contienen cantidades malsanas de grasas omega-6 (en vez de las sanas grasas omega-3), porque el ganado come maíz, en vez de su alimento natural, que es la hierba[6], y todo porque resulta más barato cultivar maíz que hierba. El problema de las grasas omega-6 es que se han relacionado repetidas veces con el cáncer[7].

Por último, es importante tener en cuenta que los productos lácteos no nos aportan ningún nutriente que no podamos encontrar en otros alimentos, por mucho que los anuncios de la televisión procuren convencernos de lo contrario. Por ejemplo, podemos obtener el mismo calcio de las verduras de hoja y de los nabos, y las mismas proteínas de las legumbres y los frutos secos. En conjunto, se van acumulando los indicios que apuntan a que los productos lácteos pueden fomentar el cáncer, ya sea por la caseína que contienen de manera natural o por las cosas malas que les añadimos nosotros durante la producción. A esto se debe que gran parte de los supervivientes radicales a los que estudio reducan mucho o supriman por completo el consumo de productos lácteos, al menos hasta que les desaparece el cáncer por completo.

Jane Plant es un ejemplo de persona que se curó el cáncer centrándose en eliminar el consumo de productos lácteos (entre otras cosas). A Jane le hicieron un primer diagnóstico de cáncer de mama de estadio 1 cuando tenía cuarenta y dos años, y sus médicos le aseguraron que «la cosa se arreglaría» con una mastectomía. Por desgracia, estaban equivocados. El cáncer se le reprodujo un total de cinco veces diferentes, y en el transcurso de los diez años siguientes se sometió a tres operaciones más, a treinta y cinco tratamientos de radioterapia y a doce ciclos de quimioterapia. Cuando el cáncer le volvió a aparecer por quinta vez y la última quimioterapia no surtía efecto contra el nódulo linfático canceroso, del tamaño de un huevo, que le asomaba en el cuello, los médicos le comunicaron que solo le quedaban unos meses de vida. Pero Jane, que además de madre entregada a sus hijos era una notable geóloga, se negó a aceptar aquel pronóstico. En vez de ello, se puso a aplicar sus conocimientos de geología para investigar cuáles podían ser las causas primeras de su cáncer de mama. Ya había cambiado su alimentación y comía muchas verduras y cereales integrales, pero sus últimas investigaciones la convencieron de que tenía que hacer un cambio más:

En mi caso, era importante dejar de tomar productos lácteos. Por entonces estaba recibiendo tratamientos tradicionales [de quimioterapia], pero no estaban dando resultado, y no empezaron a darlo hasta que dejé de tomar productos lácteos. (...) Creo que el cáncer tiene muchas causas, pero también creo que hay que cortar las cosas que lo fomentan, lo que lo mantiene en marcha. (...) Pero la solución no se reduce a dejar de tomar productos lácteos. También hay que hacer otros cambios en la alimentación y en la forma de vida.

Jane ha explicado todos esos cambios en su libro titulado *Tu vida en tus manos*, de gran éxito en Inglaterra. Recomienda en él eliminar todos los productos lácteos, aumentar mucho el consumo de verduras y frutas ecológicas, comer proteínas veganas sanas, tales como las legumbres, los frutos secos y las semillas; emplear aceites, plantas medicinales y especias sanas; evitar los alimentos refinados, y beber agua filtrada y hervida. Ya lleva diecinueve años sin cáncer, y sigue investigando (y haciendo) una dieta libre de productos lácteos y rica en vegetales.

El primer argumento que se suele utilizar en contra del consumo de carne es que los seres humanos estamos diseñados para hacer una dieta alimenticia con solo un diez por ciento de carne, que idealmente debería ser carne magra de caza. En la actualidad, el estadounidense medio consume un 15 % de carne, lo que quiere decir que come unos noventa y cinco kilos de carne al año[8]. La postura radicalmente opuesta es la de los que propugnan la «paleodieta» o «dieta cavernícola», que aseguran que los seres humanos estamos diseñados para comer entre un veinte y un cuarenta por ciento de carne. Con independencia de lo que comieran los seres humanos hace miles de años (que ahora resulta imposible de demostrar), lo que nos ocupa de momento es la enfermedad del cáncer en nuestros tiempos; y sigue en pie el hecho de que existen docenas de estudios científicos realizados a gran escala y bien diseñados en los que se ha relacionado el consumo regular de carne, sobre todo de carne roja, con muchos tipos de cáncer[9]. De hecho, en cierto estudio se observó que a una mujer le bastaba con comer solo dos raciones de carne al día para multiplicar por cuatro sus probabilidades de recurrencia del cáncer de mama[10].

Además de estos resultados alarmantes, la carne de vacuno y de ave, así como el pescado, tienen los mismos inconvenientes que el sector lácteo en lo que se refiere a la presencia de aditivos malsanos como son las hormonas de crecimiento artificiales, los antibióticos, los pesticidas y las grasas omega-6. Y, tal como dijimos de los lácteos, la carne no contiene ningún nutriente que no podamos conseguir por otros medios. Por ejemplo, los vegetarianos pueden obtener proteínas en abundancia comiendo legumbres y cereales integrales, y pueden encontrar todo el hierro que necesitan en las legumbres y en las algas. Por tanto, en lo que respecta al consumo de carne, llego a la misma conclusión que para los lácteos: si tienes cáncer, te recomendaría que la redujeras drásticamente o la suprimieras por completo de tu alimentación, al menos hasta que te haya desaparecido el cáncer por completo. Si optas por comer carne, asegúrate de que sea ecológica y de granja, de ganado criado con hierba y exenta de hormonas y antibióticos; y modera tu consumo.

El último grupo de alimentos cuyo consumo reducen o eliminan por completo los supervivientes radicales son los alimentos refinados, especialmente los cereales refinados. Los productos alimenticios refinados, como el pan, se elaboran a partir de trigo que se ha transformado a partir de su forma vegetal original (el fruto de la planta del trigo, o grano de trigo), moliéndolo para reducirlo a una harina fina, que después se mezcla con levadura y azúcar y se hornea para producir la barra de pan. Así se obtiene un pan que tiene un índice glucémico muy elevado, lo que quiere decir que sus hidratos de carbono se convierten con mucha rapidez en glucosa..., que, como vimos antes, les encanta a las células cancerosas. Lo peor es que al comer alimentos de índice glucémico alto, como el pan, la pasta, la harina o cualquier cereal de cocinado rápido, no solo proporcionas a las células cancerosas mucha cantidad de glucosa para que se alimenten, sino que aumentas el nivel de insulina en tu sangre, que es otro estado que se ha relacionado poderosamente con el cáncer [11].

Así pues, para mantener bajos y estables los niveles de azúcar y de insulina en sangre, los supervivientes radicales a los que he estudiado reducen drásticamente la cantidad de alimentos refinados que comen (o prescinden de ellos por completo), y procuran sustituirlos por hidratos de carbono en sus formas integrales. El organismo digiere los cereales integrales mucho más despacio que los refinados, lo que contribuye a mantener bajos los niveles de azúcar y de insulina en la sangre. Además, los cereales integrales contienen mucha más fibra y vitaminas que los cereales refinados [12]. Lo que quizá sea más importante todavía es que se ha observado repetidamente una relación entre el consumo de cereales integrales y una tasa de cáncer reducida [13]. Entre los cereales integrales se cuentan el arroz integral, la quinoa, la avena integral, la cebada integral y el trigo integral. Puedes probar el pan de trigo germinado, que es más denso y contiene mucho menos azúcar en cada rebanada que el pan de trigo blanco y que el integral.

Uno de los sanadores alternativos a los que he entrevistado dirige en Tailandia un programa de limpieza al que acuden personas de todo el mundo para hacer ayuno y limpiarse durante una estancia de tres a siete días. Este tailandés considera tan malsanos los alimentos refinados que los evita por completo.

Yo no tomo comida rápida, ni comida que salga de una máquina, ni productos lácteos. Pero sí todo lo que brota de la naturaleza [es decir, lo que crece en la tierra]. Esta es mi manera de comer todos los días. Todo lo que pasa por una lata no tiene vida..., está muerto. Piensa en esas fechas de envasado y de caducidad...: ¿cómo es posible que un producto dure cuatro años? Si coges fruta y la picas, se muere. Dura tres o cuatro días, o puede que solo un día. De modo que yo solo como «alimentos vivos», lo que brota de la naturaleza.

A los occidentales nos encantan los alimentos que salen de máquinas (como la harina y la pasta), y estos son elementos básicos de la dieta occidental, rica en carne y en azúcares; pero es importante que recordemos que nuestro paladar no siempre sabe lo que nos conviene. De hecho, existe todo un sector industrial, que mueve miles de millones de dólares al año, dedicado a producir unos sabores artificiales que seducen el paladar de tal manera que no podemos evitar comprar productos alimenticios refinados malsanos. Ten cuidado también con los sabores llamados «naturales», pues no siempre son lo que parecen. Por ejemplo, ¿sabías que un líquido llamado castoreum, que se extrae de las glándulas anales de los castores, se suele emplear para producir un sabor «natural» de frambuesa en los alimentos y en las bebidas?[14] En Estados Unidos lo permite la Administración de Alimentos y Medicamentos (FDA) porque no se produce por medios químicos[15]; pero desde luego que no sale de las frambuesas.

Las empresas productoras de alimentos procesados, además de seducirnos con esos sabores artificiales y «naturales», añaden a la mayoría de sus productos grandes cantidades de sal, grasas y azúcar, porque saben que nuestros paladares de cazadores-recolectores siguen programados para ansiar esos alimentos, que hace miles de años eran muy escasos. En nuestros tiempos, gracias a los avances técnicos, podemos producir toda la sal, grasa y azúcar que queramos. Por desgracia, la evolución no ha tenido tiempo de asimilar este hecho, y las empresas de comida rápida se aprovechan de este retraso. Todavía se nos hace la boca agua cuando olemos grasa, azúcar o sal; y por eso nos resultan tan irresistibles las patatas fritas calentitas.

Por todos estos motivos, los pacientes de cáncer o los que quieran prevenir el cáncer harían bien en no confiar en sus paladares a la hora de elegir lo que comen. Antes bien, los supervivientes radicales que he estudiado y sigo estudiando vuelven al estilo de vida de sus bisabuelos, que comían verduras cultivadas en casa y cereales integrales, y que solo rara vez se podían permitir el lujo de comer carne o azúcar, pero tenían una tasa de cáncer significativamente inferior a la actual[16].

EL PODER SANADOR DE LAS VERDURAS Y LA FRUTA

Ahora que llega el momento de hablar de las verduras y de la fruta, ya habrás adivinado lo que voy a decir: que te sientan bien, *y mucho*. Las verduras y las frutas proporcionan al organismo humano todo lo que necesita: vitaminas, minerales, hidratos de carbono, fibra, glucosa, proteínas, e incluso grasas sanas. En lo que se refiere al cáncer, se han publicado centenares de estudios que muestran que comer verduras y fruta nos ayuda a evitar

el cáncer, para empezar [17], mientras que otros estudios de seguimiento han mostrado que los pacientes de cáncer que comen
más verduras y fruta viven más tiempo [18]. Por ejemplo, en un estudio de seguimiento de mil quinientas supervivientes al cáncer
de mama se observó que en las mujeres que comían cinco raciones de fruta y/o verdura al día, y que además practicaban una
actividad física durante al menos treinta minutos al día, seis días
por semana, se daba *una reducción de la mortalidad del 50 %* respecto de las que no comían tantas verduras ni hacían tanto ejercicio [19]. Dicho de otro modo, las supervivientes del cáncer que
comían muchas verduras y hacían ejercicio con regularidad vivían el doble.

También se han publicado muchos estudios que muestran
que determinadas frutas y verduras tienen efectos poderosos
para combatir el cáncer, entre ellas las verduras crucíferas (como
son la col, el brócoli y la coliflor), las aliáceas (como el ajo, las
cebollas y las cebolletas) y las bayas oscuras. Las verduras crucíferas, por sí solas, contienen nutrientes que ayudan a bloquear
el crecimiento de las células cancerosas [20], impiden que se me-
tastaticen [21] e incluso hacen que las células cancerosas estallen o
se mueran [22]. Otras verduras y frutas, por su parte, tienen distintas
propiedades anticancerosas. Por ello, para beneficiarte de todos
los nutrientes que están a tu alcance y que combaten el cáncer,
deberás procurar comer frutas y verduras de todos los colores
del arco iris, pues cada color representa un nutriente anticanceroso distinto.

Una de las supervivientes radicales a las que entrevisté y que
había descubierto el poder sanador de las frutas y las verduras
se llamaba Dale Figtree. Cuando Dale tenía solo veintisiete años,
le diagnosticaron un «linfoma no-Hodgkin», que es un cáncer
del sistema linfático. En una intervención quirúrgica exploratoria
le encontraron un tumor linfático del tamaño de un pomelo, que
estaba unido a un pulmón, al corazón y a las arterias principales,
por lo que era inoperable. Dale, siguiendo las instrucciones de
su médico, empezó a tratarse inmediatamente con quimioterapia

y radioterapia; pero los graves efectos secundarios la forzaron a dejar la quimioterapia dos meses más tarde. Al cabo de solo tres meses más de radioterapia, también tuvo que dejarla, porque había empezado a afectarle al habla. En vista de que no le quedaban más alternativas, Dale empezó a experimentar una amplia variedad de tratamientos dirigidos al cuerpo, mente y espíritu, uno de los cuales era la nutrición.

Fui a ver a un maestro nutricionista, que me puso un programa alimenticio a base de alimentos ricos en nutrientes y fáciles de digerir, ¡y en cantidades enormes! El estómago tardó varias semanas en acostumbrárseme a aceptar tanta comida; pero, cuando me hube acostumbrado, comía como una lima. El programa alimenticio contenía, aproximadamente, un 80 % de alimentos crudos y un 20 % de cocinados. Me tomaba al día tres zumos de verduras recién hechos, junto con grandes cantidades de ensaladas, frutas y frutos secos. Con la cena me comía, como suplemento, medio kilo de verduras guisadas y otro medio kilo de boniatos, de arroz integral o de legumbres. Al cabo de muy poco tiempo, el cuerpo se me empezó a limpiar de sustancias viejas y no deseadas, que quizá fueran carcinógenas, o residuos de la quimioterapia y de la radioterapia. La limpieza y la desintoxicación se producían por ciclos; cada pocas semanas tenían lugar en alguna parte nueva de mi cuerpo, con algún síntoma nuevo: dolores, o flemas, o diarrea.

Después de seguir durante tres años un programa sanador completo dirigido a su cuerpo, a su mente y a su espíritu, Dale fue a hacerse una TAC (tomografía axial computarizada; iniciales inglesas: CAT) y... el cáncer le había desaparecido por completo. Se hizo aquella TAC en 1980, hace ya más de treinta años, y ha estado libre de cáncer hasta ahora. A lo largo de dichos años ha cursado estudios de nutricionismo, y ahora se dedica a ayudar a otros pacientes de cáncer a desarrollar planes de sanación globales para el cuerpo, la mente y el espíritu.

COMER ALIMENTOS ECOLÓGICOS PARA DESINTOXICARSE

La mayoría de los supervivientes radicales hablan de la importancia de limpiar de su organismo todas las sustancias químicas y las toxinas a las que estamos expuestos en el mundo actual. Los científicos saben que hay diversos factores que pueden hacer que una célula sana se vuelva cancerosa, entre ellos las bacterias, las mutaciones genéticas y, por supuesto, las toxinas. Los investigadores también saben que está demostrado que determinadas toxinas, como la nicotina, el asbestos y el formaldehído, provocan cáncer; no obstante, todavía existen dudas acerca de otras muchas sustancias químicas a las que estamos expuestos todos los días, como son los pesticidas y los organismos genéticamente modificados (OGM). Los científicos han tardado más de cincuenta años en demostrar que la nicotina provoca cáncer de pulmón; y quizá necesiten el mismo tiempo, o más, para determinar si los pesticidas y los OGM nos están haciendo enfermar.

Se ha publicado recientemente un estudio cuyas conclusiones son alarmantes: se observaba una mayor frecuencia de cáncer infantil en niños cuyas madres habían empleado pesticidas domésticos o de jardín durante el período prenatal[23]. Otro estudio similar mostró que las pacientes de cáncer de mama tenían en los tejidos de las mamas unos niveles de pesticidas superiores a los que se encontraban en los tejidos de las mamas de mujeres con tumores mamarios benignos[24]. Por desgracia, quizá haga falta que se publiquen otros cincuenta estudios como estos para que los científicos se decidan a declarar oficialmente que determinados pesticidas provocan cáncer. Hasta entonces, la mayoría de los supervivientes radicales optan por pecar de prudentes, comprando solo frutas y verduras ecológicas. Parece ser una opción sabia, dado que en un estudio publicado recientemente sobre 240 análisis de distintos alimentos ecológicos se llegaba a la conclusión de que los alimentos ecológicos tienen un 30 por ciento menos de probabilidades de contener pesticidas[25].

Además de comer alimentos ecológicos, un breve ayuno o una limpieza pueden contribuir a acelerar la desintoxicación del organismo de pesticidas, de metales pesados y de otras toxinas. El ayuno es uno de los tratamientos médicos más antiguos que se conocen, y su práctica está documentada en casi todos los sistemas religiosos y de medicina tradicional de tres mil años a esta parte. Muchos profesionales de la sanidad lo consideran un modo natural de despejar las infecciones y de desintoxicar el cuerpo, sobre todo porque (cuando se practica con las debidas precauciones) pone en marcha un poderoso efecto en cadena de cambios saludables en el organismo.

Por ejemplo, algunos estudios han demostrado que los ayunos breves pueden eliminar las infecciones bacterianas, reducir el colesterol y retrasar el proceso del envejecimiento [26]. Otro estudio similar demostró que un ayuno de solo veinticuatro horas puede poner en marcha un proceso importante de desintoxicación interna que limpia sistemas orgánicos enteros y que incrementa el número de células inmunitarias que combaten las bacterias [27]. En lo que se refiere al cáncer, un estudio piloto mostró que si se hacía un ayuno breve mientras se recibía quimioterapia, aumentaba la eficacia de esta, a la vez que se reducían sus efectos secundarios [28]; y algunos investigadores han propuesto la hipótesis de que eliminar por medio del ayuno todas las fuentes de glucosa de los alimentos puede ser un medio eficaz para «matar de hambre» a las células cancerosas [29].

En el transcurso de mi viaje de investigación por el mundo, conocí a muchos profesionales de la sanidad que empleaban el ayuno en el tratamiento que recomendaban a los pacientes de cáncer. El director de uno de estos programas de ayuno y limpieza describió de este modo sus beneficios para la salud:

El ayuno es un medio maravilloso para liberar al cuerpo de las toxinas acumuladas y para mejorar el funcionamiento del sistema de eliminación de residuos de nuestros cuerpos, para que no acumulemos más toxinas. (...) Yo, por mi parte, si me diag-

nosticasen un cáncer, emprendería un ayuno largo. (...) Lo primero que procuraría sería librarme de las toxinas, y después empezar a comer alimentos libres de toxinas [es decir, ecológicos]. (...) Procuraría ayunar para limpiarme los tejidos y para matar de hambre a todo tumor maligno que se estuviera desarrollando rápidamente. Es lo mismo que hace la quimioterapia y todas las terapias [convencionales]. (...) El ayuno es una manera natural de llevarlo a cabo. (...) La mayoría de los animales y de los organismos, cuando están muy enfermos, dejan de comer. Así hace las cosas la naturaleza.

Como bien indica este director de un centro de ayunos, cuando los animales caen enfermos, hacen ayuno de manera instintiva. De hecho, parece que los seres humanos somos la única especie que nos forzamos a nosotros mismos a comer. Cuando los animales empiezan a sentirse enfermos, lo característico es que dejen de comer y que se busquen un lugar tranquilo y protegido para reposar hasta que se encuentran mejor. Hasta entonces, pueden beber unos tragos de agua o ingerir hierbas amargas (que también les ayudan a desintoxicarse); pero no vuelven a comer de manera normal hasta que no se encuentran mejor. Los seres humanos también perdemos inmediatamente el apetito cuando caemos enfermos, lo que indica que quizá tengamos también este mecanismo instintivo de autocuración que nos incita a dejar de alimentarnos durante algún tiempo para activar un proceso interno de desintoxicación. En vista de que ya se han observado relaciones entre algunos cánceres y bacterias y virus (por ejemplo, se ha relacionado el virus del papiloma humano [VPH] con el cáncer de cuello de útero, y la bacteria *H. pylori* con el cáncer de estómago), puede tener lógica que los pacientes de cáncer emprendan, bajo supervisión médica, un ayuno breve que les ayude a limpiarse de cualquier virus o bacteria que les haya quedado en el organismo.

Cuando estuve en Tailandia, en el transcurso de mi investigación, esta idea me despertó la curiosidad hasta el punto de que probé a realizar un ayuno de una semana, que consistía en tomar diariamente algo de zumo de sandía y de zanahoria, un caldo de verduras todas las noches, con limpiezas de colon diarias, batidos de fibra, plantas medicinales y vitaminas. Como suelo ponerme de pésimo humor cuando tengo hambre, me figuré que aguantaría unas seis horas antes de rendirme. No obstante, descubrí con sorpresa que los batidos de fibra, que se administraban en los momentos más oportunos, me acallaban durante una semana entera las punzadas del hambre, mientras los zumos, el caldo y las vitaminas me aportaban los micronutrientes que necesitaba mi cuerpo. Sin entrar en los detalles repelentes de lo que se llama «placa mucoide» (búscalo en Google si tienes curiosidad), baste decir que terminé la semana profundamente impresionada por la capacidad de mi cuerpo para desintoxicarse mediante el ayuno... y convertida al vegetarianismo. Ahora procuro realizar ese mismo ayuno una vez al año, para someter a mis órganos internos a una «limpieza primaveral».

Si la idea de ayunar para ayudar a tu cuerpo a desintoxicarse te impone demasiado, puedes optar por empezar con un ayuno de un día, con zumos de verduras frescos, complementados con fibra de semillas de llantén (por ejemplo, Metamucil) cada cuatro o seis horas para evitar las punzadas del hambre. Ayunar de esta manera un día al mes es un modo sencillo de desintoxicar el cuerpo. Recuerda: consulta antes siempre a tu médico, por si debieras realizar tu ayuno bajo supervisión médica.

Beber agua filtrada

El cuarto y último de los cambios que suelen realizar casi todos los supervivientes radicales que he estudiado es pasar de los refrescos, los zumos y la leche a beber unos ocho vasos de agua al día, procurando que el agua sea lo más limpia posible. El agua es la necesidad más esencial para nuestra salud. Constituye aproximadamente un 70 % del cuerpo humano, y sin ella moriríamos en cuestión de cuatro días. Muchos de los sanadores alternativos a los que he entrevistado consideran que el agua es una «sanadora maestra», capaz de limpiar las toxinas, los virus y las bacterias, y de aportar a las células del cuerpo la hidratación que tanto necesitan.

Más concretamente, estos sanadores recomiendan beber agua natural de manantial, que contiene más minerales, y evitar el agua del grifo, que suele contener cloro, flúor y metales pesados, todo lo cual se ha asociado al cáncer en determinados estudios [30]. Si bien deberán llevarse a cabo muchas investigaciones para que podamos saber con certeza si estos contaminantes están relacionados con el cáncer o no, los supervivientes radicales a los que he estudiado optaron, también en esto, por pecar de prudentes, ya fuera bebiendo agua de manantial en dispensadores domésticos de agua fría libres de bisfenol-A (BPA), o instalando en sus domicilios sistemas de filtrado del agua corriente (por ejemplo, los filtros de carbono y la ósmosis inversa). Lo malo de estos filtros es que también eliminan todos los minerales sanos del agua; por ello, si tomas agua filtrada, es recomendable que tomes también un suplemento de oligoelementos. Yo, personalmente, tengo conectado al grifo de la cocina de mi casa un sistema de filtrado doméstico que elimina del agua del grifo el cloro, el flúor, los minerales pesados y otros contaminantes, y empleo esta agua filtrada tanto para beber como para cocinar.

Hemos estudiado hasta aquí los cuatro cambios dietéticos principales que realizan los supervivientes radicales para ayudar a sus cuerpos a sanarse:

- reducir o eliminar el consumo de azúcar, carne, productos lácteos y alimentos refinados,
- aumentar el consumo de frutas y verduras,
- consumir alimentos ecológicos y
- beber agua filtrada.

A continuación, quiero presentarte las historias de sanación de «Ginni» y de John, que ilustran con gran claridad el modo en que estas dos personas, al tener que afrontar el cáncer de mama y el de próstata, respectivamente, aplicaron las cuatro estrategias citadas en su intento de curarse el cáncer. Tanto Ginni como John viven en zonas rurales de los Estados Unidos (aunque distantes entre sí); por ello, no les resultaba fácil consultar a un oncólogo integrativo ni a un dietista-nutricionista. Antes bien, tuvieron que documentarse por su cuenta, cosa que hicieron ambos a base de leer muchos libros, de consultar en las bibliotecas públicas de su región y de investigar selectivamente en Internet. Te recomiendo que leas sus historias con la mente abierta. Aunque es posible que las decisiones que tomaron ambos no concuerden con las tuyas, el hecho es que los dos encontraron soluciones que dieron resultado para sus cuerpos en concreto.

La historia de Ginni

Ginni tenía sesenta años cuando se descubrió el bulto en el pecho. Por entonces, en 2007, seguía ejerciendo activamente su trabajo de toda la vida, y gozaba de una fase más tranquila de su vida con su marido, que la quería mucho. Pero aquella tranquilidad se disipó en cuanto Ginni descubrió que tenía cáncer de mama. Ni la mamografía ni la resonancia magnética pudieron ofrecerle un diagnóstico adecuado de lo que era aquel bulto; pero la biopsia por punción confirmó por fin que, en efecto, se trataba de un cáncer de mama. El médico de Ginni le organizó inmediatamente una tumorectomía, que es una operación menor en la que se extirpa solo el bulto, y no el pecho entero; pero, por desgracia, no consiguió «márgenes limpios», lo que significa que no pudo retirar todo el tumor durante la operación. Además, a Ginni le dieron positivo algunos nódulos linfáticos, lo que significaba que tenía cáncer de mama de estadio 3 (el máximo es el estadio 4). El médico quería someterla a una segunda operación para conseguir márgenes limpios, extirpándole, además, muchos de sus nódulos linfáticos. Le dijo que, después de la segunda operación, debería someterse a quimioterapia intensiva, seguida de radioterapia. Y, a continuación, le dio la peor noticia de todas: el pronóstico. Ginni contaba con su voz tranquila y firme aquel momento fatal:

El médico me dijo: «Después de esa [segunda] operación, y cuando hayas pasado por la quimioterapia y la radioterapia, te podemos dar cinco años más de vida». Y yo pensé para mí: «¡Quiero vivir más de cinco años!» (...) De modo que, cuando el médico me dijo aquello, yo me puse furiosa. No le dije nada a él, pero me puse furiosa, y comprendí en ese mismo momento que no lo iba a hacer. No lo iba a hacer porque ya había hablado con [mi amigo Ron] y ya me había informado [de las opciones de tratamientos alternativos]. Así que fue como si adoptara una actitud de «Esto no va a poder conmigo. Voy a hacer esto».

Así pues, armándose de todo el valor que pudo acopiar, Ginni se negó tranquilamente a someterse a la segunda operación, a la quimioterapia y a la radioterapia, a pesar de que seguía teniendo cáncer presente en el pecho y en los nódulos linfáticos. A la mayoría de los pacientes de cáncer les daría demasiado miedo negarse, como se negó Ginni, a seguir el tratamiento que les recomendaban; pero la verdad era que a ella le daba más miedo todavía la segunda operación, pues había leído que la extirpación de los nódulos linfáticos podía producir linfedema, que es una hinchazón permanente y dolorosa de los brazos y las piernas. Pero, más importante todavía, su amigo Ron se había curado recientemente del cáncer de próstata cambiando radicalmente su dieta alimenticia (y posponiendo todos los tratamientos médicos convencionales), por lo que Ginni contaba, al menos, con un ejemplo que podía seguir. Se puso a leer todo lo que pudo sobre la materia, y casi se sintió abrumada por la gran cantidad de información que encontró. Se quedó tan confundida a la hora de decidir qué era lo que debía y lo que no debía comer, que llegó a dejar de comer del todo durante una temporada:

Perdí veintidós kilos en dos meses, porque durante algún tiempo ya no me atrevía a comer. [Los libros] decían que los hábitos alimenticios, que algunas de las cosas que comes, son malas [para el cáncer]. De modo que yo temía estar alimentándolo. Así que dejé de comer durante algún tiempo. Y después empecé a tomar otra vez los alimentos correctos. Pero, como no tienes acostumbrado el organismo, te pones mala, en cierto modo. Es, pues, un cambio grande para tu cuerpo. Pero una vez que te acostumbras a comer de esa manera, entonces es esa comida la que te sabe bien, y la otra, los alimentos procesados, tienen para ti peor sabor.

Antes de ponerme a comentar con Ginni cuáles eran, en su opinión, los «alimentos correctos», quise que me hablara algo más sobre cómo y por qué había dejado de comer. A aquellas alturas de mis investigaciones, yo ya había conocido a bastantes supervivientes radicales y sanadores alternativos que habían recurrido al ayuno dentro de sus tratamientos del cáncer. Pero, en el caso de Ginni, daba la impresión de que su ayuno había sido accidental. Le pregunté: «¿Fue como un ayuno?».

Ella me respondió:

Bueno, pues sí. Casi. Porque a mí me daba miedo comer lo que no debía. Y, por fin, empecé poco a poco a comer lechuga, y después fui añadiendo otras cosas. No estaba segura de lo que debía comer; pero hablé más con Ron y él me dio más ideas sobre cómo hacer esto; porque son cosas de las que una no conoce nada, ¿sabes? (...) Casi me sentó bien dejar de comer para volver a empezar más tarde. Pero sí: perdí mucho peso. Aunque lo he recuperado [tres años más tarde].

Perder mucho peso durante un ayuno es muy corriente, y suele ser sano y estar libre de peligros, a menos que ya estés extremadamente bajo de peso antes de emprender el ayuno, lo cual no era el caso de Ginni.

Tal como suele hacerse cuando se pone fin a un ayuno, Ginni empezó por comer alimentos fáciles de digerir, como la lechuga. Después, fue añadiendo a su dieta otros alimentos y bebidas, los que consideraba adecuados. Basaba sus decisiones en los muchos libros que leía, tales como *Beating Cancer with Nutrition (Vencer al cáncer por la nutrición)*, de Patrick Quillin, y *Cooking the Whole Foods Way (Cocinar al estilo integral)*, de Christina Pirello. Recordemos que Ginni vivía en una región rural de Estados Unidos donde no tenía fácil acceso a médicos ni a nutricionistas integrativos. Por eso tenía que documentarse de todo ella misma por su cuenta.

Empecé dejando de tomar azúcar, harina y productos lácteos. Comía sobre todo verduras y frutas; carne roja, para nada; un poco de pollo a veces, o de pescado, pero no como cosa regular en mi alimentación. Comía principalmente cosas verdes. Y tomaba zumos de col, porque son muy importantes.

Ginni se compró también para su casa un dispensador de agua fría y empezó a beber grandes cantidades de agua embotellada, en lugar de la del grifo. Esto no solo era mejor para su salud, según lo que había leído ella sobre el agua del grifo con cloro, sino que le sabía mejor, pues el agua corriente de su localidad era muy «dura», por tener un alto contenido de minerales. También dejó de beber refrescos, leche y alcohol, y no tomaba más zumos que los que se preparaba ella misma.

Además de todos estos cambios de dieta, compraba solo alimentos ecológicos, cuando era posible, y solo compraba congelados cuando no se disponía de frescos. La decisión de Ginni de comer alimentos ecológicos era muy significativa, pues, según había leído, las sustancias químicas y los pesticidas podían haber sido la causa primera de su cáncer. También pasó de comer pan blanco y pan de trigo a comer panes de cereales germinados, y empezó a tomar suplementos vitamínicos de apoyo para el pecho, que adquiría en su herbolario o tienda de dietética local.

Como todos los demás supervivientes radicales que he estudiado, Ginni no se limitó a hacer una sola cosa para mejorar; antes bien, aplicó en su proceso de sanación todos y cada uno de los nueve factores clave. Así, además de haber cambiado radicalmente su alimentación, liberaba estrés caminando entre treinta y cuarenta minutos al día, cosa que no había tenido por costumbre hasta entonces. Ginni opinaba que el estrés es dañino para el sistema inmunitario, y por eso estaba decidida a liberarlo de su organismo. En aquella época también estrechó muchísimo sus lazos con su hermana, y se benefició mucho del apoyo social añadido que le aportaba esta. Cuando pregunté a Ginni si en aquella época había tenido creencias y/o prácticas espirituales, me respondió:

Bueno, confías en Dios, y en que Dios te ha dado este sistema inmunitario para librarte de las enfermedades. De modo que si tienes el sistema inmunitario a la altura que debe estar, tu sistema inmunitario puede hacer de todo. Pero si no tienes el sistema inmunitario fuerte, las enfermedades se apoderarán de ti. Y yo lo creía de verdad (…) Y vamos a la iglesia todos los domingos, y me parece que yo creía más después de haber contraído el cáncer. Era como si pensara más en ello.

Ginni siguió estrictamente durante un año entero su nuevo régimen a base de comer alimentos integrales (principalmente verduras), beber agua embotellada, tomar suplementos de vitaminas y caminar todos los días…, hasta que un día dejó de notarse el bulto. Fue inmediatamente a consultar a su médico, y este tampoco lo notaba. Optaron por que no se hiciera una mamografía, porque tampoco habían podido detectar con ella el bulto en un principio (solo con una biopsia por punción con aguja gruesa), y el médico prefirió recomendar a Ginni que siguiera observándose ella misma, haciéndose autoexploraciones cada mes. Hace ya más de cinco años de su primer diagnóstico. Ginni se encuentra en excelente estado de salud, le ha desaparecido el bulto y no se ha encontrado ninguno nuevo.

Como Ginni sigue albergando el temor a que vuelva el cáncer algún día, ha seguido guardando cuidadosamente su nueva dieta. Pero tampoco le cuesta tanto trabajo, porque ahora se le revuelve el estómago siempre que toma alguna de sus comidas «antiguas», como la pasta blanca o los fritos. También le ha cambiado permanentemente el paladar: ahora las frutas y las verduras le despiertan el apetito, mientras que los alimentos refinados ya no le apetecen. Su vida, en general, se ha asentado en una normalidad distinta, en la que mandan las verduras, y los alimentos refinados son reliquias del pasado. Cuando agradecí a Ginni que me hubiera contado su sorprendente historia, ella me dijo:

Yo me alegro de contarla, porque creo que es algo notable, y quisiera que hubiera más personas que probaran cosas distintas. Pero a la gente le da miedo, porque no conocen más que la quimio y la radioterapia. (...) No comprenden que puede dar resultado una cosa como esta [cambiar la dieta].

Según Ginni, los cambios que realizó le dieron resultado porque estaba proporcionando a su cuerpo la comida y el agua sanos y libres de pesticidas que necesitaba para que su sistema inmunitario funcionara de manera óptima y así pudiera eliminar las células cancerosas.

Mientras tanto, en otra región rural de los Estados Unidos, un hombre llamado John tenía que afrontar una situación similar a la de Ginni. La diferencia fue que John empezó por probar todos los tratamientos que le recomendaron sus médicos para el cáncer de próstata avanzado que tenía. Por desgracia, y a pesar de todos los tratamientos, el cáncer le recurrió, y fue entonces cuando John empezó a plantearse otras opciones.

La historia de John

En 1999 John tenía cincuenta años y se encontraba en una situación económica muy apurada, después de haber pasado un divorcio largo y difícil. Para colmo, tenía bastante alto el nivel de antígeno prostático específico (PSA) en sangre, cosa que preocupaba mucho a su médico. Una biopsia con aguja confirmó que John tenía, en efecto, cáncer de próstata (con un Gleason de 5 [3 + 2]), resultado que, comprensiblemente, lo asustó mucho. Por ello, cuando el médico le recomendó una prostatectomía radical, operación en que se extirpa quirúrgicamente toda la próstata, John accedió al instante. «Me puse en plan: "Sí, que me la quiten, o sea, ¡mañana mismo!" —recuerda él—. Tenía un miedo mortal».

Después de la operación, a John le bajó el PSA, por fortuna, a niveles casi imperceptibles, y por tanto no precisó más terapias con hormonas ni con radiaciones. John, aliviado, siguió viviendo casi seis años sin cáncer, aunque teniendo que padecer a diario los efectos secundarios negativos de la operación, que le afectaban mucho a las funciones normales tanto urinarias como sexuales. A lo largo de aquellos seis años, los análisis rutinarios de PSA que se hacía cada año mostraban niveles muy bajos, cosa lógica si se tiene en cuenta que el cáncer le había afectado solo a la próstata (al menos, según le habían dicho los médicos) y que ya no tenía la próstata. (Nota: cuando a un hombre se le ha extirpado la próstata, se le pueden seguir detectando en la sangre niveles muy bajos de PSA, provocados por células prostáticas residuales benignas). Parecía que todo marchaba bien (salvo los efectos secundarios, claro está), hasta 2005, cuando a John le empezó a subir rápidamente el PSA, lo que indicaba que antes de la operación se le habían salido de la próstata algunas células prostáticas cancerosas y estas estaban ahora activas en su cuerpo.

Como lo que tenía John era un cáncer de próstata recurrente, el médico le hizo someterse a terapia hormonal y a radioterapia, y tanto una como otra le produjeron efectos secundarios muy desagradables. Los tratamientos le redujeron el PSA a un nivel seguro mientras los siguió; pero a los pocos meses de haber terminado ambas terapias, el PSA volvió a subirle otra vez por encima de los niveles seguros. En vista de ello, los médicos le dijeron que tendría que volver a seguir la terapia hormonal y que, si el cáncer llegaba a formarle un tumor metastático en alguna otra parte del cuerpo, también tendría que empezar con la quimioterapia. A John esta noticia le pareció una sentencia de muerte lenta. Le horrorizaba volver a pasar por la terapia hormonal y sufrir sus duros efectos secundarios, y el hecho de que el PSA le subiera en cuanto dejaba el tratamiento lo hacía pensar que no iba a librarse nunca de aquella enfermedad:

Fui a una librería, porque recordaba que había visto allí un libro en el que se explicaba cómo nos moríamos. Quería enterarme de cómo progresaba el cáncer de próstata y de cómo te acabas muriendo de él. Pero lo que encontré fue el libro de Patrick Quillin que trata de cómo vencer al cáncer con la nutrición. De modo que pensé: bueno, voy a probar esto, ¿sabes? *Y leyendo el libro de Quillin me enteré de que las células cancerosas son metabolizadoras de la glucosa obligadas (así las llama el autor), lo que significa que se alimentan de azúcar. Así que suprimí inmediatamente de mi vida el azúcar. Punto. Radical. (...) Tardé unas dos semanas en superar el ansia de azúcar de cualquier clase, y después fui a hacerme otro análisis de PSA... y advertí que había empezado a descender.*

Así comenzó el experimento científico personal de John para salvarse la vida. Retrasó la terapia hormonal que le recomendaban, con el propósito de probar primero el cambio dietético, y durante los seis meses siguientes llevó un diario en el que anotaba cuidadosamente lo que comía, haciendo todo lo posible por seguir las múltiples recomendaciones que aparecen en el libro citado, a la vez que leía todos los artículos de fuentes fiables que caían en sus manos. John, como Ginni, tampoco conocía a ningún médico integrativo ni a ningún nutricionista oncológico con quien pudiera trabajar; por ello, tuvo que trazarse él mismo su propio plan integrativo, cosa que hizo después de documentarse exhaustivamente. Decidió realizarse análisis de PSA cada tres meses, que es el intervalo normal entre análisis de PSA. Lo que observó lo dejó impresionado: al parecer, el PSA subía o bajaba en función de lo que había comido o bebido John en el transcurso de los tres meses anteriores. Esta es la explicación que propone él:

La testosterona es lo que «pone en marcha» el cáncer, y el azúcar es lo que lo alimenta. Por eso he desarrollado la teoría de hacer pasar hambre al cáncer para que lo mate mi sistema inmunitario. Lo he estado practicando, y lo que he descubierto (a mi pesar) es que algunos alimentos hacen que me suba el PSA y otros no. Empecé a comer soja edamame porque, supuestamente, es buena para el cáncer [según el libro que seguía John]. Pero cuando empecé a comerla, el PSA se me disparó, me subió mucho. De modo que dejé de comer la soja, y, pum, el PSA me bajó de golpe.

Dicho de otro modo, John no tardó en observar lo mismo que los investigadores solo han descubierto hace poco, a saber, que no existe un único tipo de cáncer de próstata, o de mama, sino que hay varios subtipos que responden a los diversos tratamientos de manera distinta[31]. La soja edamame ecológica, no modificada genéticamente, puede tener un efecto anticanceroso para algunos subtipos de cánceres de mama y de próstata; pero con otros subtipos puede potenciar el cáncer[32]. John observó un descenso similar del PSA cuando consumía la parte clara del aceite de linaza, después de haberse filtrado para extraerle los lignanos. Siguiendo un proceso meticuloso de prueba y error, confirmado por sus análisis regulares de PSA, ha acabado por desarrollar una dieta alimenticia muy particular que a él le sirve para mantener controlado el PSA. El principio básico que recomienda es: «no comas la comida si no la has elaborado, guisado o preparado al vapor tú mismo». Los únicos edulcorantes que emplea son los arándanos machacados y la estevia (edulcorante natural que se prepara a partir de las hojas de la planta del mismo nombre). John leyó en un libro que el néctar de agave podía servir de edulcorante seguro para los pacientes de cáncer; pero observó que cuando lo empleaba le subía el PSA, de modo que lo suprimió de su dieta.

Con el transcurso de los meses, John elaboró una gráfica a partir de su diario de alimentación y de los resultados de sus análisis de PSA.

Tengo una gráfica que te parecería increíble. Sube, baja, sube, baja, sube y baja. Llevo años haciendo esto cada tres meses. (...) También he bajado, y mucho, el consumo de carne roja, que he descubierto que tiene efectos dañinos sobre mi PSA. Así que intento limitarme al salmón rojo y a las pechugas de pollo ecológico, pero en cantidades reducidas. Y todavía me como un bistec de vez en cuando; pero no todos los días. (...) El problema es que, según lo que he leído, las carnes rojas y los productos lácteos reprimen el sistema inmunitario. (...) Y lo confirmo cada año; cuando asisto a una conferencia, rompo la dieta y tomo vino tinto y carne roja. A la vuelta, el PSA me ha vuelto a subir mucho.

John ha eliminado también de su dieta todos los productos lácteos y los hidratos de carbono simples, como la pasta y el pan, y ha descubierto que las manzanas, las remolachas, las cerezas y las uvas contienen demasiado azúcar para su PSA. (Pero, cosa interesante, los plátanos y el zumo de naranja recién exprimido no le sientan mal). En lo que se refiere a los líquidos, ha suprimido todas las bebidas azucaradas; solo bebe agua filtrada (por ósmosis inversa) o gasificada, y ha limitado su consumo de alcohol al vino tinto. A John no le resulta fácil guardar una dieta tan estricta; por eso concede a su paladar una vez al año su comida favorita, con carne roja y vino tinto.

Como todos los demás supervivientes radicales de que hablaremos en este libro, John no se limitó a hacer una sola cosa (por ejemplo, cambiar su dieta) en su intento de curarse del cáncer. También cambió otros aspectos de su vida. Por ejemplo, aumentó su programa de ejercicio, que ya practicaba de dos a tres veces por semana, y lo convirtió en diario; y así perdió más de cinco kilos, que no ha vuelto a recuperar. Gracias a su práctica combinada del yoga, las caminatas y el montañismo, ahora le parece que se encuentra más en forma que nunca en toda su vida. John empezó también a tomar un suplemento potenciador de la inmunidad llamado ImmunoPower, y a tomar infusiones de la mezcla de hierbas llamada «essiac», que, según había leído un amigo suyo, era buena para combatir el cáncer. También probó la acupuntura, que le sigue sentando bien de vez en cuando. Por último, hizo también todo lo que pudo para controlar el estrés y mantenerse positivo. Como él dice:

Creo que es muy importante tener una mentalidad positiva. La actitud, ya sabes. Estoy completamente decidido a no consentir que esto me controle a mí. Lo voy a controlar yo..., al cáncer, quiero decir. Es como un resfriado que no se me quita. Yo sé que está ahí, pero ya no le tengo miedo. (...) Ahora es una irritación... Me irrita [tose]. (...) Y cuando estoy estresado, puedo recurrir a mi meditación o a mi respiración. Puedo quitarme las cosas de encima con la respiración. (...) Puedo desintonizar.

Aunque mis investigaciones se centran en preguntar a las personas a qué atribuyen su curación, también pregunto a los supervivientes si tienen alguna idea acerca de cuáles pueden ser *las causas* del cáncer, en general, o las de su propio cáncer en particular. Cuando formulé esta pregunta a John, él me respondió sin dudarlo:

Yo creo que todo el mundo tiene cáncer. Y creo que el sistema inmunitario de cada uno lo combate de manera distinta. Si tienes una nutrición que te reduce el sistema inmunitario, entonces lo contraerás. Tu cuerpo está rechazando constantemente el cáncer; pero llegará un punto en que este podrá más que tu sistema inmunitario.

Y eso depende de la fuerza de tu sistema inmunitario. Si tu sistema inmunitario es débil, no tienes nada que hacer. Y todo lo que te llevas a la boca afecta al nivel de tu sistema inmunitario, junto con los demás factores; ya sabes, el ejercicio y todas esas cosas. (...) Y el problema de la alimentación que seguimos en Estados Unidos es que todo está muy cargado de azúcar, por lo que estás alimentando constantemente al cáncer, a ese cáncer que todos tenemos. Si tu sistema inmunitario no es capaz de tenerlo a raya, tarde o temprano se apoderará de ti.

John me dijo también que creía que había contraído su cáncer concreto porque por entonces estaba comiendo azúcar en grandes cantidades, y además había pasado diez años de estrés intenso, y consideraba que todo aquello le había debilitado el sistema inmunitario. A consecuencia de ello, este ya no fue capaz de «tenerlo a raya».

John dice que, volviendo la vista atrás, y sabiendo lo que sabe ahora, habría hecho algunas cosas de otra manera. Para empezar, habría procurado diagnosticarse el cáncer combinando los ultrasonidos, el PSA y otros análisis de sangre, en lugar de la biopsia con aguja. Además, *tampoco* habría accedido a someterse a la operación en la que le extirparon la próstata, y que le produjo efectos secundarios graves y permanentes tanto en su función urinaria (incontinencia ocasional) como sexual (incapacidad de tener una erección sin medicamentos o inyecciones). Tampoco habría aceptado la radioterapia ni la terapia hormonal, pues considera que ambas tuvieron efectos muy severos sobre su sistema inmunitario. En vez de aquellos tratamientos, habría procurado controlarse el PSA desde el primer momento por medio de cambios dietéticos, tomando suplementos potenciadores de la inmunidad, haciendo ejercicio con regularidad y tomando medidas conscientes para reducir el estrés en su vida. Así lo ve John:

Es bien sencillo. El azúcar alimenta el cáncer. La testosterona lo pone en marcha. Y tu sistema inmunitario lo controla, o lo mata.

Así que tienes que potenciar tu sistema inmunitario y que bajarte el nivel de azúcar. Así de sencillo.

Cuando John me decía esto, aprecié en su voz un matiz de resignación. Por ello, le pregunté si le gustaba la nueva dieta alimenticia que seguía. Él me replicó inmediatamente:

¡La odio! *No me gusta no poder comer todo lo que quiero. No me gusta no poder beber con mis amigos como quisiera. Es un régimen constante, diario, que odio. A decir verdad, llevo un par de anillos con calaveras que me recuerdan que la falta de disciplina me mataría. (...) Tengo una amiga muy agradable a la que le encanta viajar, y a mí me gusta viajar con ella. Así que quiero seguir por aquí algún tiempo. (...) Tienes que tener algo por lo que vivir.*

Han pasado más de trece años desde que a John le hicieron su primer diagnóstico de cáncer de próstata, y más de siete desde que tuvo la recurrencia y emprendió su nueva dieta. Todavía me sigue enviando correos electrónicos de cuando en cuando, comunicándome su último nivel de PSA; y yo no puedo por menos de sonreír siempre que pienso que le merece la pena vivir, a pesar de lo poco que le gusta su dieta estricta.

Lista de medidas

Espero que las historias de sanación de John y de Ginni te hayan convencido de que, si quieres contribuir a curar tu cuerpo, debes prestar atención a lo que introduces en él. Sé que los cambios dietéticos pueden provocar estrés emocional, ya sea por la necesidad de la satisfacción que aportan los alimentos, o por cuestiones relacionadas con la imagen del cuerpo y la pérdida de peso. Algunos lectores, cuando terminen de leer este capítulo, se apuntarán inmediatamente a un ayuno o limpieza de siete días, tirarán todos los alimentos azucarados o refinados que tengan en la despensa y se llenarán la nevera de frutas y verduras ecológicas. Si tu reacción es esta..., enhorabuena.

Pero si te pareces más a mí, quizá debas ir acercándote a la dieta anticancerosa que hemos descrito en este capítulo a paso lento, incluso a pasos minúsculos. Yo me he ido aproximando gradualmente a estos cuatro cambios dietéticos a lo largo de los diez últimos años, tomándome el tiempo necesario para no sentirme privada de los alimentos que más me satisfacen, así como para ir aprendiendo a cocinar otras opciones más sanas. Si debes ir a pasos minúsculos, he aquí algunos que te servirán para ir empezando:

- *Reduce poco a poco.* Empieza tomándote un dulce menos, una ración de carne menos, una porción menos de productos lácteos y un alimento refinado menos al día. Empieza a explorar alternativas más sanas.
- *Toma al menos una verdura o una fruta en cada comida,* y ve subiendo desde allí hasta que la mitad de cada comida consista en verduras y frutas.
- *Establece prioridades en qué alimentos comprarás en forma ecológica;* la carne y los productos lácteos, desde luego, pero también las frutas y verduras que absorben más pesticidas: las manzanas, el apio, los tomates, las setas, etcétera. Con el tiempo, tu gasto de alimentación deberá mantenerse fijo, pues irás reemplazando la carne, más cara, por verduras y frutas ecológicas.
- *Empieza el día con un vaso de agua filtrada con zumo de limón,* que te ayudará a desintoxicar el cuerpo. Empieza por comprarte un filtro sencillo de jarra; después podrás ir ahorrando para adquirir un sistema de filtrado doméstico.

Cuando hayas completado estos pasos, podrás pasar a cambios mayores, como son adquirir una batidora-licuadora y prepararte zumos de verduras ecológicas, empezando por una vez a la semana hasta llegar a una vez al día. Después, plantéate hacer una dieta de eliminación de dos semanas, en la que suprimirás temporalmente todo el azúcar que no sea de la fruta, así como la carne, los huevos, los lácteos, el gluten, la soja, el alcohol y la cafeína. Después de las dos semanas, vuelve a introducir en tu alimentación cada uno de estos artículos, espaciándolos de tres en tres días. Con esto puedes observar que determinados alimentos te hacen sentirte fatal cuando los vuelves a introducir, mientras que otros no te dan problemas. Por último, cuando te sientas preparado, puedes plantearte hacer una limpieza y/o ayuno de un día, de tres o de siete, que quizá tengas que realizar bajo supervisión médica, en virtud de tu estado de salud concreto.

Si bien no existe ninguna garantía de que cambiar tu dieta como la cambiaron Ginni y John vaya a invertir por completo la tendencia de tu cáncer, después de haber investigado durante una década miles de casos de remisión radical estoy absolutamente convencida de que Hipócrates tenía toda la razón: los alimentos son nuestra medicina. Consumir más verduras y frutas ecológicas, a la vez que se reduce el azúcar, la carne, los lácteos y los alimentos refinados, necesariamente ayudará a tu cuerpo a sanarse... y hasta puede resultar que sea la única medicina que necesitas. Hipócrates creía que la primera medicina que se debía administrar eran los alimentos y el agua sanos, y que la cirugía y los medicamentos solo se debían emplear como último recurso. Dos mil años más tarde, nos las hemos arreglado de alguna manera para invertir ese orden: para curar nuestros cuerpos enfermos empezamos por recurrir a los medicamentos y a la cirugía, en vez de atender a la potente medicina que ya estamos tomando tres veces al día: nuestros alimentos.

2

Asumir el control de la propia salud

La clave fundamental de todo éxito es la acción.
PABLO PICASSO

L A PALABRA «PACIENTE» procede de la palabra latina *pati*, que significa «padecer» y «soportar» o «someterse». En el mundo de hoy, los pacientes, en el sentido médico, no tienen por qué sufrir necesariamente, pero se espera que soporten o se sometan. Después de haber trabajado como asesora en diversos hospitales y consultas de oncólogos, sé por experiencia que se considera «buenos» pacientes a aquellos que escuchan las instrucciones y las siguen, mientras que se considera pacientes «molestos» a los que hacen muchas preguntas, o aportan sus propias investigaciones, o (lo peor de todo) discuten las instrucciones de sus médicos. A estos pacientes se les pone la etiqueta de *molestos*, porque la mayor parte del mundo sigue funcionando desde los esquemas mentales newtonianos de la medicina, según los cuales los médicos son los únicos «mecánicos» que saben arreglar «la máquina» del cuerpo cuando esta tiene una avería.

Los supervivientes radicales se plantean la sanación desde una perspectiva distinta, según la cual tomar el control de tu propia sanación no solo se considera bueno, sino que es esencial para el proceso de sanación. A la luz de lo que he aprendido, para tomar el control de tu propia salud son precisas tres cosas: desempeñar un papel activo (no pasivo) en tu salud, estar dispuesto a realizar cambios en tu vida y ser capaz de afrontar la resistencia. Empezaremos por estudiar en profundidad cada uno de estos tres conceptos, y conoceremos después la historia de la curación de un superviviente radical que tomó el control de su salud en el último momento; para concluir el capítulo, ofrecemos una lista de medidas sencillas que puedes empezar a poner en práctica ahora mismo para adquirir mayor control sobre tu salud.

NO SER PASIVO

Aunque la medicina moderna conciba el cuerpo como una máquina cuyas piezas se pueden romper a veces, los sanadores alternativos ven las cosas de una manera algo distinta. Conciben el cuerpo como un organismo sofisticado en el que el cuerpo físico se entreteje con la mente y el alma, no físicas. Además, consideran que el cuerpo puede funcionar muy bien con tal de que cuidemos como es debido de él, de la mente y del espíritu. Viene a ser como el mantenimiento de tu coche. Puedes llevarlo con despreocupación, produciéndole golpes y rozaduras, y sin cambiarle nunca el aceite; o bien puedes conducirlo con precaución, darle combustible y aceite de calidad, y limpiarlo con regularidad. Cuando se entienden las cosas de esta manera, resulta que el factor más determinante no es ni el coche mismo ni el mecánico, sino *el conductor*.

En el mundo de la medicina occidental, nos han enseñado a que seamos unos pacientes tan «buenos» que hemos llegado a olvidar que en realidad somos nosotros los que conducimos «nuestros coches», es decir, nuestros cuerpos. Solo tenemos unas nociones rudimentarias del mantenimiento de nuestros cuerpos; y cuando estos llegan a tener una avería (que en muchos casos se debe meramente a una falta de cuidados), dejamos toda la responsabilidad para arreglar el problema en manos de nuestros médicos, en vez de ponernos a pensar cómo podemos cambiar nuestra manera de cuidar de nuestros cuerpos. Nuestros médicos, a su vez, suelen darnos píldoras que nos enmascaran los síntomas sin resolver el problema subyacente, o que resuelven el problema, pero provocan efectos secundarios.

Los supervivientes radicales son esos pacientes «molestos» que no se limitan a hacer automáticamente todo lo que les dicen sus médicos. Si ampliamos la metáfora, son como los grandes aficionados a los coches, que buscan el mejor combustible y el mejor aceite, que limpian y enceran el coche con regularidad y que cambian el aceite sin falta a su debido tiempo. En lo que respecta a su salud, desempeñan un papel muy activo en su propio proceso de sanación.

Una superviviente radical de estas características, que aprendió rápidamente a adoptar un papel activo, en vez de pasivo, en relación con su sanación, es Sun Hee Lee, nacida en Corea y madre de dos hijos. Cuando a Sun Hee le diagnosticaron un cáncer de ovario de estadio 4, tenía, además de un gran tumor en un ovario, un «derrame pleural maligno», lo que quiere decir que tenía fluido canceroso en la cavidad torácica. A consecuencia de la presión de este fluido, se le había colapsado parcialmente el lóbulo medio del pulmón derecho, y el lóbulo inferior estaba cerca del colapso total. La mayoría de los pacientes que tienen este diagnóstico y estos síntomas solo viven unos seis meses. El marido de Sun Hee, Sarto Schickel, que hace de portavoz de la familia por ser anglófono, cuenta cómo adoptaron inmediatamente un papel activo en la sanación de Sun Hee:

Hace ya más de cinco años que a mi esposa le hicieron aquel primer diagnóstico, y ella sigue haciendo una vida normal. Es un resultado rarísimo e inesperado para una mujer con cáncer de ovario de estadio 4. Lo consiguió empleando tanto tratamientos convencionales (cirugía y quimioterapia limitada) como terapias alternativas, entre ellas la terapia Gerson y una dieta macrobiótica. Creo que si no hubiésemos decidido tomar en nuestras manos su sanación, a base de combinar las terapias convencionales con las alternativas, ella ya no estaría aquí. Los dos creemos firmemente que si los médicos y los pacientes aceptaran al mismo tiempo tanto los planteamientos convencionales como los alternativos a base de dieta y desintoxicación, en un paradigma integrativo nuevo, quizá se pudieran conseguir más recuperaciones radicales.

Mientras que a los médicos de Sun Hee les sorprendió que esta adoptara un papel tan activo en su propia sanación, muchos de los sanadores alternativos que he estudiado esperan esta actitud por parte de sus pacientes, y algunos hasta la exigen. Consideran que las personas no se pueden curar plenamente si no entran en contacto con su propia fuerza interior. Uno de ellos es un sanador kahuna* de las islas Hawái, llamado Serge Kahili King, que cree que, si bien los sanadores pueden ayudar, la sanación debe salir, en último extremo, de dentro del paciente:

Toda fuerza viene de dentro. El cuerpo se cura a sí mismo. Nadie [ningún sanador] puede tomar el control del sistema autónomo de otra persona. No se puede hacer. No obstante, [los sanadores] pueden ayudar subconscientemente a la persona a que encuentre su propia fuente y su propia fuerza; así pues, es más bien una ayuda. El cuerpo tiene la fuerza [para sanarse]; pero hay tanta tensión por medio que no es capaz de aplicar esa fuerza. Así pues, [los sanadores] tienen la posibilidad de dar sugerencias subconscientes, que ayudan al subconsciente o al cuerpo-mente a relajarse y a estimular sus propios poderes curativos. [Los sanadores] hasta pueden ser capaces de aplicar energía para amplificar los propios poderes sanadores normales del cuerpo. Pero la sanación viene de dentro. (...) No requiere en absoluto ningún maestro esotérico.

En otras palabras, Serge cree que los pacientes de cáncer pueden optar por recurrir a médicos o a sanadores externos para que les sirvan de asistentes en el proceso de sanación, pero que la curación verdadera y profunda es siempre consecuencia de que el paciente adopta un papel activo en el proceso.

---

* Kahuna: título que se daba en las islas Hawái a un sacerdote, experto, maestro o consejero. *(N. del T.)*

Estar dispuesto a cambiar

El segundo aspecto en la toma de el control de la propia sanación es la idea de que, para que se produzca la sanación, debes estar dispuesto a analizar tu vida y a realizar cambios, aunque estos cambios requieran mucho tiempo o te resulten difíciles emocionalmente. Esto difiere del modelo de la medicina moderna, que rara vez se molesta en analizar el estilo de vida personal de cada paciente, y tiende más bien a abordar el problema a base de recetar píldoras para un arreglo rápido, o, a veces, por medio de una intervención quirúrgica.

Elyn Jacobs es una veterana superviviente al cáncer de mama, que en su momento comprendió enseguida que tenía que hacer cambios en su vida para recuperar la salud. A Ely le diagnosticaron cáncer de mama de estadio 1 cuando tenía cuarenta y cinco años, con dos hijos de tres y cuatro años. En cuanto la hubieron operado, se puso a investigar otras cosas que pudiera hacer para ayudar a su cuerpo a sanarse. No hacía mucho que había visto a su madre someterse a quimioterapias interminables, solo para morirse de cáncer de mama a los pocos años; y Elyn estaba decidida a no dejar que le pasara lo mismo a ella:

Parecía que mi sistema inmunitario no llegaba nunca a estar bien del todo. Tenía resfriados frecuentes y persistentes. Había también otras señales de alerta. Cuando recibí el diagnóstico, comprendí que tenía que realizar algunos cambios, que tenía que tomar el control de mi salud. Leí todo lo que cayó en mis manos. Ajusté mi alimentación, procuré controlar el estrés y empecé a tomar suplementos para potenciarme el sistema inmunitario. Siete años más tarde, no se me detectan células cancerosas; y, si bien mi sistema inmunitario no es perfecto, sí que parece que funciona bastante bien.

Uno de los cambios más difíciles que tuvo que realizar Elyn durante su viaje de sanación fue el de, por el bien de su salud, no volver a ejercer su estresante profesión de agente de Bolsa.

Aunque aquel cambio le resultó difícil al principio, Elyn disfruta ahora de su vida en su casa, con su marido y sus dos hijos, y también asesora a pacientes de cáncer, a los que enseña a integrar planteamientos alternativos y complementarios con sus tratamientos convencionales.

Los sanadores a los que he estudiado creen también que los pacientes deben estar dispuestos a mirar dentro de sí mismos y a examinar los modos en que pueden cambiar con miras a recuperar la salud. Uno de estos sanadores es Bryan McMahon, nacido en Estados Unidos, pero practicante de la Medicina Tradicional China, que ha estudiado, vive y ejerce en Shanghái. Bryan cree que los pacientes de cáncer deben realizar, en última instancia, cambios internos para equilibrar plenamente su chi, o energía de la fuerza vital:

Yo creo que la remisión radical, o la mejora repentina de una enfermedad de cualquier tipo, no es una cosa que pueda dar el médico al paciente. Es una cosa que el paciente debe darse a sí mismo. (...) Es absolutamente esencial que las personas que afrontan una enfermedad, de la clase que sea, adopten algún tipo de práctica de visión interior. Porque solo por medio de este sentido y entendimiento tangible de cuál es el estado real en que se encuentra, energética y físicamente, puede empezar a decir la persona: «Vaya, la verdad es que he desatendido mi vida desde hace mucho tiempo. La verdad es que he estado intentando hacer demasiado. La verdad es que he sido demasiado controlador». Solo por medio de ese tipo de prácticas pueden empezar las personas a realizar el mantenimiento interior que se requiere para producir de manera efectiva un cambio permanente en la dinámica de sus mecanismos del chi. En vez de que [el chi] suba y se disipe por completo, empezamos a ver que la energía regresa, que empieza a volver allí donde debe estar.

Desde el punto de vista de Bryan y de otros sanadores alternativos, cuando examinas tus hábitos y estilo de vida, y realizas los cambios adecuados, haces entrar en el cuerpo más chi (tam-

bién llamado *prana*). Traer al cuerpo más chi se considera muy
bueno, pues se cree que el flujo constante y libre del chi no solo
nos mantiene sanos, sino que nos mantiene vivos (es decir, según
la Medicina Tradicional China, cuando no te queda ningún chi
en el cuerpo, el cuerpo muere). Por tanto, se considera factor
clave del proceso de sanación el estar dispuestos a realizar cambios que aumenten la entrada de chi.

AFRONTAR LA RESISTENCIA

El tercer aspecto de la toma de control de la propia salud es
la idea de que tomar el control suele suponer hacer frente a las
críticas de los demás, y que, por ello, la persona debe tener el
temple suficiente para ser capaz de afrontar esa resistencia.
Como ya dijimos, el sistema médico convencional suele poner
la etiqueta de «molestos» a los pacientes que toman el control
de su propia sanación; y, en consecuencia, el personal médico
no siempre da el mejor trato a estos pacientes.

«Janice» es una superviviente radical que tuvo que hacer frente a este tipo de resistencia. A Janice le diagnosticaron en 1985
un cáncer de cuello de útero de estadio 4, y se sometió en primer
lugar a una histerectomía completa, seguida de radioterapia. Menos de un año más tarde se observó que la radioterapia no daba
resultado, pero Janice se negó a creer que se fuera a morir; en
vez de ello, se puso a investigar técnicas de medicina complementaria que podría empezar a probar:

*Cuando estaba en el hospital, los médicos y las enfermeras se
pasaron dos horas al día, durante dos meses, intentando conven-
cerme de que me iba a morir, de que no había esperanza, de que
tenía que aceptarlo. Yo les decía que no lo aceptaba. Entendía lo
que me decían. Entendía sus estadísticas. Entendía el pronóstico.
Sin embargo, estaba decidida a mantenerme centrada en la posibilidad de que tenía la salud asegurada, de que me iba a curar. (...)*

Y creo, en efecto, que mi nivel de control afectó positivamente a mi curación. (...) Los médicos y las enfermeras me decían que aquellos [tratamientos complementarios] no tendrían ningún efecto. Creían que nuestra labor era ridícula, y que debíamos limitarnos a aceptar mi destino y a prepararme para morir. Si yo no hubiera tenido la poderosa sensación intuitiva de que iba a vivir, y quizá con un poco de ayuda de mi temperamento rebelde innato, me habría limitado a hacerles caso, y no estaría ahora aquí contando mi historia.

Cuando la radioterapia dejó de surtir efecto sobre el cáncer de Janice, sus médicos la enviaron a casa, con cuidados paliativos. Aquello la liberaba por fin de la resistencia diaria que había tenido que afrontar en el hospital, y desde entonces pudo centrar toda su energía en ampliar sus tratamientos complementarios, que incluían cambios de dieta, lavados de colon y suplementos de aceites esenciales. Pocos años más tarde estaba completamente libre de cáncer, y ha estado sana hasta ahora, casi treinta años más tarde.

En algunas ocasiones, la resistencia con que te encuentras cuando empiezas a tomar el control de tu propia sanación es más bien interna que externa. Esta resistencia interna suele manifestarse en forma de falta de confianza, o de miedo, y es un obstáculo más que tienen que afrontar la mayoría de los supervivientes radicales en algún momento. Una superviviente radical que ha pasado por ello es Vanessa Lukes, de Nueva Zelanda, que fue paciente de cáncer antes de convertirse en sanadora por el qigong. El qigong es una práctica de meditación y movimientos suaves con muchos efectos beneficiosos sobre la salud observables; una de sus modalidades más conocidas es el tai chi. Vanesa describe lo que sintió cuando le diagnosticaron un cáncer de colon avanzado, teniendo solo treinta años:

Me puse a leer, en primer lugar sobre lo físico, sobre el cuerpo, sobre la nutrición. Y no hacía más que ir tachando cosas, porque yo siempre había practicado lo que consideraba sano: estaba muy en forma, era activa y comía alimentos sanos. De modo que pensé: bueno, tiene que haber algo más que esto. (...) Aunque esto suele ser lo más difícil, tienes que entrar dentro de ti misma. No puedes salir de ti misma, porque la verdad es que ahí fuera no hay nadie que pueda hacerlo [es decir, curarte] por ti. Y la verdad es que eso da mucho miedo, porque tú eres la única persona que puedes hacerlo, pero tienes que entrar en ti misma, y seguir entrando. (...) A cada persona le resulta bastante complicado saber qué debe hacer; pero a mi me parece que cada uno descubrirá su propio camino y verá con claridad las cosas como son. Si una cosa no funciona, prueba con otra.

Aunque Vanessa tuvo que superar algunos miedos y dudas interiores en la búsqueda de su propio camino hasta la curación, su perseverancia acabó por conducirla a la práctica interior del qigong, que terminó por estudiar durante muchos años bajo la tutela del maestro Yuan Tze. Hoy, felizmente, está libre de cáncer e imparte clases de qigong a pacientes de cáncer en toda Nueva Zelanda.

INVESTIGACIONES SOBRE LA TOMA DE CONTROL

En el presente capítulo hemos visto, de momento, cómo valoran los supervivientes radicales y los sanadores alternativos la cualidad de tomar el control del proceso de sanación. La pregunta que quiero abordar a continuación es esta: ¿valora también la ciencia esta cualidad?

Al tratar de las investigaciones relacionadas con la toma de control de la propia salud, no puedo por menos de mencionar el célebre estudio sobre el *tipo* C. Es probable que hayas oído hablar de la *personalidad de tipo A*, la de la persona tensa, competitiva y con tendencia a la ira. Por su parte, el *tipo B* es el de la persona más tranquila y relajada. Estos términos proceden de estudios realizados en la década de 1950, e inspiraron otro estudio que se hizo en la década de 1980 en el que se consideró un tercer tipo de personalidad, el *tipo* C, que, según los investigadores, era el de la persona que es excesivamente pasiva, que no defiende sus posturas y que procura siempre complacer a los demás (en esencia, es todo lo contrario del tipo A). En este estudio concreto se halló una relación fuerte entre la personalidad de tipo C y la tendencia a desarrollar cáncer, y se observó que tener personalidad de tipo C puede debilitarte el sistema inmunitario[1]. Como cabe figurarse, la publicación de este estudio suscitó una oleada de polémicas, y desde entonces se han publicado otros muchos estudios, unos que confirmaban la relación entre la personalidad tipo C y el cáncer, y otros que la refutaban; de modo que todavía no hay sentencia firme al respecto. No obstante, parece que los últimos estudios realizados apuntan todos a que lo que debilita el sistema inmunitario, más que la personalidad pasiva o con tendencia a complacer, es el hecho de sentirse impotentes, que también reduce el plazo de supervivencia en los pacientes de cáncer[2].

Si, al parecer, sentirte impotente reduce tus probabilidades de sobrevivir al cáncer, ¿qué efecto puede tener sobre ti lo contrario, *tomar el control* del tratamiento de tu cáncer? En los estudios observacionales realizados sobre personas que han superado el cáncer contra todas las probabilidades, casi siempre aparece como hilo común «tomar el control de la propia salud». Yo lo observé así, desde luego, en mis propias investigaciones, y por eso mismo he dedicado a la cuestión un capítulo entero. Un estudio similar llegó a la conclusión de que los supervivientes radicales «asumían la responsabilidad de todos los aspectos de sus vidas, incluida la recuperación; por ello, era frecuente que el personal médico tuviera una función meramente consultiva»[3]. Otro estudio determinó que todos ellos se convertían en «transgresores del sistema» a la hora de tomar el control de su salud[4], y otro estudio más llegó a la conclusión de que experimentaban «un aumento de su autonomía personal y una reducción de su impotencia» antes de curarse[5]. En otras palabras, siempre que los investigadores han estudiado con mayor atención a los supervivientes radicales, han descubierto que todos los supervivientes tomaron el control de su propia salud y se volvieron muy activos en el proceso de toma de decisiones.

Además de estos estudios observacionales, se han realizado estudios prospectivos que han indicado que tomar el control de la propia salud puede alargar los plazos de supervivencia en los pacientes de cáncer. Se llama «estudio prospectivo» o «de seguimiento» a aquel en que se sigue la evolución de los sujetos a lo largo de un período de meses o de años, mientras que un «estudio observacional» es aquel en que se estudia la situación de los sujetos en un momento determinado del tiempo. En uno de los estudios prospectivos citados, en que se observaban los efectos de la psicoterapia de grupo sobre la supervivencia en el cáncer, los investigadores hicieron un seguimiento a cierto número de pacientes de cáncer de estadio 4 a lo largo de un año. Llegaron a la interesante conclusión de que los pacientes de cáncer que estaban dispuestos y eran capaces de actuar para mejorar su bienestar psicológico (asistiendo con regularidad a las sesiones de terapia, haciendo las tareas que se les encargaban en las mismas e implantando los cambios recomendados) eran los que vivían más tiempo [6].

En otro estudio prospectivo se siguió la evolución de pacientes de cáncer de estadio 4 que se habían convertido en supervivientes radicales, y se comparó con la de otros pacientes de estadio 4 que no habían sobrevivido. En este estudio se observó, entre otras cosas, que los individuos del grupo de los supervivientes tenían niveles elevados de autonomía (la capacidad de controlar lo que sucedía en sus propias vidas), mientras que los no supervivientes tenían niveles bajos de autonomía [7]. Por último, en otro estudio se comparaba un grupo de supervivientes radicales con un grupo de pacientes que también habían sobrevivido al cáncer, pero de una manera normal desde el punto de vista estadístico. El resultado interesante que obtuvieron los investigadores fue que los supervivientes radicales eran *más* pasivos que los supervivientes ordinarios en la época del diagnóstico, pero que eran *mucho menos* pasivos que estos últimos en la época de la remisión [8]. En otras palabras, los pacientes que hacían el cambio más radical, partiendo de una primera actitud pasiva para adoptar un papel activo en su salud, eran los que tenían más probabilidades de convertirse en supervivientes radicales.

Así pues, desde los estudios que muestran que sentirse impotente puede debilitar el sistema inmunitario, hasta los estudios observacionales y prospectivos que muestran que tomar el control es un factor común de los supervivientes radicales al cáncer, parece justificada la conclusión de que tomar un papel activo (es decir, no pasivo) en nuestra salud es un paso importante, o incluso crucial, dentro del proceso de autocuración del cuerpo.

Shin Terayama es un superviviente radical que valora mucho la cualidad de tomar el control de la propia sanación, aunque él mismo no empezó a asumir el control de su propio proceso de sanación hasta *después* de que lo enviaran a su casa con cuidados paliativos. Su recuperación de un cáncer de riñón avanzado, en contra de todas las probabilidades, es un bonito ejemplo del hecho de que nunca es demasiado tarde para tomar el control de nuestra salud.

La historia de Shin

Como todos los demás adolescentes de Japón de la década de 1950, en la época de posguerra, Shin Terayama tenía que estudiar mucho, no meterse en líos y respetar a sus mayores. En aquella época conoció, además, a uno de sus primeros amores: el violonchelo. Shin tenía talento natural para la música, y ensayaba a diario con su violonchelo hasta que, una vez terminados los estudios universitarios, la gran carga de trabajo le impidió dedicar tiempo al instrumento. Empezó a trabajar de doce a quince horas al día, y siguió con ese ritmo durante buena parte de su vida laboral.

En las décadas siguientes, Shin fue ascendiendo sucesivamente en su vida profesional; también se casó con una mujer que lo adoraba, y tuvieron tres hijos a los que querían mucho. Pero su carga de trabajo era cada vez mayor; cuando tenía cuarenta y tantos años ya era director de su propia empresa de consultoría, y tenía que trabajar a todas horas:

Cuando tenía cuarenta y seis años, mi horario habitual era: de cinco a ocho de la mañana preparar y dar una presentación al presidente de la empresa; de nueve a doce de la mañana visitaba diversas empresas, y por la tarde mantenía conversaciones con los directivos de mi empresa; a última hora de la tarde, de seis a nueve, hablaba con el personal, y volvía a mi despacho a las nueve de la noche, y allí trabajaba hasta las dos de la madrugada para preparar la jornada siguiente. ¡Y así todos los días!

Aunque puede parecer exagerado, el programa de trabajo de Shin no era raro entre los japoneses de la época: los hombres de empresa de éxito debían pasar así sus vidas. Por ello, Shin recuerda que en aquel tiempo se sentía feliz, al menos en el sentido de que estaba orgulloso de su carrera profesional y de su familia. No obstante, aunque su plan de trabajo le pareciera bien a él, a su cuerpo no se lo parecía. A los cuarenta y seis años empezó a sentirse profundamente fatigado, aunque su médico no encontraba nada anormal en los resultados de sus análisis.

A lo largo del año y medio siguiente, Shin consultó a muchos médicos en diversos hospitales de alto nivel; pero todos los análisis de sangre le seguían dando resultados normales. A pesar de todo, la salud se le iba deteriorando, la fatiga se le agudizaba y empezaba a aparecerle sangre en la orina una vez al mes. En una ocasión acudió a la consulta de un nuevo médico, especialista en medicina interna. Como Shin era el último paciente del día, este médico pudo dedicar algo más de tiempo a examinarlo. Por primera vez en un año y medio, un médico tocaba físicamente el cuerpo de Shin, en vez de limitarse a leer sobre el papel los resultados de los análisis. El médico le palpó el vientre, el pecho y la espalda en busca de posibles problemas, y así notó que Shin tenía el riñón derecho dilatado y dolorido al tacto. El médico lo remitió inmediatamente a un urólogo, y este, tras realizar una ecografía, descubrió que Shin tenía un tumor muy grande en el riñón derecho.

Los médicos instaron a Shin a que se operara inmediatamente para extirpar el tumor, teniendo en cuenta, sobre todo, la posibilidad de que fuera canceroso. Pero Shin dijo que tenía demasiada carga de trabajo como para tomarse un mes entero de baja. Así pues, retrasó la operación durante varios meses, sin dejar su ritmo de trabajo agotador. Al cabo de cinco meses de aplazamientos, estaba tan mal de salud que tenía fiebre constante y apenas era capaz de andar. Llegado a este punto, tanto su mujer como su médico le insistieron con firmeza en que se operara... y Shin terminó por acceder.

En el transcurso de la operación, los médicos descubrieron que el tumor de Shin se había agrandado tanto que ya era preciso extirparle todo el riñón derecho; y así lo hicieron. El informe patológico también les hizo saber que tenía carcinoma de células renales (es decir, cáncer de riñón) avanzado. No obstante, en aquellos tiempos, en Japón, era frecuente no decir a los pacientes que tenían cáncer, sobre todo cuando su pronóstico era grave, como en el caso de Shin. Por ello, cuando Shin se despertó y preguntó al médico si el tumor era canceroso, este le respondió con evasivas: «Es una cosa intermedia». Pero tanto el médico de Shin como su esposa conocían la verdad: si la quimioterapia y la radioterapia no surtían efecto, a Shin le quedaba menos de un año de vida.

Cuando Shin se hubo recuperado de la operación, su médico le dijo que tendría que ponerse unas «inyecciones» especiales para asegurarse de que las células del tumor no se difundieran a otras partes de su cuerpo. Shin, que seguía ignorando su verdadero estado, se puso las inyecciones sin discusión, sin saber que en realidad eran de cisplatino, una quimioterapia muy fuerte.

La quimioterapia..., es decir, las inyecciones, empezaron dos semanas después de mi operación. Y me las pusieron durante dos semanas seguidas, de lunes a viernes y de lunes a viernes. Y se me cayó todo el pelo, como suele suceder; pero yo seguía sin saber que aquello era quimioterapia. Y se lo pregunté varias veces a mi médico: «Esto es demasiado fuerte. ¿Cómo se llaman estas inyecciones?». Y él me decía: «Está usted muy nervioso. No se preocupe. Son buenas».

Una vez concluido el proceso con aquellas fuertes «inyecciones», a Shin le dijo su médico que seguía necesitando más tratamientos, que esta vez serían a base de «rayos beta de alta energía». En realidad, esto no era más que la radioterapia que se administraba normalmente a los pacientes de cáncer. Así pues, Shin siguió en el hospital y recibió un total de treinta sesiones de radiaciones, con descansos cuando los efectos secundarios se volvían demasiado agudos. Tras la quimio y la radioterapia, un escaneado de todo el cuerpo desveló que a Shin se le había extendido el cáncer al pulmón derecho y al recto, y el médico advirtió a su esposa que solo le quedaban unos meses de vida.

Entre la quimioterapia y la radioterapia, ambas como paciente ingresado, Shin había pasado ya unos seis meses en el hospital. Durante aquel tiempo, había recibido la visita de más de quinientos amigos y compañeros de trabajo, que acudían aparentemente para saludarle y darle ánimos, pero que en realidad se estaban despidiendo de él, porque, llegado este punto, todos conocían la verdad, a excepción del propio Shin. Hasta que, una noche, Shin tuvo un sueño:

A principios de marzo tuve un sueño muy raro. Estaba tendido en un ataúd y contemplaba la escena desde arriba: ¡Era un funeral! Y cuando cerraron la tapa del ataúd, regresé a mi cuerpo y grité: «¡Estoy vivo!». No fue más que un sueño, pero desde entonces algo cambió en mí. Se me agudizó mucho el sentido del olfato.

Cuando Shin se despertó de aquel sueño tan potente, no solo estaba deseoso de luchar por su vida, sino que había desarrollado un sentido del olfato sobrehumano que le hacía casi insoportable la estancia en el hospital. En el centro había olores fuertes a desinfectantes, además de lo cual Shin estaba en una sala grande con otros seis pacientes, separados entre sí solo con cortinas correderas, y los diversos olores de la sala eran un tormento para su nuevo sentido del olfato. Una noche, poco después del sueño del ataúd, los olores de la sala eran tan agudos que Shin salió a hurtadillas en plena noche y subió a la azotea para respirar aire fresco. Se había llevado su manta; se tendió en la azotea y pasó horas enteras respirando el aire limpio, dejando que le llenara los pulmones y la nariz. Por fin, irrumpieron en la azotea varios enfermeros, consternados, y le gritaron que no saltara. Por mucho que Shin intentó explicarles que no tenía intención de suicidarse, los enfermeros no le creyeron. Aquella misma mañana, el médico se enfadó mucho con él:

Los enfermeros habían contado a mi médico que yo había querido suicidarme saltando de la azotea. Yo no había subido allí por eso, solo para evitar el olor. (...) El médico vino a verme temprano y estaba muy enfadado, muy disgustado por mi conducta. (...) Me dijo que, si quería volver a mi casa, la decisión era mía. Él quería evitar su responsabilidad para con el paciente, porque yo por entonces era una persona relativamente conocida. Si lo hacía [es decir, si se suicidaba], saldría en los periódicos.

Aunque Shin no lo advirtió por entonces, aquella escapada a la azotea resultaría ser el momento que le salvó la vida, pues le permitió salir del hospital y emprender su propio proceso de sanación. Por entonces, su mujer optó por decirle la verdad, que tenía un cáncer de riñón muy avanzado. Shin no se sorprendió mucho, pues ya suponía desde hacía unos meses que lo más probable era que tuviera cáncer. Ahora, al afrontar la dura realidad, decidió que prefería morir en su casa, con su mujer y sus hijos, y no en una sala de hospital llena de olores penetrantes. De manera que los médicos lo enviaron a su casa con cuidados paliativos y pusieron fin a todos los tratamientos para el cáncer. Estaban convencidos de que Shin moriría en un plazo de entre uno y tres meses, teniendo en cuenta, sobre todo, que seguía teniendo cáncer en el recto y en el pulmón derecho.

Cuando Shin llegó por fin a su casa, estaba tan mal que solo era capaz de andar con un andador, y tenía que alimentarse por vía intravenosa. Por fortuna, todavía podía beber.

Cuando regresé a mi casa, no podía beber agua del grifo. Tenía olor. Así que intenté elaborar agua buena a partir del agua del grifo; intenté cambiarla. Y tenía un filtro de carbón vegetal, y lo usé una noche, en un cubo. ¡Cambiar el agua fue muy bueno! (...) Y observé entonces que el agua es muy importante, y pedí a mi hijo que comprara agua mineral. (...) Yo ya conocía las bondades magníficas del ayuno, y no tenía ningún miedo al respecto. De modo que bebía agua, y en realidad aquello era un ayuno, porque por entonces no era capaz de comer nada; solo bebía agua cada día. Y aunque no estaba recibiendo ningún tratamiento médico, el cuerpo me iba mejorando poco a poco. Ese es el primer paso: solo agua.

Cuando Shin dice que estaba ayunando, quiere decir que su sistema digestivo no estaba disgregando ningún alimento, porque se alimentaba por vía intravenosa, que le introducía directamente los nutrientes en la corriente sanguínea. Por ello, todos sus órganos digestivos (el hígado, el páncreas, el estómago, la vesícula y los intestinos delgado y grueso) estaban, en la práctica, en reposo durante aquel tiempo. En esencia, Shin estaba haciendo un ayuno con agua. Como dijimos en el capítulo 1, la gran mayoría de los mamíferos hacen ayuno con agua cuando están enfermos, y los estudios han demostrado que hacer un ayuno de este tipo durante unos días permite a nuestros órganos digestivos limpiarse de virus, de bacterias y de células muertas [9]. Los órganos pueden hacerlo porque no están ocupados en digerir tres comidas al día. Por eso, en el caso de Shin, estar recibiendo nutrición por vía intravenosa era bueno, aunque no lo pareciera, porque le permitió hacer ayuno con agua.

La mañana siguiente a su regreso a casa desde el hospital, Shin se despertó antes del alba y se sintió abrumado de agradecimiento por haber vivido para ver un nuevo día. Por entonces ya había comprendido la gravedad de su enfermedad y estaba convencido de que podía morirse en cualquier momento.

Cuando me desperté al amanecer y vi que empezaba a aclarar el día, me dije: «¡Sigo vivo! ¡Hoy es un nuevo día!». Yo vivía con mi mujer y mis tres hijos en un segundo piso, y quería ver salir el sol. La azotea está en un octavo piso; de modo que subí a la azotea en el ascensor. Y cuando vi la luz del sol, fue maravilloso. Después, intenté verla al día siguiente, y al otro. Y decía todos los días al sol: «¡Sigo vivo!». Comprendí que la única energía que recibimos del universo es el sol. (...) Era la primera vez que me fijaba en una cosa así.

En el transcurso de nuestra entrevista, a Shin se le llenaba la voz de asombro cuando me contaba cómo salía cada día a ver amanecer. Al haber aceptado el hecho de que iba a morir pronto, cada nuevo día era un verdadero regalo para él. Tanto su cuerpo como su mente habían perdido todo el miedo a la muerte, dejando paso en su lugar a una inmensa gratitud por cada nuevo aliento que se le otorgaba. Sentado allí cada mañana, en la azotea de su edificio, absorbiendo la energía cálida de la luz solar, empezó a observar algo sutil acerca de su respiración.

Noté que mi cuerpo mejoraba al espirar. Al espirar e inhalar automáticamente... Y un día intenté ponerle una nota, así [espira cantando una nota única]. (...) Antes de mi enfermedad, [un maestro de yoga] me había dicho: «Tienes los chakras cerrados y el aura muy sucia». De modo que intenté emplear notas, y cuando me tocaba determinados puntos del cuerpo, la nota se volvía más fuerte.

¡Aquel era el punto del chakra! Y encontré siete chakras principales a base de practicar cada mañana este tipo de espiración, a base de simples experimentos. (...) Los siete chakras son para el músico [canta las siete notas de una escala diatónica mayor]. Así que yo intentaba conectar cada chakra, de abajo arriba.

En otras palabras, Shin estaba combinando una de sus dotes, la música, con dos de sus nuevas prácticas curativas: la espiración y contemplar el amanecer. Experimentando con cantar una única nota durante la espiración, descubrió que determinadas notas resonaban con más fuerza en ciertas partes de su cuerpo. Por ejemplo, una nota más grave resonaba con más fuerza en el centro de su pecho, mientras que una nota un poco más aguda resonaba con más fuerza en el centro de la garganta. Estaba descubriendo, sin saberlo, los siete centros de energía del cuerpo, o chakras, como se les llama en el yoga. (Shin ha estudiado después a fondo el sistema de los chakras). Estos centros de energía comienzan en la base de la columna vertebral y suben hasta lo alto de la cabeza, y se considera que son muy importantes en el flujo de la energía por todo el cuerpo. Además, según la teoría de los chakras, si tienes cerrado o parcialmente bloqueado uno o varios de ellos, la consecuencia será una enfermedad o disfunción. Al espirar y cantar notas vibrantes mientras contemplaba el amanecer, Shin estaba contribuyendo a despejarse los siete chakras y a cargarlos de energía, aunque por entonces no se daba cuenta de ello.

Un día que Shin se despertó antes de que saliera el sol, observó que los pájaros ya cantaban, y aquello le despertó la curiosidad:

Me pregunté: «¿Por qué cantan los pájaros? ¿Cuándo empiezan a cantar los pájaros?». Esta era mi duda. Así que me levanté diez minutos antes, veinte minutos antes... y ya cantaban. Treinta minutos antes... y también cantaban. Hasta que un día me levanté una hora entera antes de que saliera el sol, y había silencio absoluto... Procuré fijarme en cuándo empezaban a cantar, y era cuarenta y dos minutos

antes de que saliera el sol. ¡Todos los días! (...) Así, después de com-
probar cuándo empezaban a cantar los pájaros, no me quedaba
nada que hacer hasta que salía el sol. De modo que practicaba aque-
llas espiraciones durante cuarenta minutos.

Shin observó durante un mes entero el canto de los pájaros, y llegó a la conclusión de que estos empezaban a piar cuarenta y dos minutos antes de la salida del sol, sin falta, a pesar de que la hora de salida del sol iba variando un poco de día en día. Shin, que tenía formación de científico, no se conformó con haber constatado que los pájaros empiezan a cantar cuarenta y dos minutos antes de la salida del sol; quería saber *por qué*. Tenía una idea al respecto y quería investigarla, de modo que encargó a su hijo que fuera a la farmacia y comprara una botella de oxígeno. Casualmente, la familia de Shin tenía tres pájaros en una jaula, que cubrían por la noche para que las aves durmieran mejor. Una noche, Shin decidió trasnochar para llevar a cabo su experimento. Hacia la medianoche, soltó sin hacer ruido algo de oxígeno en la habitación donde estaban los pájaros. A los pocos minutos, los pájaros empezaron a piar. Al cabo de un rato, cabe suponer que cuando se hubo disipado el oxígeno, los pájaros volvieron a callar y siguieron durmiendo. Shin, apasionado por este resultado, esperó hasta las dos y media de la madrugada, aproximadamente, y volvió a soltar más oxígeno sin hacer ruido. Como había esperado, los pájaros volvieron a cantar de nuevo, y quedaron callados al cabo de unos minutos. Por último, aquella misma mañana, los pájaros se pusieron a cantar una vez más, esta vez cuarenta y dos minutos antes de la salida del sol, y siguieron cantando sin cesar hasta que amaneció.

La teoría de Shin era que los pájaros se ponían a cantar cuarenta y dos minutos antes de la salida del sol porque reaccionaban ante el oxígeno que empiezan a emitir los árboles por la mañana. Durante la fotosíntesis, que solo se puede producir en presencia de la luz, los árboles absorben dióxido de carbono del aire y desprenden oxígeno. Los árboles no tienen fotosíntesis por la noche, pero empiezan a emitir oxígeno en cuanto empieza a aclarar el día, lo que sucede unos cuarenta y dos minutos antes de la salida del sol. Los científicos siguen sin tener claro por qué las aves cantan más por la mañana que a otras horas del día [10]; pero Shin tiene la hipótesis de que el canto les permite inspirar cantidad de oxígeno fresco de los árboles, que están empezando a realizar la fotosíntesis del día. Tras su pequeño experimento científico, Shin quedó convencido de que el aire es especialmente sano para la respiración durante los cuarenta y dos minutos que preceden a la salida del sol; y esto tenía una importancia especial para él, teniendo en cuenta que tenía metástasis cancerosas en el pulmón derecho.

Además de dar a su pulmón aire fresco todas las mañanas, Shin empezó a darle otra cosa más: amor. Tomó esta decisión después de darse cuenta de que había tratado muy mal a su cuerpo durante su vida laboral:

Cuando regresé a mi casa, me puse a buscar el motivo por el que padecía cáncer, y comprendí que me había creado este cáncer yo mismo. Me lo había creado por haber trabajado tanto, sin dormir. ¡Me lo había creado yo! Así que pensé que el cáncer era hijo mío. Y transmití amor a mi hijo; y el dolor se redujo y pude dormir bien. A la mañana siguiente, cuando me levanté, tenía tan despejada la mente, la cabeza, el cerebro, que no tuve que tomar analgésicos. (...) De modo que dejé de tomar analgésicos, y en vez de ello, cuando sentía dolor, decía: «Ay, muchas gracias por decirme que tienes dolor. Te quiero, hijo mío». Me tocaba aquí [se señala el riñón] y decía a mi cáncer: «te quiero, te quiero, te quiero». ¡Y el dolor se reducía. Por eso enviaba constantemente amor a mi cáncer, de la mañana a la noche. (...) Amor incondicional; eso es el amor incondicional. Yo le decía: «Muchas gracias por existir».

La decisión de Shin de enviar amor incondicional a su cáncer, al que él concebía como «su hijo enfermo», se sale mucho de lo corriente. La mayoría de los pacientes de cáncer piensan en «matar» a sus células cancerosas, a las que consideran unas invasoras hostiles que hay que destruir. Muy al contrario, Shin veía su cáncer como una cosa a la que había contribuido él mismo, por el modo en que había descuidado su cuerpo (además de su mente y su espíritu) durante sus años de trabajo estresante. Por ello, como quien cuida de un niño enfermo y abandonado, él veía a su cáncer con amor, casi sintiéndose culpable, y le enviaba amor mentalmente muchas veces al día. Yo expliqué a Shin que muchos de los pacientes de cáncer con los que trabajo no se atreverían a enviar amor a su cáncer, por miedo a hacer que se desarrollara más deprisa. Shin cree que el efecto es el opuesto: que, cuando se da amor a las células cancerosas, estas «se curan» y vuelven a su estado anterior, de células sanas:

La medicina convencional procede de tribus de cazadores, como los anglosajones. (...) A lo largo de la historia de la medicina, los médicos han descubierto la existencia de las bacterias y de los virus, y han intentado matarlos. Buscaban algún tipo de medicamento que sirviera para matarlos, como un arma. (...) [Los médicos occidentales] intentan matar el cáncer. Una vez conocí al descubridor de las células asesinas naturales*. Y le dije: «Usted las llama "células asesinas naturales", pero yo las entiendo como "células curadoras naturales"». La medicina convencional intenta matar; lo suyo es siempre matar, matar, matar. Yo no mataba a mi cáncer. Lo amaba. Lo más importante que descubrí es que el cáncer es mi cuerpo. No es un enemigo; sigue siendo mi cuerpo.

Y así vivió Shin durante algunos meses: sintiéndose agradecido por cada nuevo día, bebiendo agua mineral pura, despertándose cada mañana para respirar y cantar con los pájaros antes del amanecer, y transmitiendo amor a su cáncer cada día. Después de seguir este ritual durante unos dos meses, una vez que

---

* Son las denominadas células LGG, también llamadas células NK, iniciales en inglés de *natural killers* o «asesinas naturales». *(N. del T.)*

estaba contemplando la salida del sol le pasó una cosa inesperada. Empezó a brotarle de la base de la columna vertebral una sensación maravillosa de energía que, después, le fue ascendiendo lentamente por la columna hacia la cabeza. En el mundo del yoga, esta experiencia se llama «despertar de la kundalini», y consiste en que una bola enroscada de energía que supuestamente yacía en estado letárgico en la base de la columna se despierta un día y se libera. Shin no había oído hablar por entonces de ninguna de estas cosas; pero se documentó sobre ellas después de aquella experiencia inolvidable.

A los dos meses [de practicar la respiración por las mañanas], tuve una experiencia con la kundalini. Nadie me había dicho que pudiera pasar una cosa así. No pude contenerla. (...) Cuando tuve la experiencia de la subida de la kundalini por mi columna, después podía ver las auras con gran facilidad. (...) Sentía en mi cuerpo la nadidad, la vacuidad (...) sobre todo en el cerebro. (...) Y después de haber tenido la experiencia con la kundalini, se me amplió la cantidad de frecuencias de luz que era capaz de ver. (...) Ahora veo mucho más en la oscuridad. ¡No me hace falta luz!

Según la teoría del yoga, el aura es un campo de luz de colores que nos rodea a cada persona a consecuencia de nuestra naturaleza electromagnética (por ejemplo, el corazón humano es eléctrico y envía un impulso eléctrico a cada latido). Esta aura o campo energético no se puede ver a simple vista, del mismo modo que no podemos ver a simple vista las ondas de energía de un horno microondas. No obstante, algunas personas han desarrollado la capacidad de ver estas auras con los ojos, generalmente por haber practicado la meditación o el yoga con intensidad. Aunque Shin no concebía sus ritos del amanecer como prácticas de meditación, en realidad eso es precisamente lo que eran. Tenía la mente tranquila, se centraba en su aliento y entonaba notas para despejarse los chakras. Por eso no es de extrañar que al cabo de dos meses de practicarlo tuviera un despertar de la energía kundalini en la columna vertebral, que lo dejó con una capacidad visual potenciada.

Después de contemplar el amanecer cada mañana, Shin disfrutaba de la compañía de su mujer y de sus tres hijos, que por entonces tenían diecisiete, catorce y diez años. A Shin le fue mejorando la salud poco a poco, y no tardó en volver a andar y a comer normalmente. Le agradaba mucho no tener que trabajar dieciocho horas al día; no había conocido aquella forma de vida desde su infancia. Le preocupaba pensar que, si seguía mejorando, acabaría por tener que volver a su trabajo agotador. Por ello, y después de hablarlo largamente con su esposa, llegaron a la decisión de que ella seguiría con su trabajo (ya que su carrera profesional de profesora universitaria la satisfacía mucho), y reducirían muchos gastos, para que Shin pudiera seguir centrado completamente en su sanación. Esto le proporcionó una sensación increíble de alivio y le permitió ampliar sus actividades sanadoras. Una de ellas fue volver a tocar su querido violonchelo:

Había dejado de tocar el violonchelo hacía veinticinco años; pero, entonces, un antiguo compañero de estudios de música me invitó a ir a su casa a disfrutar de la música de violonchelo. Fue cuatro meses después de salir del hospital. Cuando oí el violonchelo... ¡Oh! Era un sonido muy agradable y me cambiaba mucho las emociones; sobre todo, se me abrieron muy fácilmente los chakras con sus notas. Así que decidí volver a practicar el violonchelo todos los días. De modo que el violonchelo fue mi medicina... ¡sin efectos secundarios! [ríe].

Otra cosa que hizo Shin por su salud fue visitar un centro de sanación alternativa situado en las montañas de Japón. Pasaba allí una semana al mes; no solo para respirar el aire fresco de las montañas y comer alimentos ecológicos, sino también para bañarse en los manantiales de agua caliente natural. Japón es, geológicamente, una cadena volcánica, y en todo el país se encuentran manantiales de agua termal de este tipo. Los japoneses consideran tradicionalmente que bañarse en estas aguas es muy beneficioso para la salud. En general, los estudios científicos indican que bañarse en aguas termales calientes puede tener efectos neutros o positivos sobre la salud, y puede resultar especialmente beneficioso para los que padecen artritis, dolores crónicos o problemas cutáneos [11]. Existen dos teorías sobre las causas por las que las aguas termales pueden producir tales resultados positivos. La primera es que el agua es rica en minerales importantes, como el hierro y el calcio; y la segunda es que el agua contribuye a elevar ligeramente la temperatura corporal central, reproduciendo de este modo los efectos de la fiebre y ayudando al organismo a «quemar» las bacterias y los virus. Shin cuenta así sus estancias en el centro de sanación alternativa:

> [Cuando me encontraba mal,] una cosa que me sentaba muy bien era ir a un manantial termal. Sirve para calentar el cuerpo y desintoxicarlo. Es maravilloso. (...) Nuestros cuerpos están elaborando toxinas constantemente, porque nos movemos. Con el movimiento, estamos produciendo toxinas. (...) Lo más importante [para la desintoxicación] es la superficie de la piel, abrir los poros de la piel. Y no solo con sudar... También podemos abrirnos los poros con la relajación. Esto es importantísimo... Y por medio de la respiración [espira profundamente], podemos relajarnos.

Después de sus visitas relajantes a aquel centro de salud de montaña, Shin volvía a su casa y seguía con sus actividades sanadoras. Una de ellas era administrarse a sí mismo un enema casero, con una frecuencia de hasta una vez por semana. También procuraba comer de manera sana, limitándose principalmente a los cereales integrales, el pescado fresco, y muchas frutas y verduras. Sin embargo, optó conscientemente por no «volverse loco» con la comida. Por ejemplo, muchos pacientes de cáncer adoptan una dieta llamada dieta macrobiótica, que procede, precisamente, de Japón. Una de las cosas que se eliminan en esta dieta es el café; y esto hizo vacilar a Shin:

¿Conoces la alimentación macrobiótica? Pues yo intenté seguirla. Y la dieta macrobiótica contiene algunas verdades sobre los alimentos. Pero la mayoría de la gente de los países occidentales, y también en Japón, intenta hacer «microbiótica», no macrobiótica [ríe]. Se aferran a una cosa pequeña: a no comer tal cosa, a no tomar sal o a no tomar café. A mí me gusta el café. Porque sé que el café es una cosa maravillosa para activar el cerebro. (...) Es más importante que la gente sienta la verdad de los alimentos.

En otras palabras, Shin procura seguir una dieta general sana, con la que su cuerpo se sienta bien, en vez de obsesionarse por qué alimentos hay que comer y cuáles hay que evitar. También se abstiene intencionadamente de tomar suplementos vitamínicos y de plantas medicinales, pues su intuición le dice que debe procurar obtener todos sus nutrientes de alimentos completos. Además, mientras come esos alimentos completos, se centra en masticar despacio el alimento mientras siente agradecimiento por los alimentos recibidos.

Con el paso del tiempo, los médicos de Shin (muy sorprendidos por el hecho de que siguiera vivo) decidieron observarlo cuidadosamente. Pero querían hacerle TAC mensuales, y Shin percibía intuitivamente que estos producían radiaciones malsanas. En vez de ello, Shin accedió a someterse a análisis de sangre trimestrales y hacerse una TAC cada seis meses. Con el transcurso de los meses, los análisis de sangre y las TAC fueron mostrando una mejoría paulatina pero constante, para gran sorpresa de los médicos. No obstante, tres años después de que lo enviaran a su casa con cuidados paliativos, las TAC seguían indicando que tenía algo de cáncer en el cuerpo.

Por entonces ya había corrido la noticia de la supervivencia maravillosa de Shin, y lo invitaban a hablar y a escribir acerca de sus técnicas sanadoras. Aunque seguía teniendo cáncer en el cuerpo, a la gente le parecía increíble que le hubieran dado tres meses de vida y siguiera vivo tres años más tarde. Una de las organizaciones que lo invitó a impartir charlas fue la comunidad espiritual Fundación Findhorn, de Escocia. Este es un centro educativo dedicado a la enseñanza espiritual y de la conciencia, y sus directores invitaron a Shin a que pasara un mes en su centro de retiro, aprendiendo y compartiendo sus experiencias. La esposa de Shin no quería dejarlo marchar tanto tiempo; pero a Shin le decía su intuición que debía ir. De modo que, con una maleta y su violonchelo, se fue a pasar un mes en un país que no había visitado nunca, con gente a la que no conocía. En cuanto llegó, la pequeña comunidad lo acogió con los brazos abiertos, y lo trataron como a un familiar al que llevaran mucho tiempo sin ver. Aquella oleada maravillosa de amor, procedente de unos desconocidos absolutos, lo conmovió increíblemente; y apreciaba especialmente todos los abrazos que recibía, ya que el abrazo no es muy común en la cultura japonesa:

Cuando fui a Findhorn, ¡cuánto me abrazaba la gente! Siempre que me veían, todas las veces, me decían: «¡Hola, Shin!». ¡Abrazo por la mañana, abrazo por la tarde, abrazo por la noche, y también abrazo de buenas noches! Increíble. Amor fuerte, incondicional, de la mañana a la noche. (...) En nuestra cultura japonesa, nos limitamos a decir las cosas; no nos abrazamos. Pero abrazarse es muy importante. La comunicación por el abrazo emplea la capa áurica. (...) De manera que podemos comunicarnos por el intercambio de energía, empleando esta capa áurica.

Shin profundizó en su teoría de que el abrazo es una manera poderosa de transferir energía a otra persona, porque las auras de las dos personas se fusionan durante el breve momento del abrazo. Muchos de los sanadores alternativos que he entrevistado estarían de acuerdo con esta teoría. Aunque Shin había enviado todo el amor posible a su propio cáncer durante los tres últimos años, no necesariamente había recibido mucha energía amorosa de fuentes externas, porque en Japón se moderan mucho las muestras de afecto físico. Por ello, todos los abrazos y todo el amor incondicional que recibía en Escocia de personas que no conocía eran una fuente nueva de energía y apoyo para Shin, que él recibía con mucho gusto.

Cuando regresó a Tokio tras su mes de estancia en Findhorn, ya le tocaba hacerse la TAC semestral. Con gran sorpresa por su parte, el cáncer ya no era visible en la TAC. Si bien era posible que el cáncer se hubiera ido reduciendo paulatinamente durante los seis meses transcurridos durante la último TAC, Shin considera que el mes que pasó en Findhorn fue el último paso que había necesitado su cuerpo para eliminar por completo el cáncer. Cuando le pregunté qué creía que había pasado durante aquel mes para que se produjera aquella curación definitiva, él me respondió sin titubear: «Amor».

Shin sigue lleno de amor (y libre de cáncer) desde 1988, y ya han transcurrido más de veinticinco años desde que lo enviaron a su casa con cuidados paliativos. En vez de morirse, Shin tomó el control de su sanación, paso a paso, y ahora dedica su tiempo a ayudar a otros pacientes de cáncer a aprender el modo de curar su cuerpo, su mente y su espíritu. En su tiempo libre, toca el violonchelo y ríe con sus muchos nietos.

Lista de medidas

Shin Terayama es un gran ejemplo de persona que tomó el control de su propia sanación; aunque a él quizá le resultó más fácil, porque los médicos ya no tenían nada que proponerle cuando lo enviaron a su casa con cuidados paliativos. Muchos pacientes de cáncer no se encuentran en la situación de Shin; antes bien, están sometidos a un bombardeo de consejos contradictorios por parte de cada persona con la que hablan, por lo que les resulta difícil y complicado empezar a tomar el control de su sanación. Puede ser que el oncólogo les diga que coman helado y bistecs para ganar peso antes de la quimioterapia, mientras el nutricionista les dice, por su lado, que dejen los productos lácteos y la carne para alcanzar un estado interno no inflamatorio. El acupuntor les puede recomendar plantas medicinales, mientras los médicos les dicen que no tomen ningún suplemento. Los psicoterapeutas les pueden decir que busquen en su pasado, mientras los sanadores energéticos les piden que liberen ese pasado.

Si alguno de tus seres queridos, o tú mismo, os encontráis en una situación como esta, en realidad no existe más que una opción: convertirte en el tomador principal de decisiones. Pide a tus diversos «ayudantes» (a tus médicos, tus psicoterapeutas, tus nutricionistas) que te expliquen el razonamiento en que se basan sus recomendaciones. No temas hacer todas las preguntas que quieras. Solicita libros o artículos que puedas leer para informarte mejor sobre la materia, teniendo en cuenta que en este mundo las cosas no son nunca ni blancas ni negras del todo. Aunque no puedas llegar a igualar los conocimientos y la formación de tu médico, de tu nutricionista o de tu acupuntor en sus respectivos campos de especialidad, al menos deberás ser capaz de entender lo que está haciendo esa persona con tu cuerpo, para así poder aceptar con conocimiento de causa cualquier tratamiento que elijas... tú, no ellos.

Existen, además, algunas cosas sencillas que puedes hacer para asegurarte de que estás tomando el control de tu salud, ya sea con el fin de prevenir el cáncer o de curarte de él:

- Búscate un médico de cabecera que no se moleste cuando hagas preguntas o cuando aportes tus propias investigaciones. Lo ideal es que encuentres uno que te respete por asumir un papel tan activo en tu propia sanación. Cuando hayas encontrado a un médico así, amplía tu búsqueda para localizar también a los demás profesionales de la sanidad que puedas necesitar, como son los acupuntores, naturópatas, psicólogos, nutricionistas, sanadores energéticos y masajeterapeutas.
- Aprende a investigar. Una de las cosas más eficaces que puedes hacer por tu salud es mantenerte informado; por

ello, proponte leer cada semana al menos un artículo relacionado con la salud, procedente de una fuente que te guste y en la que puedas confiar. Sobre todo si lees inglés, puedes empezar a familiarizarte con el motor de búsquedas de la Biblioteca Nacional de Medicina de los Estados Unidos (U. S. National Library of Medicine), llamado PubMed, que se puede encontrar en el sitio web Pubmed.gov. Es una base de datos en línea en la que se encuentran casi todos los artículos científicos que se han publicado sobre medicina; y te interesará leer y entender, como mínimo, los resúmenes de cada artículo, para poder debatirlos con tu médico en caso necesario*.

- Escribe en un papel estos tres encabezamientos: Físico, Mental/emocional, Espiritual. Después, dedica como mínimo diez minutos a analizar y anotar cuidadosamente cualquier aspecto de estos tres campos de tu vida que pudiera mejorarse. Sé reflexivo y sincero contigo mismo. Después, subraya los puntos que te proporcionarían la máxima mejora de tu salud y de tu felicidad, y abórdalos en primer lugar.
- Búscate un socio de corresponsabilidad. Cuando empieces a realizar cambios para asumir el control de tu salud, no cabe duda de que te encontrarás con algunas críticas externas o internas. Para sobrellevar mejor estas críticas, búscate a una persona que *no* vaya a ser crítica y pídele que te haga responsable de los cambios que esperas hacer, ofreciéndote a hacer tú lo mismo por él o por ella a cambio.

---

* Guía de uso de PubMed en español: http://www.fisterra.com/guias-clinicas/mas-sobre-guias/buscar-pubmed/. Aunque la mayoría de los artículos de la base de datos están en inglés, existe la posibilidad de buscar artículos en castellano. *(N. del T.)*

Si te interesa asumir el control de tu salud, espero que estas sugerencias te brinden algunas ideas sobre el modo de empezar. Aunque la historia de sanación de Shin nos muestra que nunca es demasiado tarde para implicarse en el proceso de sanación, confío sinceramente en que no esperes a encontrarte en cuidados paliativos para empezar a tomar un papel activo en tu salud. Lo que es más importante, espero que nunca vuelvas a ser «paciente», ni en el sentido de persona que padece ni en el de persona que se somete pasivamente, sino que optes siempre por asumir un papel activo y participativo en tu propia vida, en tu salud y en tu felicidad.

3

Dejarse guiar por la intuición

En las cuestiones vitales, la decisión debe partir del inconsciente,
de algún lugar dentro de nosotros mismos.
SIGMUND FREUD

LOS SERES HUMANOS hemos perdido el contacto con nuestros instintos en muchos sentidos. Éramos cazadores y recolectores, capaces de percibir cuándo se avecinaba una tormenta o de sentir la presencia de un oso pardo. También teníamos mucho más desarrollado el sentido del olfato, que nos dirigía sabiamente hacia los alimentos sanos y nos hacía evitar los venenosos. Cuando caíamos enfermos, atendíamos a nuestro cuerpo, dejando que la fiebre quemara la enfermedad y absteniéndonos de comer durante varios días. Hoy las cosas son muy distintas. Para saber el tiempo que va a hacer, nos fiamos de la televisión, comemos cualquier alimento procesado que encontramos en el supermercado y nos tomamos cualquier medicina que nos den los médicos.

Pero confiar en estas fuentes de información externas tiene dos posibles inconvenientes. En primer lugar, las fuentes pueden estar equivocadas. Por ejemplo, en la década de 1950 se veían anuncios en que salían médicos, con sus batas blancas, que proclamaban los beneficios del tabaco para la salud; mientras que la margarina, con todas las grasas trans que contiene, se anunciaba como alternativa «más sana» que la mantequilla. Estos ejemplos nos muestran que no siempre los demás saben lo que es mejor para nosotros. En segundo lugar, los instintos se parecen mucho a la tabla de multiplicar: si no los usas, los acabas olvidando. Así, los investigadores consideran que el sentido del olfato humano se ha reducido a lo largo de los últimos siglos porque ya no lo necesitamos para sobrevivir, dado que tenemos alimentos seguros en abundancia en las tiendas y en los restaurantes [1]. No obstante, al no mantener bien afinado el sentido del olfato, hemos perdido la capacidad de detectar en nuestro entorno las toxinas *nuevas*, como son las sustancias químicas cancerígenas que se encuentran en nuestros alimentos, en el aire y en el agua.

Y también está la intuición, ese célebre sexto sentido o instinto que parece salir de un lugar más profundo. Mucha gente afirmaría que también la hemos perdido. Por ejemplo, nos han llegado crónicas que cuentan que nuestros antepasados se dejaban guiar por las orientaciones intuitivas que recibían en los sueños; y existen textos yóguicos con miles de años de antigüedad que describen ejercicios de meditación que pueden contribuir a aumentar nuestras dotes intuitivas. Aunque yo no lo esperaba, «dejarse guiar por la intuición» ha terminado por ser uno de los nueve factores más comunes de la remisión radical entre las personas que he investigado e investigo. Recuerdo haber pensado «¡Ya está aquí otra vez!» cuando entrevistaba al superviviente número cincuenta, más o menos. Pero ahora que he investigado más acerca de la intuición, más que sorprenderme, me emociona haber redescubierto este sentido nuestro «perdido», que es capaz de ayudarnos a apartarnos del peligro y a dirigirnos al camino que conduce a la recuperación.

En el presente capítulo exploraremos en primer lugar tres aspectos de la intuición, tal como la describen los supervivientes radicales que he estudiado. Veremos después la historia de una mujer cuya intuición desempeñó un papel clave en la curación de su cáncer de páncreas. Por último, encontrarás una lista de medidas sencillas que puedes empezar a tomar ahora mismo y que te ayudarán a redescubrir tu sexto sentido innato de la intuición.

El cuerpo sabe lo que necesita para sanarse

Los supervivientes radicales que he estudiado y estudio creen que el cuerpo posee un conocimiento innato, intuitivo, de lo que necesita para sanarse, y que también es capaz de hacernos saber por qué cayó enfermo en un primer momento. Por ello, muchos supervivientes radicales creen que es fundamental consultar tu intuición antes de trazar cualquier plan de sanación. Es interesante señalar que esta creencia se opone al pensamiento de la medicina occidental, que suele prescindir de los pacientes en el proceso de planificación, mientras los médicos expertos determinan qué es lo que está mal en sus cuerpos y el modo de arreglarlo.

Una de las sanadoras alternativas que he estudiado, que cree firmemente que el cuerpo sabe por intuición lo que necesita para sanarse, es *Maya* Karen Sorensen, de Hawái, practicante de Body-Talk. El BodyTalk es una forma de medicina energética que aplica los principios de la kinesiología energética y del test muscular para determinar dónde se encuentran en el cuerpo los problemas primordiales, cuáles son sus causas y cómo se pueden liberar rápidamente. Así, Maya trabaja directamente con la intuición de los cuerpos de sus pacientes. Describe de este modo su trabajo de sanación:

> *El BodyTalk es sanación rápida, porque el cuerpo quiere estar íntegro y sabe cómo estar íntegro. Pero a veces hay que reconectarlo con su conocimiento innato. El cuerpo se puede curar de manera muy instantánea; es nuestro sistema de creencias lo que nos hace pensar que tarda mucho tiempo en sanarse. La práctica de la medicina energética es como saltarse el sistema de creencias, pues accede directamente a la sabiduría corporal más profunda, innata, del paciente.*

Del mismo modo, otro sanador al que investigué cree que el cuerpo sabe de manera natural el modo de volver a la salud. El propio Derek O'Neill es superviviente radical del cáncer; más tarde se hizo sanador y ahora anima a los pacientes de cáncer con quienes trabaja a que accedan a su intuición.

Si se permite a la mente tranquilizarse, sabrá lo que debe hacer para volver a estar bien. Es un sistema incorporado, que poseen todos los seres. (...) Así pues, en realidad el cáncer no es más que un mensajero. Yo opino que no es absoluto ni definitivo. Es un mensajero que nos dice que algo se ha vuelto negativo, que algo está desalineado. Si descubres qué es ese algo, advertirás que las energías de tu propio cuerpo empezarán a corregir ese sistema.

Cuando los pacientes de cáncer llegan a ser conscientes de los modos en que se han desequilibrado sus vidas, Derek los anima a que incluyan la resolución de esos desequilibrios como parte integral de su plan de sanación.

LAS MUCHAS MANERAS DE ACCEDER A LA INTUICIÓN

El segundo aspecto sobre el hecho de dejarse guiar por la intuición es que no existe una única manera «correcta» de acceder a tu intuición. A algunas personas les llega la intuición por medio de una voz interna de conocimiento profundo; para otras, es más bien como una sensación física que tienen en el cuerpo, como puede ser una punzada de advertencia en el vientre; a otras más, la intuición les habla en sus sueños, en sus meditaciones, en sus diarios o por medio de «coincidencias» oportunas, como puede ser toparse por casualidad con un amigo que les da la información precisa que necesitan, en el momento preciso en que la necesitan. Todos estos métodos son modos válidos de acceder a tu intuición; y cuanto más accedas a ella, más claros serán los mensajes.

Wanda Easter Burch es una superviviente radical que se servía de los sueños para acceder a su intuición para la sanación. Cuando Wanda tenía cuarenta y dos años, empezó a tener sueños vívidos que la advertían de que tenía cáncer de mama, a pesar de que las mamografías le salían limpias y la ecografía no daba resultados concluyentes. A pesar de ello, se empeñó en que le hicieran una biopsia con aguja, y fue entonces cuando se demostró la veracidad de sus sueños: en efecto, tenía un cáncer de mama agresivo.

Después de recibir el diagnóstico, Wanda empezó a investigar con mayor profundidad la interpretación de los sueños, y combinó sus tratamientos convencionales a base de cirugía y quimioterapia con la meditación, el dibujo y la poesía. Describe así su trabajo intuitivo a partir de los sueños:

Antes y después de mi operación radical y de mi quimioterapia agresiva, mis sueños me presentaban imágenes que me aportaban material personal, creativo. Soñar (y aprovechar selectivamente las imágenes de los sueños) potencia la mente, el espíritu y el cuerpo. El trabajo con sueños anima al diálogo con el médico interior, con un centro de comunicaciones en ambos sentidos que funciona constantemente, que nos habla, que nos conoce como nadie y que nos abre puertas de acceso a la sanación que están fuera del alcance del hospital o de la consulta del médico. En un sueño no hay fronteras artificiales, ni tienen límites las variedades de expresión artística, creativa y curadora, que pueden surgir [2].

Wanda empleaba los sueños para ayudarse a determinar qué alimentos tomaría durante la quimioterapia, qué pautas emocionales debía abandonar y qué tratamientos de la medicina convencional debía plantarse. Ya lleva más de veintitrés años libre de cáncer.

Otra superviviente radical que empleaba los sueños para acceder a su intuición era Nancy. El 1 de mayo de 2006, cuando Nancy estaba a punto de cumplir los sesenta y cinco, recibió los resultados de una biopsia, que mostraban que tenía cáncer de mama. En vista de que el tumor era demasiado grande para una tumorectomía, su médico le recomendó una mastectomía, seguida de radioterapia y de píldoras de tamoxifeno, que son reductoras de estrógenos. Pero a Nancy le decía su intuición que probara primero con métodos alternativos, por lo que se negó educadamente a someterse a la operación quirúrgica y a todos los demás tratamientos convencionales. Atender a su intuición, sobre todo a sus sueños, resultó ser una parte crucial de su sanación:

> *El 5 de mayo [cuatro días después de recibir el diagnóstico] tuve dos sueños. (...) En el segundo sueño, mi yerno estaba buscando el spray quitamanchas para echarlo a una mancha roja oscura que había en nuestro mantel, viejo y gastado. Yo le decía dónde estaba el spray, pero él no lo encontraba. Después de mucho buscar, lo encontré sobre la misma mesa, y lo apliqué yo a las manchas, que empezaron a disolverse. En la vida real, mi yerno es un hábil cirujano ortopédico. Yo creo que mi intuición me estaba diciendo que yo podía curarme de aquel cáncer sin operarme, pero que costaría tiempo y esfuerzo, y que encontraría la solución aquí mismo, en mi propio cuerpo, gastado, muy usado y muy querido* [3].

Después de haberse trazado un plan de sanación que abarcaba dieta, ejercicio, plantas medicinales y otros tratamientos emocionales, espirituales y energéticos, a Nancy la declaró su médico libre de cáncer solo dieciséis meses más tarde. Sigue libre de cáncer hasta la fecha, y se alegra mucho de haber escuchado a su intuición.

CADA PERSONA TIENE QUE HACER SU PROPIO CAMBIO

El tercer aspecto sobre dejarse guiar por la intuición es la idea de que cada persona puede tener que hacer su propio cambio, distinto en cada caso, para curarse el cáncer, y que por eso puede ser tan vital para tu recuperación consultar tu intuición. Por ejemplo, hablé con una superviviente del cáncer cuya intuición le decía que, para sanarse, tenía que dejar su trabajo, que le disgustaba mucho. A otra persona le dijo su intuición que tenía que trasladarse a un clima diferente para cuidarse; y a otra le dijo que tenía que volver a hacer ejercicio. Los sanadores alternativos cuyo trabajo he estudiado están de acuerdo con esta idea de confiar en tu intuición propia y singular. Me dicen y me repiten que cada persona tiene su propio cambio, distinto en cada caso, que debe realizar para restaurar el equilibrio en sus sistemas. Para algunas personas, esto puede consistir en cambiar su alimentación, pero para otras puede consistir en cambiar su matrimonio.

Esta idea se opone al pensamiento de la medicina occidental actual, que aspira a encontrar una causa única de cada enfermedad y una manera única de curarla. Este objetivo es realista en el caso de las infecciones bacterianas: podemos tratar de determinar cuál es la bacteria concreta que ha infectado el cuerpo, para intentar después desarrollar un antibiótico único que destruya esa bacteria. Sin embargo, en el caso de una enfermedad más compleja, como es el cáncer, del que ya se ha demostrado que tiene múltiples causas (toxinas, virus, bacterias, mutaciones genéticas, daños en las mitocondrias, etcétera), quizá no sea tan realista el propósito de descubrir un remedio único. En este caso, por tanto, sería lógico que a algunos pacientes de cáncer les resultara muy beneficioso hacer un cambio determinado (por ejemplo, un cambio de dieta radical), que a otros no les beneficiaría.

Aquí es donde puede resultar extremadamente útil la intuición: cuando estás intentando determinar cuál es el cambio concreto que necesita tu cuerpo-mente-espíritu concreto para sanarse. Gemma Bond es una superviviente radical a la que diagnosticaron un cáncer de ovarios en 2011. Tras acceder a someterse a una histerectomía, en la que le extirparon el útero y los ovarios, su intuición le dijo enérgicamente que rechazara la quimioterapia que le recomendaban. En vez de ello, se puso a explorar terapias alternativas, tales como la vitamina C por vía intravenosa y la ozonoterapia. También leyó todos los libros que pudo sobre los tratamientos alternativos del cáncer:

En uno de los muchos libros que he leído, el autor, que también es superviviente del cáncer, propone que cualquier persona que tenga cáncer se siente tranquilamente con su cáncer y le pregunte por qué ha venido, y que le pregunte después qué hay que hacer para que se marche. De modo que así lo hice yo. Me senté tranquilamente con mi cáncer y pensé: ¿Por qué has venido? Yo, que había hecho una vida tan sana en lo físico...; *había hecho ejercicio, había comido alimentos ecológicos, había dado a mis cuatro hijos lo que yo consideraba que eran alimentos buenos y sanos... Pero la respuesta me vino como un verdadero grito:* ¡No tienes alegría en tu vida! Siempre tienes una lista muy larga de cosas que hacer, pero ¿dónde está tu alegría?

Yo había cuidado de mi salud física, pero había descuidado seriamente mi salud emocional. Y, así, esto ha sido lo que más he trabajado en mi sanación, mi salud emocional, más que mi salud física..., aunque esta última también la he ajustado.

Gracias a esta penetración intuitiva, Gemma empezó a abordar su salud emocional introduciendo más alegría en su vida y profundizando en su conexión con el espíritu. Solo seis meses después de recibir el diagnóstico, los marcadores tumorales le habían vuelto a los niveles normales, y sigue libre de cáncer hasta ahora.

Danira Caleta es una sanadora energética que trabaja en la clínica Hale de Londres, y que empieza decididamente a enseñar a los pacientes de cáncer a acceder a su intuición desde la primera sesión de sanación que mantiene con ellos, para que puedan entender los modos concretos en que se ha desequilibrado su salud:

Enseño a mis pacientes a que enciendan ese interruptor del inconsciente que es la fe. En la sanación cuántica lo llaman «el médico interior». Es como un interruptor. Y yo les enseño a hacerlo. (...) Tu cuerpo está de tu parte. Te hace una advertencia, en efecto. Nos dice: «Mira, aquí hay algo que no está bien del todo». Pero la mayoría de las personas no atienden y le quitan importancia, pensando: Ah, ya se me pasará. *Así que tenemos que escuchar a nuestro cuerpo. (...) El cáncer es como un viaje que nos enseña muchas cosas acerca de nosotros mismos. Nos fuerza, verdaderamente, a que examinemos cómo estamos viviendo.*

En opinión de Danira, si aplicas tu intuición para escuchar a tu cuerpo, con el fin de determinar cuál es el cambio concreto que debes realizar, la curación vendrá como resultado natural.

LAS INVESTIGACIONES SOBRE LA INTUICIÓN

Aunque, por desgracia, no se han realizado muchas investigaciones dirigidas específicamente a estudiar la intuición, los investigadores han realizado algunos descubrimientos importantes que tienen relación indirecta con la intuición. El primero de estos descubrimientos fue el de que los seres humanos tenemos, al parecer, dos «sistemas operativos» diferenciados[4]. El sistema número uno es la manera de funcionar rápida, instintiva, y subconsciente en muchos casos; lo controla el hemisferio cerebral derecho y otras partes del cerebro que existen desde la prehistoria, llamadas sistemas «límbico» y «reptiliano». El sistema número dos es la manera de funcionar más lenta, más analítica y consciente; lo controla el hemisferio cerebral izquierdo y otras partes del cerebro más modernas, que se han desarrollado después de la prehistoria, llamadas «neocórtex». Los investigadores han descubierto que la intuición forma parte del sistema número uno, y por eso entra en acción con tanta rapidez, y en muchos casos no le encontramos un sentido racional. En otras palabras, las decisiones intuitivas no son cosas que pensemos a fondo, con cuidado ni razonadamente, sino que son, más bien, decisiones que surgen rápidamente, por instinto.

En segundo lugar, los científicos han descubierto que en el tracto digestivo humano existen más de cien millones de neuronas (las neuronas son células nerviosas como las que se encuentran en el cerebro). Así se explica que muchas personas digan que algo les produce «una sensación visceral». Esto ocurre porque los intestinos, con sus millones de neuronas, pueden llegar a pensar y a sentir, como el cerebro [5]. Más interesante todavía ha sido el descubrimiento de que este «segundo cerebro» intestinal es capaz de funcionar independientemente del cerebro, lo que significa que el intestino puede tomar por su cuenta la decisión de dejar de digerir los alimentos y enviarte una punzada de aviso repentina, intuitiva, sin que intervenga ninguna señal por parte del cerebro. Hasta ahora, el intestino es el único órgano del cuerpo al que se ha descubierto esta capacidad de funcionamiento independiente.

Todo esto nos conduce al hecho de que ya disponemos de una explicación científica de por qué las personas suelen dejarse guiar por sus sensaciones viscerales a la hora de tomar una decisión. Asimismo, se sienten punzadas viscerales que son de angustia o de tensión, pero estas también están relacionadas con la intuición, porque es el modo que tiene el cuerpo de decirnos: «Deja de hacer eso. Esta situación no es sana para ti». Así pues, tus intestinos o, según la expresión común, tus «vísceras», pueden comunicarte que quieren que te apartes de una situación estresante o angustiosa, del mismo modo te pueden comunicar que *esta* es la casa que debes comprarte.

Pero ¿por qué debemos confiar en un instinto visceral, precisamente? Uno de los motivos es que los investigadores han observado que el sistema número uno suele conocer la respuesta correcta mucho antes de que la sepa el sistema número dos. Por ejemplo, en cierto estudio, los investigadores pidieron a los sujetos que jugaran a un juego de naipes en que el objetivo era ganar el máximo posible de dinero. Pero lo que no sabían los sujetos del experimento era que el juego estaba amañado desde el primer momento. El jugador podía elegir cartas de entre dos mazos; el primero estaba preparado para que se obtuvieran grandes ganancias, seguidas de grandes pérdidas, mientras que el segundo estaba preparado para dar solo ganancias pequeñas, sin casi ninguna pérdida. Los sujetos del experimento tenían que jugar del orden de cincuenta naipes hasta que decían que tenían una corazonada sobre cuál de los dos mazos era más seguro, y del orden de ochenta hasta que eran capaces de explicar concretamente cuál era la diferencia entre los dos mazos. Pero lo más apasionante es que cuando solo llevaban jugados *diez* naipes, a los sujetos se les dilataban levemente las glándulas sudoríparas de las palmas de las manos cada vez que se disponían a tomar un naipe del mazo peligroso. También era hacia el décimo naipe cuando los sujetos empezaban a preferir el mazo más seguro, sin darse cuenta de ello a nivel consciente [6]. En otras palabras, mucho antes de que el cerebro analítico fuera capaz de explicar lo que estaba pasando, la intuición corporal de los sujetos ya sabía dónde se hallaba el peligro y los guiaba hacia la seguridad.

En un estudio similar a este se observó la capacidad de las personas de predecir si una imagen estaba detrás de la cortina número uno o de la cortina número dos (aunque no se trataba de cortinas reales, pues las pruebas se hacían en un ordenador). Del mismo modo que en el estudio con los naipes, los investigadores midieron las reacciones fisiológicas sutiles de los sujetos. Obtuvieron el resultado notable de que los cuerpos de los sujetos eran capaces de predecir la cortina correcta entre dos y tres segundos *antes* de que el ordenador mismo hubiera decidido qué cortina sería la empleada [7]. Los sujetos no siempre seguían las indicaciones del leve sudor de las palmas de sus manos; pero el sudor de las manos casi siempre tenía razón; de hecho, hasta era capaz de predecir el futuro (en los dos o tres segundos citados). Este estudio daría a entender que los jugadores que quisieran tener la capacidad de predecir una carta determinada deberían practicar para agudizar su sentido de la la intuición, hasta el punto de que fueran capaces de notar cuándo se les dilataban las glándulas sudoríparas de las manos.

Existe, por último, otra serie de estudios que nos apunta a un motivo más por el que debemos confiar en la intuición. Estos

estudios han mostrado que, a la hora de tomar decisiones trascendentales para la vida, como son la de elegir una casa para
comprarla, o con quién casarse, confiar en la intuición conduce
a resultados mejores que confiar en el cerebro lógico y reflexivo.
En un estudio de este tipo, realizado sobre personas que habían
comprado automóviles, se observó que, entre los compradores
que habían tenido mucho tiempo para sopesar toda la información sobre las posibles opciones de compra, más adelante solo
un 25 % habían quedado satisfechos con la compra realizada.
Por su parte, los compradores que se compraron el coche después
de tomar una decisión rápida e intuitiva, más adelante se declaraban satisfechos de su compra en un 60 % de los casos[8]. En tres
experimentos similares, a unos sujetos se les daba tiempo para
reflexionar sobre un problema complejo, y a otros se les mantenía distraídos y después se les pedía que tomaran una decisión
rápida. En todos estos estudios, los sujetos a los que se pedía que
tomaran decisiones rápidas e intuitivas fueron los que tomaron
las mejores decisiones en conjunto[9]. Dicho de otro modo, estos
estudios indican que, a la hora de tomar decisiones complejas
de importancia vital, es mejor confiar en la intuición; pero para
resolver problemas más sencillos, es mejor emplear el cerebro
más lento y más analítico.

Aunque cuando yo llevé a cabo mi investigación sobre los
supervivientes radicales del cáncer me sorprendía que saliera a
relucir la intuición una y otra vez, estos estudios me dan a entender que la cosa no debería sorprenderme en absoluto, pues
nuestra intuición suele saber lo que es mejor para nosotros, aun
cuando nuestras mentes pensantes todavía no han entendido lo
que está pasando. Esto se debe a que la intuición opera desde
las partes de nuestro cerebro que se desarrollaron en épocas en
que nos acechaban peligros ocultos que, como un tigre oculto
entre la vegetación, podían abalanzarse sobre nosotros en cualquier momento. Esta parte del cerebro llegó a dominar con gran
destreza la percepción inmediata del peligro, así como de los re-
fugios seguros. No obstante, como la mayoría de nosotros ya ha-

cemos vidas cotidianas relativamente libres de peligros (por fortuna), esa parte de nuestro cerebro ya no se activa con mucha frecuencia, y cuando se activa no nos resulta familiar, por lo que tendemos a hacer caso omiso de sus mensajes. Pero todos la seguimos teniendo, y los supervivientes radicales a los que he estudiado han aprendido a aprovechar su poder.

En nuestro mundo moderno, si hablas de dejarte guiar por tu intuición, algunas personas pueden considerar que estás «tocado». Esto es precisamente lo que le pasó a Susan Koehler. Cuando le diagnosticaron un cáncer de páncreas de estadio 4, a ella le rugía dentro la intuición; y cuando ella la escuchaba, todos la tomaban por loca. Te invito a que, cuando hayas leído toda la historia de sanación de Susan, pienses en las ocasiones de tu vida en que haya intervenido de pronto tu intuición. ¿Has sentido alguna vez una punzada en el estómago que te ha hecho tomar el teléfono y llamar a una persona, justo cuando hacía falta? ¿Te ha llegado un paso importante de tu vida como un destello de creatividad inspirada, o en un hermoso sueño? Como verás en la historia de Susan, no debemos despreciar estos destellos de intuición, pues suelen contener información que es importante para nosotros, y de la que puede depender incluso nuestra vida.

La historia de Susan

Cuando Susan Koehler tenía cincuenta y cuatro años, empezó a toser de vez en cuando, a pesar de que no estaba resfriada ni tenía gripe. Aquello comenzó muy poco a poco, y se fue haciendo más frecuente, hasta que, meses más tarde, le molestaba lo bastante como para ir a consultar a su médica.

Antes de que me sucediera aquello, yo tenía mucha fe en la medicina occidental o alopática. Cuando algo iba mal, siempre iba al médico para que me pusieran un tratamiento. De modo que, hacia el mes de marzo de 2007 fui a la médica porque tenía una tos que parecía que no se me pasaba. Y empezaron a darme todo tipo de medicamentos para la tos. Unas seis semanas más tarde volví a la consulta con ciertas molestias en el costado derecho, justo por debajo de las costillas. La tos no me había mejorado, a pesar de los antibióticos que me habían dado.

En vista de que no daban resultado ni los antibióticos ni los medicamentos para la tos, la médica de Susan le encargó una radiografía de tórax, seguida de una TAC, y decidió después que debía enviarla a un especialista en pulmón para que interpretara los resultados. Para cuando enviaron a Susan al especialista en pulmón, ya llevaba casi un año con la tos, que más que nada representaba para ella una molestia. Pero antes de enviarla al especialista, la médica de cabecera la previno diciéndole que lo que tenía en los pulmones podía ser una de tres cosas. Podía ser histoplasmosis (una infección por hongos), o sarcoidosis (una serie de nódulos benignos), o, según le dio a entender con sutileza, en el peor de los casos podía tratarse de cáncer; aunque esto último era improbabilísimo, teniendo en cuenta que Susan no había sido nunca fumadora ni había estado expuesta a sustancias químicas en el aire (al menos, que ella supiera). Su médica de cabecera suponía que se trataría de la primera posibilidad, una infección por hongos.

Así pues, en agosto de 2007, con cierta inquietud, Susan fue a ver al especialista de pulmón. Después de otra serie de análisis, el especialista, acompañado de otros dos radiólogos con los que este había querido confirmar las pruebas, le dio la dura noticia. A la luz de su experiencia, creían que los nódulos que tenía en los pulmones eran metástasis (tumores distantes) de un cáncer primario que debía de tener en alguna otra parte del cuerpo. Antes de que ella hubiera tenido tiempo siquiera de asimilar la noticia ya habían emprendido nuevos análisis y exploraciones con el fin de detectar su cáncer primario. Le hicieron una colonoscopia: no tenía nada. Le hicieron una endoscopia: tampoco tenía nada. Le hicieron una ecografía de abdomen: nada. Por fin, el ginecólogo de Susan la convenció para que pidiera una PET (tomografía por emisión de positrones) de todo el cuerpo, con la que se «iluminarían» al instante los puntos cancerosos. Los otros médicos convinieron en que este sería el paso siguiente más recomendable; de modo que Susan se bebió la glucosa radiactiva y se quedó tendida, inmóvil, durante los treinta minutos que duraba el proceso de la PET.

Cuando entraron los médicos a darle los resultados, estaban serios y solemnes. De todos los órganos de su cuerpo que podían haberse «iluminado» con el cáncer, el que se había iluminado era, por desgracia, el páncreas, además de los pulmones. Le dijeron que tenía un cáncer de páncreas de estadio avanzado, con metástasis en los pulmones, y que, aun si seguía todos los tratamientos que le recomendaran, lo más probable era que solo le quedara de uno a dos años de vida. A Susan le resonaban con fuerza en la cabeza las palpitaciones del corazón mientras intentaba centrarse en lo que le explicaban: que debía operarse inmediatamente y recibir radioterapia y quimioterapia. Pero en aquel preciso instante le sucedió una cosa absolutamente inesperada:

Cuando recibí el diagnóstico, estaba sentada sobre la mesa de exploración, y (¡agárrate!) ¡oí una vocecilla dentro de mi cabeza! [ríe]. Yo no había oído nunca voces hasta entonces. Pero entonces oí una voz que decía: Así no, ahora no. *El médico me dijo que el diagnóstico era muy grave y que, si quería mejorar, tenía que seguir con exactitud sus reglas y sus orientaciones. En caso contrario, no tendría buen pronóstico. Entonces, sonreí, porque un profesor de yoga me había dicho una vez que si sonríes puedes detectar el peligro a quince metros. La sonrisa molestó al médico, que se mostraba ahora más hablador y autoritario. Fue entonces cuando supe que el verdadero peligro se encontraba allí, en aquel diagnóstico, en aquella consulta. No le dije en ningún momento que no pensaba hacer lo que me recomendaba. Me limité a bajarme de la mesa de exploración y a marcharme de la consulta.*

Los médicos de Susan se opusieron firmemente a su decisión de no seguir sus consejos terapéuticos y le advirtieron que «estaba cometiendo un gran error» al no atender a sus recomendaciones. No obstante, desde el momento en que Susan oyó aquella vocecilla interior, había tomado la decisión de dejarse guiar por completo por su intuición. Así pues, cuando llegó a su casa, llamó inmediatamente a su jefe y le dijo que tenía que reducir sus horas de trabajo, para trabajar solo los martes y los jueves en su cargo de gestión en una institución educativa. Sabía instintivamente que necesitaría como mínimo tres días por semana para dedicarlos a su nuevo «trabajo», el de descubrir el modo de sanarse. Pero, cosa rara, Susan no tenía mucho miedo, ni siquiera durante aquellos primeros días posteriores al diagnóstico:

Cuando recibí el diagnóstico, tenía la firme sensación de que mi trabajo no había concluido. (...) Por eso tenía que descubrir el modo de ponerme sana, porque no había terminado el trabajo que tenía pendiente para esta vida.

Contando con la base de esta fuerte voluntad de vivir, lo siguiente que dijo a Susan su intuición fue que consultara uno de sus antiguos diarios, de años atrás. Su padre, que tampoco era fumador, había muerto de cáncer de pulmón hacía siete años, y el padre de este (que sí había sido fumador) también había muerto de cáncer de pulmón. Cuando diagnosticaron el cáncer al padre de Susan, esta había empezado a preguntarse por las causas de las enfermedades, y en sus investigaciones había encontrado un libro titulado *Why People Don't Heal and How They Can (Por qué no se curan las personas y cómo pueden curarse)*, de Caroline Myss. El libro había calado hondo en Susan, que más tarde estudiaría con la misma autora, y asistiría a sus conferencias y a muchos de sus talleres.

En el primer taller al que había asistido Susan, Caroline Myss había invitado a un chamán nativo norteamericano llamado Lench Archuleta a que dirigiera el primer ejercicio, y a Susan la impresionaron sus enseñanzas sobre la sanación. Por ello, en 2004, tras la muerte del padre de Susan, esta había decidido asistir a uno de los retiros espirituales de siete días que dirigía Lench en Arizona. Siguiendo su costumbre de toda la vida, había recogido en su diario sus experiencias durante el retiro; y aquel era el diario que había ido a buscar en sus archivos.

En el diario que había llevado cuando estuve en el retiro de Lench, había anotado que Lench me dijo que yo «perdía energía por el pecho», y que él sabía que mi padre había muerto de cáncer de pulmón y que yo también iba a cargar con aquella enfermedad, para poder curar a las siete generaciones siguientes. Porque, según las tradiciones de los nativos de Norteamérica, si curas algo, curas a siete generaciones por delante de ti y a otras siete generaciones por detrás de ti. Aunque lo escribí en el diario, la verdad es que yo no me lo había tomado en serio en absoluto. Ni siquiera lo recordé cuando empecé a tener la tos. Pero cuando me comunicaron el diagnóstico de metástasis pulmonares, fue como si algo encajara.

Al releer lo que había escrito en su antiguo diario, Susan tuvo la sensación de que quizá estuviera interviniendo allí algo más amplio, algo que no solo podría curarla a ella, sino quizá también a toda su familia. De modo que lo que hizo a continuación fue acudir a una médica holística local, conocida por su trabajo con pacientes de cáncer. Pero esta médica dijo a Susan que tendría que someterse a una serie exhaustiva de análisis, y que debería ceñirse exactamente al plan de tratamiento que le impondría, sin la más mínima excepción ni añadido. A Susan volvió a decirle su intuición que aquel no era el buen camino para ella, de modo que rechazó cortésmente la propuesta. Después de aquello, ya no acudió a nadie más en busca de ayuda; en vez de ello, se limitó a ir a la biblioteca para ponerse a investigar por su cuenta, recurriendo como única guía a su propia intuición:

Intenté estudiar todo lo que podía, todo lo que hubiera hecho alguien, alguna vez, que fuera alternativo, sin olvidar la dieta, las lim-

piezas y demás cosas de ese tipo. (...) Cuando hube recopilado toda la información que me pareció que necesitaba, lo primero en lo que me puse a trabajar fue equilibrar mi pH, pues mi entorno interior era muy ácido... Me medía el pH de la orina con tiras de papel tornasol, y al cabo de un tiempo me analizaba la orina y la saliva para poder llevarme a un equilibrio más alcalino. (...) Me iba quitando cosas de la dieta, y me ponía otras, hasta que pude estabilizarme.

Como muchos de los supervivientes de los que hablamos en este libro, Susan comenzó su proceso de sanación cambiando una cosa física; en su caso, la dieta. La dieta alcalinizante se centra en consumir alimentos alcalinizantes (lo contrario de acidificantes), con el fin de reducir la inflamación general del organismo. En general, todas las frutas y verduras consumidas crudas o poco hervidas tendrán un efecto alcalinizante en el cuerpo, mientras que las carnes, las proteínas, los hidratos de carbono, los azúcares, los productos lácteos y los fritos de todas clases tendrán un efecto acidificante en el cuerpo. En sus investigaciones, Susan intentó remontarse a la fuente original de la dieta alcalinizante, y llegó así a descubrir los textos de Edgar Cayce sobre la materia. Y si bien Susan siempre había considerado que comía de una manera sana, el estudio de la dieta alcalinizante la llevó a eliminar casi por completo el azúcar de su alimentación.

Cuando empecé a intentar limpiar las cosas y cambiarlas, perdí unos nueve kilos, literalmente. Y he de reconocer que tenía la tez algo gris y que mi familia temía que yo no estuviera haciendo lo que me convenía. Pero mi marido me apoyaba mucho, y me repetía siempre: «Si tú crees que estás haciendo lo que debes, a mí me parece bien». Y creo que se trataba, simplemente, de que mi cuerpo estaba recuperando el equilibrio. Perdí peso, y seguí haciendo lo que hacía; y después lo fui recuperando poco a poco. Ahora peso más o menos lo mismo que he pesado siempre.

En otras palabras, aunque Susan, después de cambiar su dieta de esa manera, pasó por una fase de sentirse peor y de tener peor aspecto, su intuición le decía que estaba haciendo lo correcto para su cuerpo, y que debía aguantar así. La fase de desintoxicación concluyó por fin y Susan empezó a absorber plenamente todos los nutrientes que ingería con su nueva dieta rica en verduras, lo que le permitió ir recuperando el peso y el buen color en el rostro. Por entonces, la intuición le decía también que *no* tomara suplementos de vitaminas ni de plantas medicinales, pues tenía la sensación de que sería mejor para su cuerpo recibir aquellos nutrientes directamente de la comida.

A continuación, Susan dedicó su atención al ejercicio, ya que sentía intuitivamente que la respiración asociada al ejercicio tendría importancia para sus metástasis pulmonares:

Empecé a caminar todos los días; no por el ejercicio, porque yo siempre he hecho ejercicio, sino porque tenía la sensación de que me hacía verdadera falta conectar con la energía de la tierra y salir a respirar aire fresco, en vez de entrenarme en un gimnasio o en cualquier otra parte. De modo que empecé a caminar todos los días; al principio, media hora, y después fui subiendo hasta que caminaba aproximadamente una hora todas las mañanas, incluso en invierno, y eso que vivo en la zona rural del estado de Nueva York.

Entre su nueva dieta y sus caminatas mañaneras, Susan empezaba a sentirse más enérgica, aunque seguía teniendo tos.

No obstante, la leve mejora de su energía le confirmaba que iba por el buen camino. Pero no todas las personas de su vida estaban tan convencidas como ella. Si bien su marido y sus tres hijos, ya mayores, la apoyaban en su decisión de no recurrir a la medicina convencional, muchos amigos de Susan estaban molestos con ella por haber tomado una decisión tan atrevida.

Yo escogía con mucho cuidado a las personas de las que me rodeaba. Como había optado por no emplear ningún método de la medicina occidental, varios de mis amigos se distanciaron mucho de mí. Se apartaron de mí porque no querían verme, porque no que-

rían verme morir... Así me lo decían. Y la verdad era que yo no
quería estar con personas que llevaran esa energía. Estaban ha-
ciendo «un seguimiento» de mi muerte, y yo no. (...) Yo quería rodear-
me de las vibraciones de mayor frecuencia posible.

De modo que Susan procuró rodearse solo de personas que
apoyaran sus decisiones. Durante aquel tiempo, también intentó
conscientemente sentir más alegría en su vida, y uno de los modos
de conseguirlo fue a base de «no preocuparse del pasado y no preocuparse del futuro». En vez de ello, intentaba centrarse en estar
plenamente presente en cada momento, incluso durante las largas
horas que pasaba investigando en la biblioteca de su localidad.
Sus investigaciones acabaron por llevarla más allá del cuerpo físico,
a un mundo que le resultaba extraño, pero al mismo tiempo fascinante: el mundo de la medicina energética, de los meridianos
de la acupuntura y del concepto de los bloqueos de energía.

Acabé estudiando Medicina Tradicional China, en lo que res-
pecta a aprender el sistema de los meridianos y a conocer su inter-
acción con el campo áurico y con los chakras. (...) ¡Yo no había es-
tudiado nada de esto hasta entonces! Acabé por hacer un cursillo
de formación de cinco días con Donna Eden, y empecé a emplear
muchas de las técnicas que emplea Donna para seguir los meridia-
nos y hacer que fluya la energía. (...) Según lo entiendo yo, cuando
la energía queda bloqueada en el cuerpo, entonces es cuando se pue-
de percibir por un escaneado como la PET, que muestra los puntos
calientes; y la medicina alopática no tiene modo de describir la ener-
gía bloqueada. Por eso hablan de «tumores», de «masas»; emplean
cualquiera de esos términos generales porque no tienen una manera
de decir que la energía se ha obstruido o se ha coagulado. De modo
que mi objetivo no fue tanto descubrir por qué había sucedido, sino
encontrar el modo de hacer mover esa energía.

El concepto de que un tumor canceroso no es más que una
acumulación de energía bloqueada proporcionó a Susan una ma-

nera nueva, menos perturbadora, de concebir el diagnóstico que le habían dado sus médicos. De modo que empezó a aplicar técnicas de medicina energética y de kinesiología (como los métodos de Donna Eden y de Machaelle Small Wright) para aprender a seguir el curso de la energía en su cuerpo y a *sentir* dónde estaba bloqueada. Esto proporcionó a Susan una sensación poderosa de control sobre su salud. Empezó a seguir sus meridianos de energía todos los días, para hacer después ejercicios de liberación de la energía pensados para lograr que su energía se desatascara y volviera a fluir. En mi entrevista con Susan, le pregunté si tenía alguna idea de por qué se le había atascado en el páncreas la energía. Ella me respondió:

La verdad es que pienso que estaba atascada la energía, sin más. (...) Según entiendo yo el funcionamiento del bazo y del páncreas, no solo metabolizan los alimentos, sino también las emociones. Y conozco también mi formación; nací en el seno de una familia presbiteriana alemana, muy estricta, en la que no estaba muy bien visto manifestar emociones; tenías que sonreír y, más o menos, «tragarte» las cosas. (...) Si el meridiano del Triple Calentador está buscando amenazas constantemente, si se encuentra siempre en estado de máxima alerta, entonces llega a debilitar el meridiano del bazo. Creo, verdaderamente, que todas estas cosas fueron trascendentales para mi sanación, y que me estaban ayudando a llegar a un lugar donde estaba asegurando a mi propio cuerpo físico que me encontraba a salvo, en términos de calmar con regularidad el meridiano del Triple Quemador, de manera que yo me hallaba en un lugar distinto. Y ahora puedo decirte que hoy soy una persona muy distinta de la que era hace tres años.

Los conocimientos profundos que muestra Susan del sistema de meridianos dan fe de lo mucho que aprendió acerca de las complejidades de la Medicina Tradicional China (MTC), aunque su visión personal de la MTC estaba muy influida por Donna Eden, sanadora energética. Muchas personas creen que la acupuntura es un tratamiento exclusivamente físico (por medio de agujas) y energético (porque las agujas sirven para estimular la energía). No obstante, como descubrió Susan en sus estudios, la MTC ofrece también teorías complejas sobre los modos en que interaccionan las emociones con el cuerpo físico. Por ejemplo, según el punto de vista de Donna Eden, la vía de energía o «meridiano» al que la MTC llama «Triple Calentador» se caracteriza por procesar las emociones relacionadas con los sentimientos de seguridad y de protección. Así pues, dentro del trabajo de sanación de Susan, el desbloqueo de su energía «atascada» equivalía, en parte, a cultivar una sensación fuerte de seguridad emocional y de despreocupación.

Otra parte del trabajo de bloqueo emocional de Susan estaba relacionada con su trabajo y su carrera profesional. Antes de empezar a sufrir la tos, tenía un trabajo apasionante en una empresa que patrocinaba programas educativos para la primera infancia. Como directora de un nuevo programa piloto, se sentía potenciada por su cargo y apreciada por sus aportaciones positivas a la sociedad, y disfrutaba con los viajes de trabajo que tenía que hacer a veces. No obstante, el proyecto piloto concluyó, y, con él, el puesto de Susan. Su intuición le dijo entonces que pasara a algo nuevo; pero ella, por temores de tipo económico, aceptó otro puesto en la empresa, para el que tendría que trabajar sola, en el estudio de su casa, gestionando bases de datos:

Recordándolo ahora, cuando concluyó el contrato [del proyecto piloto], la verdad es que habría sido el momento de dejar aquel trabajo e irme a hacer otra cosa. Pero no atendí a aquella llamada. (...) [En mi nuevo puesto] trabajaba desde el estudio de mi casa; pero el trabajo consistía en esencia en gestionar muchos datos, y no a personas; y yo estoy muy orientada a las personas. De modo que aquel trabajo me ahogaba. Empecé con él en el mes de julio, y en agosto me dieron el diagnóstico. Así que la cosa fue así de rápida. Y tengo, más bien, la sensación, de que aquello fue como una señal de alarma para despertarme. El diagnóstico fue como si me dijeran:

«Vale; hemos estado intentando decirte que tenías que dejarlo y hacer otra cosa, y no nos has escuchado».

Después de recibir su diagnóstico, Susan pasó a trabajar a tiempo parcial durante una breve temporada; pero, dado que profundizaba en su viaje de sanación y que iba aprendiendo más acerca de la importancia de desbloquear la energía atascada, acabó por comprender que debía dejar su trabajo del todo, lo que hizo por fin en marzo de 2008. Esto le aportó el valor que necesitaba para quitarse de encima otras cosas de su vida que le producían incluso más estrés que el trabajo. Por ejemplo, había pasado buena parte de su vida cuidando de otras personas: de sus hijos, de su marido, de sus padres ancianos o de amigos suyos. De hecho, sus padres le habían inculcado la idea de que su papel principal en la vida era cuidar de otras personas. Pero ahora que su papel principal era curarse el cáncer, Susan tomó la decisión de suprimir una parte de sus obligaciones de cuidar a los demás y concederse por fin un tiempo para dedicarlo a sí misma, que tanta falta le hacía.

Por entonces ya estaba muy centrada en quitarse de encima cualquier cosa que estuviera bloqueada o que ya no le sirviera. Acudió a un quiropráctico, que la ayudó mucho a liberar la energía bloqueada de la columna vertebral. También se formó en una técnica de sanación energética llamada Matrix Energetics, que aplica los principios de la física cuántica, el contacto físico suave y la intención sanadora para determinar dónde está bloqueada en el cuerpo la energía, y liberar a continuación esta energía bloqueada. Susan describe así esta técnica sutil:

Supongo que el modo más sencillo de describir [la Matrix Energetics] es que, en la física cuántica, algo puede aparecer en forma de partícula o de onda. (...) Y en cuanto tienes los dos puntos [de la onda], la onda se colapsa para convertirse en partícula. El efecto de esto es disipar la dualidad y devolver el equilibrio [a la onda]. (...) Así que [en la Matrix Energetics] estás explorando [tu cuerpo] para localizar los dos extremos de la onda [para un problema determinado].

En otras palabras, Susan cree que todo en este mundo, incluidos nuestros cuerpos, está compuesto de energía vibratoria. Y esto es cierto desde el punto de vista científico. Muy por debajo del nivel de las células, de las bacterias y de los virus, todos estamos compuestos de billones de átomos que, en efecto, vibran a nivel atómico [10]. Pero la cuestión es si emplear una técnica de sanación energética como la Matrix Energetics (en la que se utiliza el contacto suave y la intención sanadora) puede llegar a cambiar la vibración de nuestros átomos lo suficiente como para conducir a un cambio sustancial de nuestras células. Los investigadores no cuentan actualmente con la tecnología necesaria para poner a prueba esta hipótesis, aunque muchos sanadores energéticos veteranos creen firmemente que es posible.

En vista de ello, pregunté a Susan si ella creía que la sanación energética podía llegar a producir cambios físicos en el cuerpo. Ella me expuso su creencia de que tanto fuera como dentro del cuerpo físico existe un campo de energía vibratoria, llamado «cuerpo energético» o «cuerpo etérico». La energía misma se llama *chi*, *qi* o *prana* en los diversos sistemas sanadores. También se cree que el cuerpo físico está compuesto de energía, aunque se considera que esta energía vibra a una frecuencia mucho menor, por lo que parece más sólido en el sentido físico (del mismo modo que el H_2O puede adoptar la forma de vapor, de agua líquida o de hielo). Más concretamente, Susan cree que, una vez que esta energía está dentro del cuerpo, emplea un sistema de centros (los chakras) y de vías (los meridianos) para hacer circular energía por el cuerpo físico con el fin de que el cuerpo siga funcionando con salud. Para Susan, y para la mayoría de los practicantes de la sanación energética, los pensamientos y las emociones están, en primer lugar y por encima de todo, en el cuerpo energético. No obstante, creen que, como el cuerpo energético penetra también en el cuerpo físico, los pensamientos y las emociones repetitivas pueden terminar por provocar bloqueos físicos en el cuerpo, que pueden conducir, a su vez, a la enfermedad. Así lo explica Susan:

Creo que el cuerpo etérico (el cuerpo energético) organiza el cuerpo físico sobre la base de pensamientos o de emociones que, o bien fluyen, o bien están bloqueados. De este modo, mientras las emociones y los pensamientos son positivos y fluyen, desplazándose constantemente en el sentido en que debe transcurrir la energía, el cuerpo físico mantiene un estado de equilibrio superior. Pero, en cuanto los pensamientos se convierten en pensamientos de baja frecuencia, o nuestras emociones se convierten en emociones de baja frecuencia, la energía tiende a atorarse o a bloquearse en el campo energético. (...) Si no se hace nada para liberar esas emociones o pensamientos, o para cambiarlos, entonces el medio con que cuenta el universo, o Dios, o el Creador, o como quieras llamarlo, el medio mejor con que cuenta «eso» para llamarte la atención, es desplazar esas pautas, esa energía bloqueada, acercándolas cada vez más al cuerpo físico (...) y, a veces, hasta introducirlas en el cuerpo físico mismo. Y eso es lo que provoca lo que yo llamo «mal-estar». Y repito: no deja de ser energía bloqueada que hay que mover.

Dicho de otro modo, Susan no solo cree que la mente y el cuerpo están formados por una misma sustancia (la energía); cree, además, que determinadas pautas emocionales pueden conducir a que esa energía se quede bloqueada en el cuerpo físico, produciendo así la enfermedad. Su teoría es muy distinta de la medicina occidental, que concibe la enfermedad como una cosa puramente física. Según la medicina occidental, unos organismos físicos, como las bacterias o los virus, entran en el cuerpo cuando no deben, causando problemas que llevan a la enfermedad. Por ello, la solución que propone la medicina occidental es eliminar a esos invasores físicos por medio de intervenciones físicas, como son la cirugía o la medicación. Por el contrario, Susan cree que el «mal-estar» no es más que energía bloqueada, que suele empezar a bloquearse a causa de pautas de pensamiento repetitivas o de emociones de baja frecuencia; y que, cuando transcurre el tiempo suficiente, esa energía bloqueada se convierte en un bloqueo físico o enfermedad. Pregunté a Susan si ella creía que su cáncer había estado provocado por pautas de pensamiento repetitivas de este tipo y me respondió:

Creo firmemente que el cáncer diagnosticado (o la energía que estaba bloqueada en mi cuerpo, que parecía ser una masa o un tumor, y que mis médicos llamaban «cáncer») estaba provocado por esas pautas que te estoy describiendo, que no se liberan, que se refuerzan constantemente, una vez y otra, y otra más, allí donde están. Así, si se trata de cáncer de riñón, se trata probablemente de miedos excesivos; si es cáncer de pulmón, es algún tipo de duelo por una pérdida, que no se ha resuelto. Creo que es muy posible localizar su origen en unas pautas de pensamiento que no se sueltan y que, por tanto, se guardan en la memoria de las células.

La respuesta de Susan se basa en sus estudios de Medicina Tradicional China, que considera que cada órgano es responsable de procesar una emoción determinada (por ejemplo, los riñones procesan el miedo, y los pulmones procesan el duelo por las pérdidas). Una de las pautas de pensamiento más comunes y repetitivas con que tienen que luchar los pacientes de cáncer es el miedo a la muerte. Por ello, cuando pregunté a Susan si había tenido miedo a la muerte durante su proceso de sanación, ella me respondió:

Creo que la muerte del cuerpo físico no es más que eso mismo. Creo que no se produce la muerte de quienes somos, de la esencia de quienes somos; de nuestra alma, si quieres llamarla así; creo que eso sigue existiendo. No existe una muerte real. No hay más muerte que una muerte física, o una muerte de esta corteza, de este cuerpo físico que tenemos.

Lo que cree Susan, y en lo que concuerda con la mayoría de las religiones, es que el alma es el aspecto principal del ser humano, mientras que el cuerpo físico no es más que el recipiente en que reside temporalmente el alma. No obstante, Susan advirtió también que, si no se cuida el cuerpo como es debido, puede morir mucho antes de lo normal. Añadió que el haber oído a su voz interior decir «Así no, ahora no» le había ayudado enormemente a quitarse el miedo a la muerte, pues de pronto había sentido que existía algo más grande que cuidaba de ella. En el transcurso de nuestra entrevista, pregunté a Susan qué, o de quién, creía ella que era aquella voz. Tras pensárselo unos momentos, me respondió:

Quisiera poder decir que [la voz que oí] era un guía, o un espíritu, o mi potencia superior; pero creo que todo ello es una misma cosa. (...) Creo que somos seres divinos en cuerpos físicos; que tenemos una naturaleza que es más espiritual que otra cosa. No obstante, ya que estamos en cuerpos físicos humanos, nuestro papel es funcionar a nivel humano; y por eso necesitamos tanto energía divina como energía humana (o energía de la Madre Tierra) para mantenernos en equilibro. Pero como los seres humanos gozan de libre albedrío, eligen cosas, personas, emociones, comidas..., de todo, que son distintas de las que los mantendrían en equilibrio.

Es interesante el hecho de que las creencias de Susan acerca de la espiritualidad y de la energía divina se desarrollaron a consecuencia de su viaje de sanación y de los estudios que realizó en profundidad para ayudarse a sí misma a sanarse: eran temas en los que no había pensado gran cosa con anterioridad. Gracias a su investigación concienzuda sobre la mejor manera de cuidar de la vasija que era su cuerpo humano, y después de trabajar durante unos seis meses en la sanación de todas las diversas áreas de su cuerpo, desapareció por fin su tos. Aquello le confirmó, más que cualquier otra cosa, que iba por el buen camino. Pocos meses más tarde se le quitó también el dolor de las costillas.

Cuando Susan empezó a sentirse mejor, comprendió que no quería volver con sus médicos de la medicina convencional. Al fin y al cabo, ella había optado intuitivamente por recurrir a otros métodos para sanarse, y sabía que los médicos ya no podrían decirle nada que la convenciera de que dejara de hacer lo que hacía. Por tanto, decidió que se limitaría a tomar la desaparición de sus síntomas y el hecho de que seguía viva al cabo de un año como indicadores de que el cáncer había desaparecido.

Ya hace más de cinco años que Susan recibió el diagnóstico de cáncer de páncreas con metástasis, y si bien ella no ha vuelto a consultar a sus médicos y, por tanto, no le han confirmado la desaparición del cáncer por medio de las técnicas de escaneado de la medicina occidental, los síntomas le han desaparecido y Susan ha superado con mucho el sombrío pronóstico de los médicos, según el cual habría muerto al cabo de menos de un año. Y lo que es más importante todavía: se siente más sana y más feliz que nunca.

Me siento estupendamente. Me encanta mi vida, ¡todo! (...) Soy como el clásico paciente que dice: «cuando me diagnosticaron el cáncer, me cambió la vida». (...) Sé que este es precisamente el motivo por el que me atraje esa enfermedad: para poder cambiar. (...) El diagnóstico no fue más que una oportunidad que tuve para dar un paso atrás, por así decirlo: contemplar la vida de manera distinta y decirme: «Vale, ¿qué toca ahora?» (...) Tal como yo lo entiendo, en nuestras vidas no pasa nada por error. Todo es una elección; y a veces hacemos una elección que nos lleva por el camino más largo y tortuoso, y otras veces somos capaces de ir por el camino más corto y recto.

Ya fuera tortuoso o recto el camino, lo cierto es que la elección de Susan de dejarse guiar por su intuición y probar métodos de sanación alternativa la condujo de nuevo a un lugar de salud. Actualmente, como actividad voluntaria, Susan ayuda a otras personas, entre ellas a algunas a las que se ha diagnosticado cáncer, a encontrar sus propios caminos singulares hacia la curación, animándolas a dejarse guiar por su intuición y enseñándolas a encontrar en sus cuerpos zonas de bloqueo de la energía:

He estado impartiendo desinteresadamente clases de energía, sin más propósito que informar a la gente en el sentido de que existen alternativas, de que existen otras opciones, y de que podemos hacer mucho por nosotros mismos. Procuro enseñar a los alumnos que morir no es más que una de las opciones posibles. (...) De modo que les presento una visualización de los rayos de luz solar que asoman por el horizonte en el momento mismo en que empieza a salir el sol, y les hago ver que existen tantas posibilidades, en cuanto a lo que puede suceder, como rayos de sol hay. Así que tienes que elegir uno que te guste y seguir lo que has elegido.

Como quizá hayas adivinado, cuando sus alumnos no tienen claro qué rayo de sol deben elegir, Susan les aconseja que se limiten a escuchar a su intuición.

Si bien la intuición no curó a Susan por sí sola, es cierto que la guió hacia diversas modalidades curativas que, en su opinión, le curaron el cáncer, en efecto. Pero, durante todo el proceso, fue siempre la voz interior de su intuición la que realmente la guió por su camino.

Lista de medidas

Si quieres ponerte en contacto con tu intuición, o reforzar tu conexión actual con tu intuición, he aquí algunas propuestas sencillas para que vayas empezando:

- Establece un período de tiempo diario dedicado a relajarte mientras desconectas intencionadamente tu mente pensante. Durante este período, no veas la televisión ni leas nada; en vez de ello, escucha música tranquila y procura dejar que tu mente sueñe despierta, en vez de preocuparse o de trazar listas mentales.

- Cuando te encuentres en estado relajado y la mente pensante se te haya calmado un poco, practica alguna técnica que te permita ponerte en contacto con la parte límbica de tu cerebro, que transmite tu intuición. He aquí algunas técnicas populares, aunque tú también puedes descubrir por tu cuenta algún modo propio de acceder a tu intuición.

Las imágenes guiadas. Existen muchos CD de imágenes guiadas, creados para ayudarte a que entiendas alguna cuestión concreta de tu vida, como una cuestión de salud. Puedes descargar alguno de iTunes o tomar prestados unos cuantos CD en tu biblioteca pública local; entre mis favoritos figuran los de Belleruth Naparstek y Martin Rossman.

La meditación. Muchas personas alcanzan sus percepciones intuitivas más fuertes durante la meditación. Puedes empezar con CD de meditación guiada, para ir prescindiendo después del CD y meditar por tu cuenta en silencio.

El diario. Algunas personas consiguen acceder a la parte intuitiva de sus cerebros a base de responder en sus diarios a preguntas bien escogidas, como: «Si en mi vida hubiera una cosa que, cambiándola, lo mejoraría todo, ¿cuál sería?»; o bien, «¿Cuáles son las raíces de este problema?»

Los sueños. Si te apetece probar a acceder a tu intuición por medio de los sueños, antes de quedarte dormido entra en estado de relajación y, cuando estés en él, escribe una pregunta importante en un papel que habrás de tener preparado junto a la cama. Antes de dormirte, léelo y pide a tu yo intuitivo que te dé la respuesta en tus sueños. A la mañana siguiente, cuando te despiertes, escribe inmediatamente todo lo que seas capaz de recordar de tus sueños, sin intentar analizarlos. Cuando los hayas terminado de escribir, puedes ponerte a analizarlos para extraer percepciones intuitivas.

Yo, que tengo una hermana gemela, estoy muy familiarizada con el concepto de intuición. Suelo empezar a pensar vagamente en mi hermana gemela pocos momentos antes de que esta me llame, y se han dado ocasiones en que he captado, correctamente, que esta se sentía mal, aunque vivimos a más de mil kilómetros de distancia. La intuición de este tipo no está limitada a los hermanos gemelos. Conozco casos de amigos íntimos, de madres e hijas y de abuelos y nietos que mantienen vínculos tan estrechos que saben por intuición cómo está la otra persona. Los supervivientes radicales de que hemos hablado en este capítulo nos enseñan que también podemos mantener una relación intuitiva de este tipo con nuestros propios cuerpos, y que escuchar a esa intuición puede guiarnos hacia los cambios que nos piden nuestros cuerpos para recuperar la salud.

Por eso, cuando asesoro a pacientes de cáncer, les pido que vayan a su casa, que adopten un estado de relajación y que formulen a su ser más profundo y más intuitivo las dos preguntas siguientes: «¿Qué es lo que ha contribuido a mi enfermedad?» y «¿Qué necesitan mi cuerpo, mi mente y mi alma para volver a estar bien?». La diversidad de respuestas que recibo no deja nunca de sorprenderme. Algunas personas me cuentan que su intuición les dijo que los pesticidas del jardín de su casa habían contribuido a su cáncer, y otras me dicen que fue la muerte de su madre. Hay personas cuya intuición les dice que deben mudarse de su casa, llena de moho, para contribuir al proceso de sanación, mientras que otras oyen que deben perdonar a sus exmaridos. Con independencia de lo que oigan las personas como respuesta a estas preguntas, yo las animo a que procuren no desatender lo que surja, aunque no le encuentren sentido en un primer momento. Al fin y al cabo, como hemos aprendido en este capítulo, nuestro instinto visceral suele estar en lo cierto mucho antes de que nuestra mente lógica sea capaz de explicar *por qué* está en lo cierto.

4

Emplear plantas medicinales y suplementos

El arte de la curación procede de la naturaleza, no del médico.
PARACELSO, médico del siglo XVI

LA DIFERENCIA PRINCIPAL entre la quimioterapia y los suplementos vitamínicos o a base de plantas medicinales es que la quimioterapia, en su mayor parte, está dirigida a matar a las células cancerosas, mientras que la mayoría de los suplementos van dirigidos a reforzar el sistema inmunitario para que sea este, a su vez, el que pueda eliminar las células cancerosas. Estas dos modalidades de tratamiento parten de dos sistemas de creencias generales sobre el cáncer muy distintos entre sí. La medicina convencional actual tiende a concebir el cáncer como un invasor hostil al que el cuerpo no es capaz de expulsar por sí solo, en vista de lo cual, se consideran necesarias intervenciones externas tales como la quimioterapia o la radioterapia. Por el contrario, muchos de los sanadores alternativos a los que he entrevistado conciben el cáncer como algo que el cuerpo *sí* es capaz de expulsar, siempre que el sistema cuerpo-mente-espíritu se encuentre en condiciones óptimas. Así pues, mientras que el planteamiento típico de un oncólogo convencional sería matar las células cancerosas, el planteamiento típico del sanador alternativo sería reforzar todo lo posible el sistema cuerpo-mente-espíritu del paciente. Uno de los muchos modos en que consiguen esto los sanadores es a base de recomendar suplementos y plantas medicinales que potencian los sistemas inmunitarios de sus pacientes. Se espera con ello producir un entorno interior dotado de una fuerza y una salud tan enormes, que las células cancerosas no sean capaces de medrar en él.

En este capítulo estudiaremos los dos motivos principales por los que toman suplementos los supervivientes radicales; y expondremos también dos advertencias importantes que se deben tener presentes a la hora de emplear suplementos. Después de debatir las investigaciones realizadas acerca de los suplementos y las plantas medicinales, conoceremos la historia de sanación de una superviviente radical que empleó suplementos para ayudar a invertir la tendencia de su linfoma no-Hodgkin. Al final de este capítulo, presento una lista de los tipos de suplementos más comunes que toman los supervivientes radicales, para que, si quieres, empieces a comentarlos con tu médico o con tu nutricionista.

Reforzar el sistema inmunitario

El motivo más frecuente, con diferencia, por el que he oído a los supervivientes radicales y a los sanadores alternativos recomendar los suplementos de vitaminas y de plantas medicinales es reforzar el sistema inmunitario del propio cuerpo, para que este sea más capaz de localizar las células cancerosas y de eliminarlas del cuerpo. Esto concuerda con una creencia básica que es común a la mayoría de los sujetos que he investigado; a saber, que «para librarte del cáncer debes cambiar las condiciones en que este medra». En otras palabras, creen que el cáncer solo es capaz de desarrollarse y de sobrevivir en un entorno determinado, como puede ser un entorno bloqueado por la energía estancada, falto de oxígeno y de nutrientes, lleno de bacterias y de virus, etcétera. Por tanto, si cambiamos las condiciones subyacentes en el cuerpo, en el sentido de volverlas más sanas, las células cancerosas se irán muriendo de manera natural.

Yo suelo compararlo con un sótano lleno de moho. Imagínate que bajas al sótano de tu casa y te encuentras con que hay moho por todas partes, del mismo modo que un cirujano abre a veces el cuerpo de una persona y se encuentra cáncer por todas partes. Una posible estrategia para librarte del moho es dar una mano de cal a todo el sótano, con lo que no cabe duda de que matarás al moho. Esto es semejante a la quimioterapia y a la radioterapia, que son dos intervenciones enérgicas que matan directamente las células cancerosas. Siguiendo con la analogía, imagínate que la cal ha dado resultado y que ya no queda moho en el sótano... o que no queda cáncer en tu cuerpo. Ahora tu médico te dice que lo único que puedes hacer es esperar que no vuelva nunca más.

Lo malo de este supuesto es que tu sótano *está destinado* a que vuelva a aparecer en él el moho, si se siguen produciendo en él las condiciones en que medra el moho, como son la oscuridad y la humedad. Pero si instalas en tu sótano luces ultravioleta y tienes puesto constantemente un ventilador y un deshumidificador, el moho no volvería a salir. En esto consiste la idea de «cambiar las condiciones en que medra el cáncer»; y advertirás que todos y cada uno de los nueve factores que estamos estudiando en este libro apuntan hacia ese objetivo. La única pega es que los cambios deben ser permanentes; de lo contrario, en cuanto apagues el ventilador, el deshumidificador o la luz ultravioleta, se darían de nuevo las condiciones anteriores y podría volver a crecer el moho. Por eso los supervivientes radicales que estudio hacen sobre todo cambios permanentes en su forma de vida, con la esperanza de que impidan que vuelva a crecerles algún día el cáncer en sus cuerpos.

Cierto herborista japonés procura cambiar las condiciones en que medra el cáncer dando un fuerte empujón a los sistemas inmunitarios de sus pacientes. Lo hace aplicando directamente a la piel del paciente plantas medicinales calientes, aunque solo durante media hora cada vez. Empieza preparando unos conos pequeños hechos de carbón vegetal mezclado con la planta medicinal artemisa (llamada también moxa), y dispone los conos en hileras a ambos lados de la columna vertebral del paciente. Una vez dispuestos en su lugar, enciende cada cono con un encendedor, para que el carbón vegetal caliente tanto la planta como la piel, permitiendo así una mayor absorción:

[Por medio de un traductor:] [El cono] es de carbón vegetal y moxa, combinados. Cuando [el herborista] usa carbón vegetal, le dura mucho tiempo; por eso emplea carbón vegetal. (...) Y esto [el traductor enseña una botella de suplemento vitamínico líquido] contiene vitamina B_{17}. Lo aplica a la piel antes de aplicar la moxa. (...) Dice que todo este tratamiento herbal vuelve más fuerte el sistema inmunitario. Produce células nuevas.

La moxa, o artemisa, es una planta medicinal popular en la Medicina Tradicional China, conocida por su capacidad para estimular la circulación de la sangre y el chi (es decir, la energía de la fuerza vital). Se absorbe mejor por la piel cuando está caliente, y por ello lo tradicional es quemarla y acercarla en ese estado a la piel. Pero el herborista japonés citado potencia el tratamiento tradicional con moxa añadiendo vitamina B_{17} en estado líquido, llamada también laetril, que es un poderoso nutriente, potenciador de la inmunidad, que nuestros antepasados absorbían comiendo mijo, sorgo y otros alimentos, pero que prácticamente no existe en la dieta occidental.

«Brendan» es un superviviente del cáncer de estómago que, a semejanza del herborista japonés del que acabamos de hablar, recurre a las plantas medicinales y a los suplementos para reforzar su sistema inmunitario. Cuando le diagnosticaron cáncer de estómago avanzado, con cuarenta y ocho años, se negó a seguir cualquier tratamiento de la medicina convencional; creía, simplemente, que «le había llegado la hora», y por tanto quería ahorrarse los efectos secundarios dolorosos de la quimioterapia y de la cirugía. Los médicos le dijeron que, si se negaba a tratarse, no llegaría al Año Nuevo. No obstante, él ya había visto sufrir terriblemente a demasiados amigos suyos con los efectos del tratamiento del cáncer, para acabar muriéndose de todos modos, así que se mantuvo firme en su decisión. Pero sí empezó a leer acerca de los enfoques alternativos del tratamiento, y esto terminó por llevarlo a tomar una amplia variedad de suplementos de vitaminas y de plantas medicinales.

Yo veía mucho sentido en las investigaciones del doctor William Donald Kelkley, que trata el cáncer como una especie de saco amniótico que se presenta donde no debe. Su tratamiento consiste, en esencia, en decir al cuerpo (por medios químicos) que aborte. De modo que empecé a seguir los métodos de Kelley y a tomar IP-6 [un suplemento vitamínico]. (...) Como el IP-6 es la molécula portadora, tiene que portar un mensaje, y el mensaje está compuesto de oligoelementos. Por eso añadí un suplemento de oligoelementos. Pero el organismo sigue considerando que la molécula es un radical libre; por ello, añadí vitamina C, para permitir el paso de radicales libres de la corriente sanguínea a través de las paredes celulares. Después, añadí jugo de áloe vera y vitamina E, para contribuir a la reproducción y a la recuperación de las células. Si a esto se añade el clima árido del oeste [porque se había trasladado al oeste de los Estados Unidos desde la Costa Este, donde vivía antes] y el eliminar las reinfecciones de los trematodos y de los parásitos... Y bien, mi sistema inmunitario volvió a ser capaz de realizar las funciones para las que estaba diseñado, sin quedarse abrumado. Añadí algunas plantas antiparasitarias y, cuando llegó Acción de Gracias, ya estaba bastante bien.

Descubrir esta combinación compleja de suplementos resultó ser lo que necesitaba, en concreto, el organismo de Brendan para potenciar su sistema inmunitario de tal modo que fuera capaz de identificar las células cancerosas de su estómago y de retirarlas. Ahora que han pasado seis años largos, Brendan se mantiene libre de cáncer y ha seguido hasta ahora un régimen modificado a base de suplementos.

DESINTOXICAR EL CUERPO

El segundo motivo por el que los supervivientes radicales optan por tomar suplementos vitamínicos y de plantas medicinales es limpiar el cuerpo de toxinas, tales como los pesticidas, los contaminantes y aditivos químicos, los metales pesados, los virus y los parásitos. Si bien nuestro mundo está más limpio que nunca en muchos sentidos, los avances de la tecnología también han hecho que en vez de simples microbios y bacterias tengamos que enfrentarnos con elementos como los pesticidas de ingeniería genética, los metales pesados y las bacterias resistentes a los antibióticos. Muchos de los sanadores y de los supervivientes a los que he estudiado creen que estas sustancias químicas complejas, que ahora están presentes constantemente en nuestro entorno, transmiten al cuerpo mensajes contradictorios, que producen, como mínimo, desarreglos, y en el peor de los casos, enfermedades.

Un sanador de Japón, el doctor Katsunari Nishihara, cree que los pacientes de cáncer deben desintoxicarse el cuerpo de todas las bacterias y virus que arrastren. Según la teoría del doctor Nishihara, enfermedades como la artritis, el lupus, e incluso el cáncer, se deben a bacterias y virus que se han infiltrado en células sanas. Por ello, si parece que el organismo se está atacando a sí mismo erróneamente (como es el caso de las enfermedades autoinmunes), o si parece que las células se «vuelven locas» de pronto, replicándose de manera incontrolable (como en el caso del cáncer), ello indica, en opinión del doctor Nishihara, que las células se han infectado con una bacteria o con un virus. Según su teoría, el cuerpo reconoce a veces esta infiltración y, en consecuencia, intenta atacar a las células infectadas, y esto es lo que vemos que sucede en las enfermedades autoinmunes, cuando el cuerpo se ataca a sí mismo. No obstante, a veces las bacterias o los virus tienen gran habilidad para ocultarse dentro de las células (poniéndose máscaras químicas), y por ello el sistema inmunitario no las ve y pasa de largo. Sabemos que esto es lo que sucede con el VIH (virus de la inmunodeficiencia humana, o del sida), y el doctor Nishihara cree que esto es también lo que pasa con el cáncer.

La teoría del doctor Nishihara no carece de base, pues los científicos ya saben que la bacteria *H. pylori* conduce al cáncer de estómago, y que el virus del papiloma humano (HPV) conduce al cáncer de útero. Así pues, no es tan aventurado pensar que otras bacterias y otros virus pueden conducir a otros cánceres; de hecho, ya son muchos los científicos que concuerdan con el doctor Nishihara en este punto[1]. Pero lo que a mí me resulta más interesante es el modo en que el doctor aplica su teoría para dirigir el tratamiento de sus pacientes de cáncer.

Cree que la temperatura corporal central un poco baja (que se suele medir con termómetro por vía rectal, y que se puede deber al estrés o a la falta de movimiento, como por ejemplo estando sentados ante un ordenador todo el día) debilita nuestras células, porque les daña las mitocondrias. Esto deja abierto el paso a las bacterias y a los virus para que se infiltren en la célula y hagan que se vuelva cancerosa. Más concretamente, el doctor Nishihara cree que, en el caso del cáncer, unas bacterias que deberían quedar limitadas al tracto digestivo (llamadas enterobacterias) encuentran el modo de migrar más allá de las paredes intestinales y de infectar células que ya tienen dañadas las mitocondrias en otras partes del cuerpo.

A la luz de su teoría, el doctor Nishihara trabaja en sentido inverso. Empieza por tratar la infección de las células recetando antibióticos o antivíricos específicos, a la medida de cada paciente de cáncer. Después, para mantener el tracto digestivo todo lo libre de bacterias y de virus que sea posible, receta un suplemento prebiótico especial que contiene factor bífidus, que es una sustancia que fomenta el desarrollo de la flora intestinal sana. Describe así este suplemento:

[Recomiendo] tomar factor bífidus después de todas las comidas. Es para las enterobacterias. Si tenemos factor bífidus, el intestino se

vuelve muy bien [muy sano] por dentro. (...) El factor bífidus es el medio cultivado del bacillus bifidum*. Después de cultivarlo de muchas maneras, y de hervirlo para matar todas las bacterias, casi todas las vitaminas y minerales del* bacillus bifidum *crecen muy bien [muy sanas]; esto es el factor bífidus. (...) La clorela, ¿la conoce? Los alimentos verdes. También son muy semejantes al factor bífidus.*

Después de recetar este suplemento biótico importante, el doctor Nishihara intenta impedir la recurrencia del cáncer reparando las mitocondrias de las células de sus pacientes. Para ello, procura subirles la temperatura corporal central, recomendándoles que coman solo alimentos calientes, que beban solo líquidos templados, que practiquen la respiración profunda, que reduzcan el estrés, que hagan ejercicio con regularidad y que duerman y tomen el sol en abundancia. El doctor Nishihara recomienda también a sus pacientes que respiren por la nariz todo lo posible, pues cree que la nariz cierra mejor el paso de las bacterias al cuerpo que la boca. Con este enfoque de tratamiento múltiple, que incluye el suplemento importante del factor bífidus para ayudar a desintoxicar el cuerpo, el doctor Nishihara ha ayudado a muchos de sus pacientes de cáncer a alcanzar la remisión radical.

LOS SUPLEMENTOS PUEDEN NO BASTAR POR SÍ SOLOS

Si bien los sujetos que han participado en mis investigaciones alaban los beneficios de los suplementos para ayudar a un cuerpo enfermo a recuperar el equilibrio y la salud, tampoco dudan en advertir que no debemos confiar en los suplementos como si fueran la panacea. Por desgracia, los occidentales, en general, nos hemos vuelto muy pasivos en cuanto al cuidado de nuestros cuerpos. Muchas personas creen que pueden tratar a sus cuerpos como quieran, y que, cuando las cosas empiecen a marchar mal, lo podrán arreglar con tomarse una pastilla. Por ejemplo, cuando tienen la tensión arterial alta, lo primero que piensan es en tomarse una pastilla, en vez de reducir el estrés y dormir más. Cuando tienen un dolor de espalda crónico, lo primero que se les ocurre es tomarse un analgésico, en vez de pasar menos tiempo cada día sentados en una silla y de aumentar la cantidad de tiempo que dedican al ejercicio cada semana.

De manera semejante, la solución del cáncer no consiste simplemente en tomar suplementos. Los suplementos tienen su lugar, por supuesto; aportan unos nutrientes y unos minerales vitales que no se suelen encontrar en los alimentos actuales, y ayudan al organismo a desintoxicarse de las sustancias químicas de nuestro medio ambiente moderno. No obstante, no son la única solución.

Un superviviente radical que tiene ideas muy claras sobre esta cuestión es Chris Wark, defensor activo de la sanación natural. Cuando Chris tenía veintiséis años, recibió con consternación un diagnóstico de cáncer de colon de estadio 3, y lo operaron inmediatamente. Aunque los cirujanos consiguieron extirparle un tumor grande del colon, los médicos seguían insistiendo en que se sometiera a quimioterapia, pues el cáncer también se le había extendido a los nódulos linfáticos. Con gran disgusto por parte de los médicos, Chris se negó a recibir la quimioterapia, pues decía que antes quería probar otros métodos de sanación más naturales. Los médicos le dijeron que estaba «loco».

A pesar de todo, Chris siguió adelante con su plan y cambió radicalmente su dieta alimenticia, ciñéndose a las directrices que vimos en el capítulo 1. Después, buscó a alguien que pudiera asesorarle sobre los suplementos que podía tomar; y así conoció al nutricionista clínico John Smothers, del Centro Integrativo de Bienestar e Investigación, de Memphis, en el estado de Tennessee. John fue la primera persona que dijo a Chris que había hecho lo que debía al rechazar la quimioterapia y optar, en cambio, por cambiar su dieta alimenticia y su forma de vida. Con ello, Chris reconoció inmediatamente en él a un aliado y a un amigo. Así describe Chris su empleo de los suplementos:

Además de una estricta dieta anticancerosa, mi nutricionista recomendaba muchos suplementos distintos de categoría nutracéutica elaborados a partir de plantas medicinales, para abordar problemas comunes a todos los pacientes de cáncer: la desintoxicación del hígado, la proliferación de cándida/hongos, los parásitos, la depresión del funcionamiento inmunitario y las carencias nutricionales. No obstante, es fundamental para la sanación el cambio radical de dieta y de forma de vida; los suplementos son lo que su nombre indica, suplementos. Unos suplementos adecuados pueden aportar un apoyo adicional a las funciones sanadoras del cuerpo; pero si no estás dispuesto a realizar los cambios necesarios en tu dieta y en tu modo de vida, los suplementos no te servirán de gran cosa. En otras palabras, si sigues comiendo alimentos procesados, bebiendo cerveza, fumando y negándote a hacer ejercicio, no es probable que obtengas grandes beneficios de los suplementos. Tomar suplementos sin hacer un cambio radical de dieta y de forma de vida es como querer apagar un incendio con una pistola de agua.

A Chris lo declararon libre de cáncer menos de un año después de su diagnóstico, y ha seguido así desde el 2004. Sus médicos se quedaron desconcertados, y lo siguen estando; pero Chris no: está convencido de que lo que lo condujo a la sanación fueron los cambios importantes que hizo en cuanto a dieta, forma de vida y suplementos.

La dieta puede no bastar por sí sola

Aunque los suplementos quizá no lleven por sí mismos a la remisión radical, muchas de las personas a las que he investigado descubrieron que los suplementos eran el eslabón perdido que habían estado buscando en sus viajes de sanación. Por ejemplo, muchos empezaron cambiando radicalmente su dieta, pero el cáncer no se les retiró del todo, o bien reapareció. En el caso de estas personas, solo cuando añadieron determinados suplementos (y los suplementos concretos varían de una persona a otra) sus cuerpos recibieron por fin todos los nutrientes y minerales que necesitaban para eliminar del todo el cáncer.

Una superviviente radical que se encuentra en este caso es Ann Fonfa. Después de que le diagnosticaran cáncer de mama a los cuarenta y cuatro años, a Ann le hicieron una tumorectomía, pero se negó a someterse a la quimioterapia y a la radioterapia, porque por entonces estaba extremadamente sensible a las sustancias químicas. Por desgracia, el cáncer reapareció algunos meses después de la tumorectomía, y durante los años posteriores su vida fue una montaña rusa de operaciones, seguidas de breves remisiones, seguidas de recurrencias y seguidas de una nueva operación. En total sufrió dos tumorectomías más, una mastectomía izquierda y, por último, una mastectomía derecha; pero nunca pudo someterse a quimioterapia ni a radioterapia por su sensibilidad química extrema. Considerando que no le quedaba más opción que buscar otras posibilidades, Ann empezó a explorar la medicina complementaria; y su viaje la llevó a realizar cambios importantes en su dieta, en su plan de ejercicios y en su control del estrés. Cinco años después de su primer diagnóstico, Ann seguía viva, aunque sus tumores se empeñaban tercamente en volver a aparecer. Fue entonces cuando visitó, en Nueva York, a un herborista chino llamado doctor George Wong:

El doctor Wong me recomendó que empezara a tomar sus plantas medicinales y dejara de tomar todos los suplementos dietéticos que yo sabía que me habían mantenido viva, haciendo que cada tumor se desarrollara más despacio que el anterior, incluso más despacio que las células normales. Por fin, acordamos que tomaría sus plantas medicinales además de mis suplementos. Después de tomarme la primera infusión, el cuerpo entero se me llenó de urticaria. Pero cuando se me hubo pasado la urticaria, no tardó en quedar claro que la sensibilidad química múltiple que yo sufría (y que me había hecho rechazar los tratamientos de quimioterapia y de radioterapia) había perdido intensidad. (...) Yo estaba mucho mejor. Seguí con las plantas medicinales y con todos los demás cambios en mi forma de vida, y no volví a tener un tumor nunca más.

En otras palabras, los demás tratamientos alternativos de Ann (cambio de dieta, ejercicio, control del estrés y suplementos vitamínicos) habían contribuido a mantener a raya su cáncer durante cinco años; pero solo cuando Ann tomó el suplemento adicional de plantas medicinales chinas fue capaz su sistema inmunitario, por fin, de erradicar el cáncer por completo. Ann lleva libre de cáncer desde hace más de catorce años, y ahora dedica su vida al proyecto Annie Appleseed, organización sin ánimo de lucro que proporciona a los pacientes de cáncer información gratuita sobre terapias complementarias.

LAS BASES CIENTÍFICAS DE LAS PLANTAS MEDICINALES Y DE LOS SUPLEMENTOS

Lo ideal sería que nuestra alimentación nos aportara todas las vitaminas y todos los minerales que necesita nuestro sistema inmunitario. Pero, por desgracia, esto no es tan fácil hoy día como lo era hace cien años, debido a las prácticas actuales de la agricultura industrial. Para empezar, a las frutas y a las verduras de hoy les faltan oligoelementos importantes. Esto se debe a que los pesticidas y otras prácticas agrícolas modernas despojan al terreno de sus minerales. Para compensarlo, los agricultores industriales añaden artificialmente minerales al terreno; pero lo habitual es que solo añadan los tres más importantes: el nitrógeno, el fósforo y el potasio (N-P-K). No añaden otros oligoelementos que, según han descubierto los científicos recientemente, son esenciales para el funcionamiento de nuestro sistema inmunitario [2].

Además de esta carencia de oligoelementos, las frutas y verduras de nuestros tiempos contienen muchas menos vitaminas que hace cien años. Esto se debe al uso de pesticidas, a la falta citada de oligoelementos en la tierra y a la práctica de recoger las frutas y las verduras mucho antes de que estén maduras, para transportarlas a mercados lejanos. Consideremos un dato impresionante: las frutas y verduras de hoy contienen hasta un 40 % menos de vitaminas y de minerales que hace solo cincuenta años [3]. Algunos estudios han indicado que comer frutas y verduras de cultivo ecológico puede contribuir a compensar esta carencia de nutrientes [4], mientras que otros estudios han mostrado que no existe gran diferencia de contenido de nutrientes entre los productos convencionales y los ecológicos. (Pero estos mismos estudios sí indican que los alimentos ecológicos contienen cantidades significativamente menores de pesticidas que los alimentos de cultivo convencional [5]). En vista de esta carencia generalizada de minerales y de nutrientes en los alimentos, podrás entender por qué pueden ser necesarios los suplementos para conservar la salud en el mundo de hoy.

Sin embargo, en cuanto a las bases científicas, todavía no hay dictámenes firmes. Por desgracia, esto se debe a que muchos suplementos a base de plantas medicinales no se pueden patentar, y por ello las grandes empresas farmacéuticas tienen muy pocos incentivos para investigarlas, ya que no podrían ganar dinero con ellas. Así, solo quedan las instituciones gubernamentales y privadas como posibles patrocinadoras de estudios sobre las vitaminas y sobre las plantas medicinales, lo cual explica que se hayan llevado a cabo tan pocos estudios amplios, a largo plazo, sobre los suplementos y el cáncer.

No obstante, hay estudios menores que han mostrado que diversos suplementos tienen, en efecto, propiedades anticancerosas. Por ejemplo, múltiples estudios realizados sobre el galato de epigalocatequina (ECGC), sustancia que se encuentra en el té verde, mata activamente las células cancerosas [6], mientras que otros estudios han observado que los suplementos a base de hongos, como el *Trametes versicolor* o «cola de pavo», aumentan el número de células LGG en los pacientes de cáncer [7]. Otros estudios han mostrado que las dosis elevadas de vitamina C[8], las dosis elevadas de cúrcuma[9] y las dosis diarias de probióticos[10] contribuyen a potenciar la capacidad del sistema inmunitario para combatir el cáncer. Esta no es más que una muestra reducida de los estudios que se han realizado sobre la amplia variedad de suplementos que se emplean para el cáncer. Aunque estos estudios son reducidos, indican en su mayoría que los suplementos aportan al organismo unos beneficios que oscilan entre menores y significativos, lo cual resulta prometedor si se tiene en cuenta que estos suplementos suelen tener pocos efectos secundarios, o incluso ninguno.

Aunque estamos muy lejos de ver los resultados de grandes estudios sobre el empleo de suplementos, realizados a lo largo de varios años y con presupuestos de millones de dólares, ya se han llevado a cabo algunos estudios grandes. Uno de ellos, publicado en la revista científica *Journal of the American Medical Association (JAMA)*, realizó un seguimiento a 14.600 hombres a lo largo de catorce años, y descubrió que los que tomaban un suplemento vitamínico diario reducían levemente el riesgo de contraer cáncer[11]. Este es un primer paso importante, a la espera de nuevos estudios a mayor escala que analicen la efectividad del uso de suplementos contra el cáncer. Mientras tanto, los supervivientes radicales tienden a concordar con los consejos de un informe publicado también en la *JAMA*, según el cual «La mayoría de las personas no consumen una cantidad óptima de vitaminas en su alimentación. (...) Parece prudente que todos los adultos tomen suplementos vitamínicos»[12].

Ahora que hemos visto los motivos principales por los que los supervivientes radicales optan por tomar suplementos, te invito a que te sumerjas en la historia de sanación de «Jenny», superviviente radical que aplicó la totalidad de los nueve factores clave que exponemos en este libro, pero sobre todo las plantas medicinales y los suplementos, para superar su forma infrecuente de linfoma no-Hodgkin.

La historia de Jenny

Jenny había disfrutado de cincuenta y un años maravillosos de vida, y tenía un marido que la quería, tres hijos estupendos y una pequeña empresa de éxito cuando oyó las palabras: «Tiene usted cáncer». Sucedió en mayo de 2008, cuando se estaba preparando para una operación quirúrgica menor, electiva, y los resultados ligeramente anormales de sus análisis de sangre llevaron a su médico a descubrir que tenía un linfoma folicular avanzado, también llamado linfoma no-Hodgkin. Y eso a pesar de que ella se sentía perfectamente normal y no tenía síntomas notables. Cuando el diagnóstico se confirmó con una biopsia de médula ósea, tanto a Jenny como a su marido se les hizo un nudo en el estómago de miedo. De hecho, ni siquiera eran capaces de hablar entre ellos sin que alguno de los dos se echara a llorar. A pesar de este miedo, que acompaña inevitablemente a todo diagnóstico de cáncer, Jenny no quería vivir el resto de su vida triste y asustada, por lo que no tardó en decidir que el cáncer tendría que aguantarla a ella, y no al revés. Encontraría de alguna manera el modo de gestionar su cáncer, ya que morirse era una opción que ni siquiera se planteaba.

Si bien aquella determinación firme contribuyó a reducir en parte el miedo de Jenny, su primera reunión con su oncólogo no tuvo el mismo efecto:

Al principio, mi oncólogo me mintió, prácticamente. Me dijo: «Tiene usted cáncer, pero no se preocupe. Este se lo puedo curar. Y la vamos a poner en CHOP-R [un régimen de quimioterapia con medicamentos múltiples]». Yo me quedé anonadada... O sea, ¡estaba asintomática! No tenía síntomas. (...) Me sentía como si me hubieran dado un puñetazo a traición. Y me mostré dispuesta a seguir la quimioterapia; pero, mientras tanto, empecé a leer sobre mi enfermedad en internet, y empecé a enterarme de que mi enfermedad no era curable. Así que lo que me había dicho el médico me tenía inquieta. Entonces exigí una copia de mi historia clínica y me enteré de que había un par de cosas más sobre las que no me estaba diciendo toda la verdad.

Por ejemplo, el médico de Jenny había escrito en el historial de esta que le había ofrecido tres tipos de quimioterapia, y que ella había elegido entre los tres el CHOP-R, un cóctel de cinco medicamentos que contiene ciclofosfamida, doxorrubicina, vincristina (nombre comercial: Oncovin), prednisona y rituximab. Pero el médico no le había comentado nunca ninguna posibilidad distinta del CHOP-R; y, aunque sí se lo hubiera planteado, ella no habría tenido idea de cuál elegir. Todo aquello sucedía antes de que le hubieran hecho siquiera un escaneado PET, que, según había descubierto ella en sus investigaciones en internet, era muy importante.

Mi oncólogo ya tenía mi biopsia de médula ósea, y yo le dije: «Pero ¿qué hay del PET?». Y él va y me dice: «Eso no es necesario. No nos hace falta». Y yo le dije: «Me gustaría mucho que me hicieran un PET para confirmar lo que ha descubierto usted»; porque las dos cosas se complementan mutuamente, ¿no? Y, además, la biopsia de médula ósea no era concluyente. El patólogo decía en su informe: «Creemos que esto es linfoma folicular, pero podría ser linfoma esplénico de la zona marginal». Y yo pregunté a mi oncólogo qué quería decir aquello. Él no me lo había comentado nunca; lo encontré yo porque había pedido mi historia clínica. De modo que se lo pregunté, y él me dijo: «Ah, eso no significa nada. Tiene usted linfoma no-Hodgkin, y este es el tratamiento que le vamos a aplicar».

En otras palabras, el patólogo que había analizado al microscopio su médula ósea sabía con certeza que tenía linfoma no-Hodgkin, pero no era capaz de determinar con seguridad *qué tipo* tenía. Existen muchos tipos de linfomas no-Hodgkin, y Jenny sabía, por sus investigaciones en internet, que cada tipo requiere un tratamiento distinto. Por eso quería que le hicieran un PET, para que pudieran determinar qué tipo de linfoma tenía. A pesar del enfado de su médico, Jenny se empeñó en que le hicieran un escaneado PET antes de emprender el CHOP-R... y aquello fue providencial. El PET mostró grandes cantidades de cáncer en el bazo, que estaba muy dilatado: medía dieciséis centímetros de grueso y contenía unos tres kilos y medio de cáncer. Esto, sumado al hecho de que el PET no mostraba ningún nódulo linfático dilatado en el resto del cuerpo de Jenny, era una indicación poderosa de que Jenny no tenía linfoma folicular, sino linfoma esplénico de la zona marginal.

A pesar de todo esto, el médico de Jenny, que ya estaba muy molesto con ella, le dijo que aquello seguía sin tener trascendencia, pues el tratamiento sería el mismo para los dos tipos de linfoma: el CHOP-R. Llegado este punto, a Jenny le dijo su intuición que investigara un poco más antes de seguir el plan de tratamiento de aquel médico. De modo que se gastó cinco mil dólares de sus ahorros personales para solicitar una segunda opinión en otro hospital:

Cuando llevé mi biopsia de médula ósea a otro hospital, me enteré de que el tratamiento no es el mismo; de que con el linfoma esplénico de la zona marginal, el primer tratamiento que aplicarían sería el «R» [rituximab] solo. Dejarían el «CHOP». Y eso es muy grande, porque ya serían cuatro medicamentos distintos que no tendría que soportar mi cuerpo, entre ellos la doxorrubicina, que hace daño al corazón, y otra que provoca cáncer secundario. Podía saltarme aquellas y emplear solo el rituximab. Pero mi médico no me ofrecía ninguna otra opción. Me decía que íbamos a hacer el CHOP-R.

Jenny se gastó entonces otros cinco mil dólares de sus ahorros para solicitar una tercera opinión en un tercer hospital. Este tercer hospital coincidió en que todos los indicios apuntaban a un linfoma esplénico de la zona marginal, que es un cáncer de desarrollo mucho más lento que el linfoma folicular. Dijeron, incluso, que Jenny podía «estar a la espera» durante unos meses antes de lanzarse al tratamiento con rituximab. Esta noticia significó para Jenny una oleada de alivio, pues sentía de pronto que tenía más tiempo para ocuparse de su cáncer. También le sirvió para darse cuenta de que tenía que encontrar como fuera el modo de cambiar de oncólogo. Pero su seguro médico estaba integrado en una sociedad privada en la que le resultaba difícil cambiar de médico, incluso dentro de la misma sociedad, y le resultaba imposible consultar a médicos de otros hospitales.

Jenny presentó, con toda la discreción que pudo, una solicitud para cambiarse a otro oncólogo dentro de su sociedad de seguro médico. Por desgracia, le asignaron un médico muy joven que apenas tenía experiencia en oncología. A Jenny le agradó que este médico no discutiera con ella cuando ella le dijo, por teléfono, que quería seguir el protocolo de «estar a la espera» que le habían recomendado en el tercer hospital. Pero cuando tuvo su primera consulta en persona con él, su confianza cayó en picado.

El médico entró y me dijo: «¿Cómo estamos hoy?». Yo le dije: «Bien». Y él me dijo: «De acuerdo. Nos veremos dentro de tres meses». ¡Y se dispuso a marcharse! Y yo le dije: «¿Qué se hace mientras se "está a la espera"?». El dijo: «Bueno, comprobamos sus valores —porque te extraen sangre tres días antes de la consulta— y después la palpamos y nos aseguramos de que no haya más nódulos linfáticos dilatados». Y yo le dije: «Pues bien, ¿qué parte de eso hemos hecho hoy?». ¡Porque él no había abierto siquiera su ordenador! Y él me dijo: «¿Por qué?». Y yo le dije: «Porque he visto los resultados de mi análisis de sangre y no parecen nada buenos ahora mismo». Y él dijo: «¿De verdad?». Y entonces se acercó a su mesa a toda prisa y abrió el ordenador. (...) Y fue entonces cuando decidí que aquel médico no iba a ser miembro de mi equipo.

Jenny ya había aprendido por entonces la importancia de exigir inmediatamente una copia de todos los resultados de sus análisis (a lo que tiene derecho todo paciente) e iba dominando el arte de interpretarlos. (Yo creo, personalmente, que esta puede ser una costumbre maravillosa para todas las personas que deseen desempeñar un papel más activo en su salud; aunque la interpretación final de cualquier resultado deberá realizarla siempre un médico). Mientras tanto, estaba preocupada porque notaba que el bazo se le dilataba más a cada semana que pasaba. De modo que cambió de nuevo de médico, dentro de su sociedad de seguro médico, y le asignaron otro que, afortunadamente, tenía más experiencia y estaba más abierto a la idea de la actitud expectante. Pero al médico le preocupaba mucho la posibilidad de que a Jenny se le rompiera el bazo. Le dijo que hasta ir en automóvil era peligroso, pues una sacudida repentina podía hacer que el cinturón de seguridad le rompiera el bazo. Esta advertencia asustó enormemente a Jenny, que preguntó si sería posible operarse para extirparse el bazo; a lo que el médico respondió: «Si eso es lo que usted quiere, lo haremos». Pero el cirujano al que la remitió no estuvo de acuerdo, pues decía que la extirpación del bazo no serviría más que para que el linfoma se extendiera más deprisa a la médula ósea.

A estas alturas, Jenny se sentía absolutamente confusa y asustada, y no tenía la menor confianza en ningún representante de la medicina oficial. Tras una nueva consulta con los médicos del tercer hospital, tomó la decisión de que no se sometería a la operación ni tampoco tomaría el rituximab, sino que intentaría resolver la dilatación de su bazo por métodos más naturales. Por ejemplo, el oncólogo al que había consultado en el tercer hospital le había sugerido que un cambio en sus hábitos alimenticios podía potenciarle el sistema inmunitario.

El médico del tercer hospital nos dijo a mi marido y a mí: «Creo que si cambia su dieta alimenticia, si deja de comer alimentos "muertos" y empieza a comer alimentos "vivos", y si toma suplementos y zumos [de frutas y verduras], probablemente podría controlar muy bien esta enfermedad durante años, antes de tener que someterse a ningún tipo de quimioterapia». (...) De modo que tuve que tomar la decisión de si iba a reforzar mi sistema inmunitario para intentar luchar [contra mi cáncer] o si debía intentar reprimir el sistema inmunitario, porque mi enfermedad es del sistema inmunitario. Y decidí reforzar mi sistema inmunitario.

Cuando Jenny hubo tomado la decisión de que procuraría reforzar su sistema inmunitario, siguió los consejos de aquel médico y cambió por completo sus hábitos alimenticios. Sobre la base de los muchos libros y artículos que leía con avidez, además de los consejos de un nutricionista al que consultaba, Jenny dejó inmediatamente de tomar todo tipo de alimentos refinados y procesados, incluidos los platos preparados congelados, bajos en calorías, que llevaba comiendo desde hacía años. También empezó a comer principalmente frutas y verduras crudas, cereales integrales y legumbres. Se compró una batidora-licuadora, tomaba zumos frescos de verduras por la mañana y comía muchas frutas y verduras orgánicas a lo largo del día. También dejó de tomar café y se pasó al té verde; y eliminó el azúcar de su dieta casi por completo. A la luz de sus propias investigaciones y de sus consultas con el nutricionista, también empezó a tomar por entonces una amplia variedad de suplementos.

Las enzimas sistémicas son muy grandes [muy importantes]. (...) Yo las tomo tres veces al día, con el estómago vacío. También tomo enzimas digestivas y un combinado de setas shiitake-maitake, litchi y frutas. Y tomo semillas de uva, magnesio y lisina. Tomo un producto llamado [dice un nombre de marca] que contiene diente de león, cúrcuma y cardo mariano. Tomo selenio. Tomo una combinación de suplementos [dice un nombre de marca] que contiene cordyceps, melena de león [el hongo Hericium erinaceus] y todo tipo de cosas que no sé ni pronunciar; pero esto es para construir la inmunidad. Tomo zinc; tomo vitamina C, quercetina, bromelaína, IP-6 e inositol. Y prebióticos y probióticos: ¡tomo muchas cosas!

Aunque a Jenny no le resultaba ni fácil ni barato tomarse todos estos suplementos, a ella le seguía pareciendo más fácil que afrontar los efectos secundarios de la quimioterapia a corto y a largo plazo. Esto no quiere decir que estos suplementos no tuvieran efectos secundarios en absoluto. De hecho, uno de los efectos secundarios de un cambio radical de dieta o de emprender un programa nuevo de suplementación es la llamada reacción de Jarisch-Herxheimer, también llamada de *die-off* o de «desintoxicación». Esta reacción se debe a la muerte repentina de muchas bacterias y levaduras que habían sido capaces de vivir en el organismo hasta que se empezó a limpiar este. A veces, al cuerpo le resulta difícil quitarse de encima una cantidad tan grande y repentina de bacterias y levaduras muertas, y esto puede conducir a un período temporal de dolores de cabeza, hinchazón, escalofríos o incluso fiebre leve:

Al principio era difícil, porque a veces [con las enzimas sistémicas] se puede producir una reacción de die-off *enorme, un* die-off *de levaduras, que te puede revolver el estómago. (...) El ajo es otra cosa que me resulta difícil de tomar en forma de suplemento. Puedo cocinar con ajo, y puedo tomarlo crudo en las salsas; pero siempre que lo tomo en píldoras me revuelve el estómago.*

Tras unas semanas de soportar síntomas menores del *die-off*, como la hinchazón y los dolores de cabeza, las reacciones fueron desapareciendo y Jenny empezó a sentirse más enérgica. Y lo que es más importante: también notaba que el bazo empezaba a reducírsele un poco. Aquello contribuyó a convencerla de que había tomado la decisión acertada al rechazar la operación y la quimioterapia, y también la motivaba para seguir buscando nuevas cosas que probar. En el transcurso de sus investigaciones tuvo noticia de un médico integrativo que ejercía en el estado de Nevada y que había obtenido buenos resultados.

Fui a ver a este médico integrativo en Reno, estado de Nevada. Es médico de medicina occidental, pero también practica las alternativas. Y tiene una fórmula [de suplementos] para el linfoma. (...) Una amiga mía tiene también linfoma esplénico de la zona marginal, y su seguro le paga las consultas con este médico, de modo que la acompañé a una de sus visitas en su consulta. (...) Ofrece una receta para el linfoma. (...) que tiene de todo. A decir verdad, te gastas lo mismo si te pones a buscar y a comprarlo todo, la verdad es que sí. Tiene todos los glandulares; tiene quercetina, tiene resve-trarol, tiene sus vitaminas A, C, D, E...; lo tiene todo.

De modo que Jenny empezó a tomar este suplemento especial para el linfoma, junto con los demás suplementos que tomaba, y sin dejar de seguir su nueva dieta. Al mismo tiempo, intentaba controlar su salud emocional. Por ejemplo, cuando le comunicaron su primer diagnóstico, su marido y ella (que se conocían desde jóvenes y llevaban casados más de treinta años) se convirtieron en «despojos emocionales». Estaban tan llenos de miedos a su posible muerte temprana que terminaron por buscar ayuda. Recurrieron en primer lugar a la medicina convencional:

Mi marido y yo fuimos por fin [a su médico de cabecera] y nos recetaron antidepresivos; pero ¡aquello fue peor! Porque entonces, durante el día, no tenías emociones, y por la noche, cuando se te pasaba el efecto, te hundías en una depresión enorme. Los tomamos durante tres semanas; hasta que, por fin, le miré a la cara y le dije: «No podemos hacer esto. ¡Tenemos que resolverlo» (...) De manera que hice mucha meditación. Hice mucho entrar en mí misma. Me quedaba dormida escuchando cintas de meditación, de modo que aquello era lo que pensaba cuando me dormía. Comprendí que tenía que dejar de pensar en aquel sentido [de los miedos] y que tenía que pensar de una manera más positiva.

Además de emplear CD de meditación guiada para intentar soltar sus miedos y aumentar sus emociones positivas, Jenny se puso en contacto con un psicólogo clínico que estaba especializado en ayudar a los pacientes de cáncer a soltar todas las emociones profundamente arraigadas y reprimidas de su pasado. Jenny trabajaba con él por teléfono, y en el transcurso de sus sesiones le enseñó una técnica de liberación emocional que consistía en intentar recordar hechos traumáticos de su pasado mientras se daba golpecitos *(tapping)* en determinadas partes del cuerpo. Se cree que estos golpecitos liberan los bloqueos energéticos y emocionales del cuerpo, y funcionan de manera semejante a la acupresión o a la acupuntura. Así lo explica Jenny:

Empecé a hablar con aquel psicólogo por teléfono, y él se centra en que entres dentro de ti mismo y te libres de todas las cosas negativas que tienes en el corazón. Yo me centré en aquello de verdad; pero es más fácil decirlo que hacerlo (...) porque en la vida hay muchas cosas que no podemos controlar. Así que no puedes controlar que en tu vida entre o salga la negatividad. Pero sí que tienes que aprender a soltarla todo lo posible.

Mientras Jenny procuraba resueltamente centrarse en los aspectos positivos de su vida, soltando al mismo tiempo los hechos negativos de su pasado o de su presente, descubrió que le quedaba todavía afrontar un desafío emocional de primer orden: el miedo a la muerte. Siempre se ha considerado una persona espiritual, pero a partir de su diagnóstico empezó a mantener «conversaciones» diarias con Dios.

Empiezas a preguntarte en serio: «¿Qué hay al otro lado?». De modo que tuve que plantearme decididamente mi espiritualidad. (...) Y ahora ya no tengo miedo. No tengo miedo ni en un sentido ni en el otro. Sé que tengo que seguir aquí, donde estoy, porque tengo muchas cosas que hacer; y eso me ayuda a vivir, y me ayuda a curarme, porque tengo que curarme. Tengo que estar aquí para las personas que me necesitan. Pero, por otra parte, si paso al otro lado, me parece bien, porque me parece que he sido un ser humano lo bastante bueno; haya lo que haya al otro lado, puedo ir allí. Así que he perdido el miedo; y creo que eso es, probablemente, lo que envenena a mucha gente. No le puedes tener miedo [a la muerte]. (...) O sea, te vas a morir, tarde o temprano.

Después de trabajar con aplicación para su salud física, emocional y espiritual, Jenny sentía que se encontraba en un punto emocional mejor, con menos altibajos y más centrada. Estaba alerta para guardar su dieta, principalmente crudívora; para tomar todos los suplementos que habían elegido su nutricionista y ella con el fin de ayudar a su cuerpo a sanarse, y para controlar su estrés y sus emociones. También seguía realizando el mismo plan de ejercicios diarios que se había trazado ella misma años antes. Con el paso de las semanas y de los meses, sentía que el bazo se le reducía más. Acabó por llegar el día en que ya no se notaba el bazo en absoluto palpándolo desde el exterior, que es exactamente como debe estar. Y aunque su rutina a base de zumos y de suplementos le llevaba mucho más tiempo que su costumbre anterior de calentarse rápidamente una comida preparada congelada, a ella le parecía que le merecía la pena por los efectos sobre su salud:

Debía de tomar (y sigo tomando) unas cuarenta pastillas al día. No todas a la vez, sino a lo largo del día. Me tomo el prebiótico temprano, al levantarme, y después me tomo una cantidad grande de los suplementos, a primera hora de la mañana, cuando mi marido me prepara los zumos. (...) Verás, es que por la noche estás ayunando. De modo que, cuando te levantas por la mañana, llevas ocho horas sin comer y tu cuerpo tiene hambre. Así que lo que hago es que, a primera hora de la mañana, me tomo la mayoría de mis suplementos, con mis enzimas digestivas y con mi zumo recién exprimido. Y el probiótico va con el zumo y los suplementos. Y me tomo dieciocho enzimas sistémicas al día; son seis, tres veces al día. Prefiero tomarlas con magnesio, con el estómago vacío. Debes tomarlas una hora antes o después de las comidas.

Jenny tomaba aquellas cuarenta pastillas diarias con agradecimiento, en vez de con fastidio, pues sentía los efectos positivos que tenían sobre su salud. Siete meses después de su primer diagnóstico, se sentía tan bien que decidió que estaba preparada para hacerse una nueva biopsia de médula ósea. Para gran sorpresa de sus médicos (aunque no de Jenny), el análisis fue completamente negativo en cuanto a la presencia de células cancerosas. Los médicos, que no se creían lo que estaban viendo, la enviaron a hacerse un segundo escaneado PET. También para sorpresa de los médicos, el PET mostró que el bazo había recuperado el tamaño normal, y que en todo el cuerpo de Jenny no había ningún indicio de cáncer.

Han pasado ya más de cinco años desde que a Jenny le hicieron aquel primer diagnóstico de linfoma esplénico de la zona marginal. A partir del diagnóstico, Jenny tomó el control de su sanación, buscándose al médico adecuado, cambiando radicalmente su dieta y tomando multitud de suplementos que ella cree que le potenciaron el sistema inmunitario para que este pudiera eliminar el cáncer. Se somete a observación regular con análisis de sangre, biopsias de médula ósea y escaneados PET, que siguen saliendo todos limpios. Sus médicos han escrito en su historia clínica: «remisión espontánea». Y ella lo sabe, por supuesto, porque sigue exigiendo copias de todos sus datos clínicos. Pero Jenny no está en absoluto de acuerdo con esta calificación de «espontánea».

Me han diagnosticado, sobre el papel, una remisión espontánea. Pero yo no creo que haya pasado sin hacer nada. Cuando me dieron el diagnóstico, yo cambié casi toda mi forma de vida (...) y busqué por todas partes un médico que me ayudara a establecer un plan de juego. (...) En los últimos años he perdido a muchos amigos, y a mi propio padre, por las consecuencias del tratamiento del cáncer según la medicina occidental. (...) Mientras tanto, sigo en remisión, y sigo bien. Hasta he conocido a mi nuevo nieto, el mes de diciembre pasado.

Uno de los factores de sanación más importantes para Jenny fue el haber encontrado la combinación adecuada de suplementos que dio a su sistema inmunitario el empujón que le hacía falta para retirar completamente el cáncer de su organismo. Aunque no es probable que los suplementos la hubieran llevado a la remisión por sí solos, la combinación de los suplementos con todos los demás cambios de forma de vida que realizó fue la receta que necesitaba su cuerpo, en concreto, para la curación.

Lista de medidas

La mayoría de los supervivientes radicales que he estudiado y estudio toman suplementos que se pueden catalogar dentro de alguna de las tres categorías siguientes. Pero no olvides que, así como Jenny dedicó muchas horas a documentarse por su cuenta y a consultar a nutricionistas cualificados y a médicos, también tú deberás hacer tus investigaciones y buscarte a un dietista-nutricionista cualificado o a un médico que te ayude a elegir los suplementos más adecuados para tu situación personal de salud.

Primera clase: suplementos que ayudan a digerir los alimentos

- *Enzimas digestivas*. Ayudan al sistema digestivo a disgregar los alimentos. Entre los ejemplos concretos se cuentan las enzimas proteolíticas y las enzimas pancreáticas.
- *Prebióticos y probióticos*. Los probióticos son las bacterias beneficiosas (o «buenas») que viven en el tracto digestivo y nos ayudan a digerir los alimentos y a reforzar el sistema inmunitario. Muchas personas tienen carencias de probióticos, a causa del uso frecuente en nuestra cultura de los antibióticos, que matan indiscriminadamente a todas las bacterias del tracto digestivo, a las buenas y a las malas. Los probióticos se alimentan de los prebióticos; por ello, resulta útil tomar suplementos de ambos tipos.

Segunda clase: suplementos que desintoxican el cuerpo

- *Fungicidas*. Ayudan a reducir los cándida y otros hongos que suelen proliferar en los tractos digestivos de la mayoría de los occidentales. Entre los ejemplos de fungicidas naturales se cuentan el extracto de hoja de olivo, la cola de caballo (planta) y la ortiga.

- *Antiparasitarios.* Ayudan a reducir los parásitos que pueden establecerse en el tracto digestivo e interferir con la digestión y con el sistema inmunitario. Entre los ejemplos de antiparasitarios se cuentan la cáscara de nuez negra, el ajenjo y el sello de oro.
- *Antibacterianos y antivíricos.* Ambos contribuyen a eliminar las infecciones bacterianas o virales subyacentes en el cuerpo. Ejemplos: el ajo, el aceite de orégano y el pau d'arco o lapacho.
- *Desintoxicantes hepáticos.* El hígado es nuestro órgano desintoxicante principal, y los suplementos pueden facilitarle la labor, sobre todo en lo que respecta a eliminar los metales pesados. Entre los ejemplos figuran el cardo mariano, la raíz de diente de león y la raíz de regaliz.

Tercera clase: suplementos que potencian el sistema inmunitario

- *Potenciadores del sistema inmunitario.* Muchas plantas medicinales y vitaminas contribuyen a potenciar el sistema inmunitario. Entre los supervivientes radicales son populares el áloe vera, la vitamina C, ciertos hongos, el aceite de pescado y los oligoelementos.
- *Vitaminas y hormonas.* Muchos supervivientes toman suplementos de vitamina B_{12}, vitamina D y melatonina hasta que el contenido en sangre de estas vitaminas y hormonas les vuelve a un nivel normal. Puedes pedir a tu médico que te mida los niveles actuales de estas sustancias con un sencillo análisis de sangre, y los resultados te indicarán si necesitas tomar suplementos o no.

Si bien yo, personalmente, tomo muchos de los suplementos de esta lista, después de haber estudiado el cáncer durante más de diez años he llegado a la conclusión de que los suplementos no son más que parches en un entorno pobre en nutrientes y rico en toxinas. Aunque pueden ayudarnos, desde luego, cuando nos encontramos con el cuerpo plagado de cáncer, no creo que se deban considerar una solución a largo plazo.

Por ejemplo, si empezásemos a comer como comían nuestros antepasados, consumiríamos cada día una cantidad pequeña de comida fermentada, como la kombucha o el chucrut de elaboración casera, que nos permitiría dejar de emplear suplementos probióticos. Si cocinásemos con más alimentos y plantas antibacterianas, como el ajo y la cúrcuma, podríamos reducir nuestro uso descontrolado de los antibióticos. Si moviésemos el cuerpo, no ya cada día, sino *cada hora*, podríamos dejar de tomar suplementos para el dolor, como la glucosamina. La lista se puede alargar: dormir todas las noches ocho horas en completa oscuridad nos permitiría dejar de tomar suplementos como la melatonina. Tomar el sol quince minutos al día nos permitiría dejar de tomar suplementos de vitamina D. Haciendo una dieta baja en azúcar y en hidratos de carbono procesados podríamos dejar de tomar suplementos antiinflamatorios, como el aceite de pescado o el resveratrol. Por último, reducir la cantidad de metales tóxicos, sustancias químicas, plásticos y radiación electromagnética a los que nos exponemos cada día nos permitiría reducir el uso de suplementos desintoxicantes, como el cardo mariano o la raíz de diente de león.

Por ello, cuando asesoro a personas que quieren prevenir el cáncer o recuperarse de él, empiezo por recomendarles que debatan con su médico las tres clases de suplementos de la lista anterior, para que les ayuden a poner en orden sus organismos. Pero una vez que sus cuerpos han recuperado un estado de equilibrio, yo les recomiendo que se vayan apartando poco a poco de los suplementos, mientras aprenden a «suplementar» su vida con otras cosas, tales como una dieta rica en frutas y verduras, un jardincillo doméstico de plantas medicinales, kombucha casera, productos de limpieza no tóxicos, acostarse a horas regulares y hacer ejercicio a diario.

5

Liberar las emociones reprimidas

La ira es un ácido que pude hacer más daño al recipiente
en que se guarda que a cualquier cosa sobre la que se vierta.
MARK TWAIN

R ESULTA SORPRENDENTE que solo dos de los nueve factores
más frecuentes de la remisión radical que estudiamos en
este libro sean factores físicos (los cambios de dieta y los suplementos y plantas medicinales); el resto son de tipo emocional o
espiritual. Cuando emprendí esta investigación, estaba bien segura de que las cosas que la gente me contaría que había hecho
para curarse serían, por lo general, de carácter físico: cosas tales
como cambiar la dieta, tomar suplementos, hacer ejercicio o ponerse enemas de café. Por ello, yo fui la primera sorprendida
cuando empecé a oír hablar tanto, en una entrevista tras otra,
de factores mentales, emocionales y espirituales.

Este capítulo trata de las emociones que nos guardamos de
nuestro pasado y de su relación con nuestra salud física. Para explorar a fondo este tema, empezaremos por ver por qué son malas para nuestra salud las emociones reprimidas, sobre todo el
estrés y el miedo. Después, debatiremos el mejor modo de procesar las emociones, para ver a continuación la historia de sanación de un superviviente radical que liberó sus emociones reprimidas para ayudar a curarse el cáncer de pulmón. Por último,
encontrarás al final del capítulo una lista de medidas sencillas
que te pueden ayudar a emprender el proceso de descargarte de
tu propio bagaje emocional.

ENFERMEDAD EQUIVALE A BLOQUEO

Además de investigar *qué* hacen las personas para curarse el cáncer, también estudio *por qué* hacen esas cosas los supervivientes radicales. A estos principios motivadores los llamo «creencias subyacentes», y una de las creencias subyacentes más comunes y que más se repiten en mis investigaciones es la creencia de que la enfermedad es un bloqueo en el nivel físico, en el emocional o en el espiritual de nuestro ser. Los supervivientes, así como los sanadores alternativos del cáncer, creen que la salud se consigue cuando tenemos en los tres niveles un estado de movimiento libre de restricciones. Este concepto nos aporta una manera nueva de concebir el cáncer, así como una manera nueva de concebir el modo de tratarlo.

Voy a recurrir a una analogía para explicar mejor el modo en que se forma el cáncer en el cuerpo. Un organismo que funciona bien se parece mucho a una ciudad, sobre todo en lo que respecta al servicio de recogida de basuras. Del mismo modo que en casa tenemos cosas que tiramos todos los días (por ejemplo, alimentos que se han estropeado), nuestras células también tienen cosas que tiran todos los días, como son las toxinas, las bacterias o restos viejos de las células. Y así como el camión de la basura se pasa por tu casa a recoger los desperdicios varias veces por semana, nuestro sistema inmunitario se pasa por las células todos los días para recoger sus desperdicios. En la ciudad, los camiones de la basura llevan los desperdicios a un centro local de tratamiento de residuos, donde estos se clasifican y se reciclan o se desechan. De manera semejante, el sistema inmunitario lleva los residuos de las células a los órganos, como los riñones y el hígado, y estos los reciclan o los expulsan del cuerpo.

Del mismo modo que en la ciudad se producirían problemas graves si los camiones de la basura no recogieran los desperdicios durante varias semanas, en el organismo también surgen problemas graves cuando las cosas se acumulan y no las procesa el sistema de eliminación de residuos; y parece que es esto lo que sucede en el caso del cáncer. Todos tenemos células cancerosas en nuestro cuerpo, todos los días; estas no son más que «malas copias» de otras células, y el proceso de copiado puede funcionar mal por diversas causas. Con independencia de la causa, el sistema inmunitario suele advertir la presencia de estas malas copias y las retira rápidamente del cuerpo, sin problemas y sin que haya por qué alarmarse.

Pero, a veces, ya sea porque el sistema inmunitario está debilitado o porque a las células cancerosas se les da especialmente bien ocultarse tras «máscaras químicas», puede que no siempre se eliminen del cuerpo dichas células cancerosas como se debiera. Cuando pasa esto durante un período de tiempo largo, las células cancerosas terminan por acumularse lo suficiente como para formar un tumor. Desde el punto de vista de las personas a las que he investigado, no solo es preciso retirar el «bloqueo» que es este tumor, sino que también hay que abordar *la causa* del bloqueo para que no vuelvan a producirse acumulaciones.

Con esta convicción, los supervivientes radicales a los que he estudiado y estudio se centran mucho en despejar cualquier cosa que esté «bloqueada» en su ser, ya sea a nivel físico, emocional o espiritual. Consideran que una persona puede tener un bloqueo más bien físico, mientras que otra puede tener un bloqueo más emocional o espiritual. No obstante, y con independencia del nivel al que se produzca el bloqueo, el objetivo general sigue siendo el mismo: identificar el bloqueo, determinar de dónde procede y liberarlo plenamente.

Uno de los supervivientes que estudié y que creía que su cáncer estaba provocado por un bloqueo en el plano emocional era un hombre al que llamaremos Adam. A Adam le diagnosticaron un oligodendroglioma de estadio 3, que es un tipo de tumor cerebral avanzado cuya esperanza de supervivencia media es de solo tres años y medio [1]. Después de dos penosas intervenciones quirúrgicas en las que se le retiró la mayor parte del tumor cerebral infiltrado, Adam rechazó la quimioterapia y la radioterapia que le recomendaban, en vista de las posibilidades reducidas de supervivencia y de los terribles efectos secundarios que tenían aparejados. Los médicos le advirtieron que, al rechazar sus consejos, lo más probable era que el cáncer reaparecieran antes de un año. Pero Adam prefirió probar otros métodos de sanación. Así, además de cambiar su dieta alimenticia y de tomar muchos suplementos para que le ayudaran a despejar cualquier bloqueo físico que tuviera en el cuerpo, se centró en liberar los bloqueos emocionales de su pasado:

> *Cuando observas la pauta mental, u observas la forma de pensamiento que creó la enfermedad en un primer momento, si eres capaz de descubrir en qué consiste, y eres capaz de arreglar eso, entonces el aspecto físico de la enfermedad ya no tiene manera de existir. (…) Esté donde esté el cáncer, representa una especie de resentimiento que te estás guardando. (…) Así que yo hice lo que llamo «trabajo de liberación». Imagínate. (…) a tu padre. Probablemente recordarás todas las cosas que ha hecho tu padre contigo, tanto positivas como negativas. (…) Pero la realidad es que, en un momento dado, tienes que soltar todo eso, liberarlo. Si sueltas ese momento, liberándolo en la experiencia de todo lo que es este universo, ya no tiene por qué existir. Y tampoco tiene por qué seguir existiendo dentro de ti. De modo que hice mucho trabajo de liberación.*

Hoy, más de cinco años después de que los médicos le dijeran que el cáncer le volvería a aparecer antes de un año, Adam goza de una vida libre de cáncer y se siente realizado con su trabajo como músico profesional. Sigue creyendo que la parte más importante de su curación fue liberarse del bloqueo emocional de resentimiento que se hallaba en el nivel emocional de su sistema cuerpo-mente-espíritu.

¿Qué son las emociones reprimidas?

Una emoción reprimida es *cualquier* emoción de tu pasado a la que sigas aferrado, ya sea positiva, negativa, consciente o inconsciente. Las emociones a las que nos aferramos más comunmente son las negativas, como el estrés, el miedo, los traumas, el remordimiento, la ira o la tristeza; pero también nos podemos aferrar a emociones positivas, como la felicidad. La mayoría de la gente daría por sentado que aferrarse a la felicidad es una cosa buena; no obstante, cuando la felicidad está vinculada a nuestro pasado, no tarda en convertirse en nostalgia, y esta nos mantiene centrados en un recuerdo de la felicidad pasada, a diferencia de la posibilidad de una felicidad real en el presente.

Además de ser positivas o negativas, las emociones reprimidas pueden ser conscientes o inconscientes, lo que significa que tal vez no las puedas recordar en parte, o no las recuerdes en absoluto. Esto se debe a que los recuerdos traumáticos, como son los accidentes o los incidentes de malos tratos físicos o sexuales, suelen quedar bloqueados de nuestra memoria consciente. En la «Lista de medidas» que aparece al final de este capítulo encontrarás sugerencias sobre el modo de liberar los recuerdos inconscientes y enterrados; pero, de momento, lo importante es advertir que toda emoción de tu pasado a la que te estés aferrando es una emoción reprimida que, con el tiempo, puede conducirte a un bloqueo malsano en tu sistema cuerpo-mente-espíritu.

«Emily» es una superviviente radical que se centró en liberar las emociones de su pasado para ayudar a curarse su cáncer. Le diagnosticaron un cáncer de cuello de útero de estadio 4 y accedió a operarse; pero cuando el médico le insistió en que se sometiera después a quimioterapia y a radioterapia para tratarse las metástasis, ella titubeó. Su intuición le decía que su cuerpo, ya debilitado, no sería capaz de sobrellevar unos tratamientos tan intensos; y, lo que es más importante, sus conocimientos de medicina energética le hacían creer que las emociones reprimidas de su reciente divorcio podían estar impidiendo que su sistema inmunitario funcionara todo lo bien que debía:

Pedí a mi médico un par de semanas de plazo para resolver este problema. Le expliqué que había pasado por un divorcio brutal, in-

esperado, y que, en términos energéticos, ese es el segundo chakra [en la teoría yóguica, un centro de energía situado cerca del cuello del útero]. Por tanto, como terapeuta de medicina energética que era yo, disponía de unas cuantas herramientas. El médico me concedió la oportunidad de hacerlo, pero me dijo que volviera al cabo de las dos semanas para hacerme una TAC y otras pruebas, y así asegurarnos de que el cáncer había desaparecido. Yo accedí. Pasé un par de semanas haciendo Reiki, yoga, Healing Touch, rezando, llorando, riendo, perdonando; y empecé, día a día, a afrontar y despejar el duelo aplicando diversas modalidades de la medicina energética. El proceso fue verdaderamente sanador a muchos niveles.

Cuando Emily volvió, al cabo de solo dos semanas, a hacerse una TAC de seguimiento, el médico constató con asombro que sus metástasis habían desaparecido y que no le quedaba en el cuerpo ningún rastro perceptible de cáncer. Seis años más tarde (y los que vengan), Emily se siente más feliz y más sana que nunca, sobre todo ahora que ya ha liberado el duelo de su divorcio.

EL ESTRÉS Y EL CÁNCER

Durante los últimos veinte años, aproximadamente, las investigaciones han empezado a apoyar la teoría de que soltar las emociones reprimidas puede resultar beneficioso para el cuerpo físico. Esto tiene especial validez para el estrés, pues ya son muchos los estudios que se han centrado en cómo afecta al cuerpo ese estado emocional concreto. Uno de los estudios más notables sobre el estrés se publicó en 1991 en el *New England Journal of Medicine* [2]. En este estudio, 420 hombres y mujeres empezaron por responder a cuestionarios sobre diversos factores, entre ellos sus niveles de estrés. Después, a algunos de los sujetos se les administró un espray nasal que contenía solución salina (agua con sal), mientras que a los demás se les administraba espray nasal que contenía el virus del resfriado común (por supuesto, a los sujetos ya se les había advertido lo que se iba a hacer; pero ellos no sabían qué espray recibirían). ¿Adivinas lo que pasó? Los sujetos que en el cuestionario inicial se declaraban más estresados contrajeron un resfriado en toda regla, mientras que los que se habían manifestado menos estresados en un principio fueron más capaces de resistirse al resfriado. Entre todos los factores que se estudiaban en los cuestionarios, el único que marcó una diferencia significativa sobre el resultado fue el estrés. Dicho de otro modo, este estudio mostró que aferrarnos al estrés nos vuelve más susceptibles de desarrollar enfermedades.

A partir de aquel estudio notable, se han realizado cientos de estudios más que han mostrado que el estrés no solo está asociado al resfriado común, sino también a otras dolencias más graves como las enfermedades de corazón, los trastornos autoinmunes y el cáncer. A los investigadores todavía les resulta difícil determinar si el estrés puede producir cáncer por sí mismo, más que nada porque no sería ético provocar estrés intencionadamente a un grupo de sujetos mientras se deja relajados a otros, para ver después cuáles contraen cáncer. No obstante, lo que sí saben con certeza los investigadores es que el estrés debilita el sistema inmunitario; y el sistema inmunitario desempeña un papel clave por su labor de detectar las células cancerosas del cuerpo y de eliminarlas.

Uno de los modos en que el estrés debilita el sistema inmunitario es cambiando los neuropéptidos que liberan nuestras células. Los neuropéptidos son unas sustancias químicas que liberan determinadas células de nuestro cuerpo y que después se acoplan con otras células y producen un efecto. Entre los neuropéptidos que tienen un efecto saludable sobre el sistema inmunitario figuran la serotonina, la dopamina y la relaxina; estos se liberan siempre que nos sentimos relajados y felices. Entre los neuropéptidos que tienen un efecto debilitador sobre el sistema inmunitario, sobre todo en períodos de tiempo largos, se cuentan el cortisol, la epinefrina y la adrenalina; estas son las llamadas hormonas del estrés. Si el estrés (o, en realidad, cualquier otra emoción) es tan potente, es porque *casi todas las células de nues-*

tro cuerpo tienen la capacidad tanto de producir estos neuropéptidos como de recibirlos [3]. En otras palabras, la idea antigua de que la mente y el cuerpo están separados ya no es exacta desde el punto de vista científico; antes bien, la mente está presente en todas las células, en forma de neuropéptidos movidos por las emociones; lo que significa que una emoción tal como el estrés puede afectar negativamente a todas las células de tu cuerpo, y no solo a tus células inmunitarias.

Uno de los sanadores que conocí durante mis viajes de investigación estudia precisamente esta misma cuestión: el modo en que el estrés y la represión de las emociones puede afectar negativamente a cualquier célula. Al igual que el premio Nobel doctor Otto Warburg, del que hablamos en el capítulo 1, el doctor Tsuneo Kobayashi, oncólogo integrativo de Tokio, también cree que las células cancerosas no son más que células sanas cuyas mitocondrias han quedado dañadas. Lo que lo distingue del doctor Warburg es que el doctor Kobayashi cree que reprimir las emociones es uno de los factores clave que pueden dañar a las mitocondrias.

Como vimos en el capítulo 1, las mitocondrias se encargan de convertir el oxígeno que respiramos en la energía que necesitan nuestras células. También se encargan de decir a nuestras células cuándo les ha llegado el momento de morirse y ser sustituidas por células nuevas; esta es la llamada «muerte celular programada» o apoptosis. Cuando una persona tiene cáncer, están pasando dos cosas: las células cancerosas ya no están obteniendo su energía del oxígeno, sino del azúcar (esto es, de la glucosa), y ya no están muriendo cuando deben, sino que se replican y viven para siempre. Ambas funciones (producir energía a partir del oxígeno y morirse a tiempo) son tareas de las mitocondrias. Por ello, la teoría del doctor Warburg y del doctor Kobayashi de que las células cancerosas no son más que células sanas cuyas mitocondrias han quedado dañadas tiene mucho sentido; y, de hecho, otros muchos investigadores de nuestros tiempos están de acuerdo con ellos [4].

Pero el doctor Kobayashi lleva la idea más lejos y formula la hipótesis de que existe una amplia variedad de factores que pueden dañar las mitocondrias de la célula; entre ellos, incluso, reprimir las propias emociones.

El cáncer no lo producen las células cancerosas sino los seres humanos (...) con su mala circulación y su temperatura [corporal central] baja. (...) Yo entiendo que las células cancerosas no son células malignas, sino células sacrificadas o desviadas (...) adaptadas a circunstancias equivocadas. (...) En nuestro cuerpo no aparecen nunca células cancerosas en el corazón ni en el intestino delgado, porque el corazón y el intestino delgado son cálidos, tienen mucha circulación sanguínea y un contenido elevado de oxígeno (...). El cáncer es la consecuencia final de la alexitmia, del no expresar los sentimientos ni las emociones. La mayoría de los pacientes de cáncer padecen alexitmia antes de padecer cáncer. La alexitmia hace bajar la presión sanguínea y la temperatura corporal central (...) y esto destruye el funcionamiento de las mitocondrias.

Dado que el doctor Kobayashi considera que las lesiones de las mitocondrias son la causa principal del cáncer, sus tratamientos se centran en procurar reparar las mitocondrias. Lo intenta de diversos modos, empleando tratamientos físicos (como aumentar la temperatura corporal central) y emocionales (como animar a sus pacientes a que trabajen la liberación emocional).

Si lo que acabas de leer acerca del estrés te produce estrés, te daré una buena noticia: el control del estrés da resultado. Los estudios han mostrado que liberar los sentimientos de estrés, de ira o de miedo puede reforzarnos el sistema inmunitario... y bastante deprisa, además. Por ejemplo, en uno de tales estudios, unas pacientes de cáncer de mama que siguieron un curso de diez semanas de control del estrés mostraron conteos más elevados de leucocitos, en comparación con un grupo de control de pacientes que no habían hecho el curso [5]. En un estudio similar, los pacientes de melanoma que participaron en un curso de seis semanas, en el que se enseñaba control de la tensión y técnicas de relajación, manifestaron un aumento significativo de actividad de células LGG, en comparación con un grupo de control de pacientes de melanoma que no habían hecho el curso[6]. Esta observación tiene especial importancia, porque las células LGG son las matadoras naturales de las células cancerosas que tiene el sistema inmunitario. Este tipo especial de leucocitos tiene la capacidad de ligarse a una célula cancerosa e inyectarle un tipo de «veneno» (la perforina) que causa la muerte de la célula cancerosa.

Existen otros modos de reducir el estrés y liberar las emociones reprimidas, además de los cursos de control del estrés, y los enumeraremos más adelante, en este mismo capítulo. Pero, mientras tanto, es importante que recuerdes lo siguiente: aferrarte al estrés debilita el sistema inmunitario del cuerpo y su capacidad para combatir el cáncer, mientras que liberar el estrés refuerza dicho sistema.

EL MIEDO Y EL CÁNCER

Entre todas las emociones reprimidas que los supervivientes radicales me dicen que han liberado, el miedo es, con mucho, una de las que más salen a relucir. Esto puede deberse a que el miedo es una emoción que todos hemos sentido en alguna medida, mientras que no todo el mundo conoce, por ejemplo, el duelo intenso, o el resentimiento. El miedo a la muerte, en concreto, debemos afrontarlo todos en algún momento de nuestras vidas, y los pacientes de cáncer están obligados a afrontarlo desde el momento en que oyen las palabras: «Tienes cáncer».

Como el miedo es una emoción tan dominante para la mayoría de los pacientes de cáncer, muchos de los sanadores a los que he estudiado creen que es lo primero que hay que abordar. Uno de estos sanadores es Patti Conklin, doctora en ciencias. Patti es una «intuitiva médica», lo que significa que tiene, al pa-

recer, el don clarividente de saber dónde, cómo y por qué está
enferma una persona con solo mirar a esa persona e interpretar
su campo de energía. Me explicó que nació con un sentido de
la vista distinto del de la mayoría de la gente, pues era capaz de
ver los campos de energía de las personas como quien ve una
pantalla de televisión con «nieve» electrostática. En el transcurso
de nuestra entrevista, pregunté a Patti qué creía ella que debe
hacer un paciente de cáncer para emprender el proceso de sanación, y ella respondió:

> *Entregarse. El objetivo es volver a alinear, a equilibrar, el cuerpo*
> *físico, el cuerpo emocional y el cuerpo espiritual. Hay amor y hay*
> *miedo. Y para la gente, el miedo es una «evidencia falsa con apa-*
> *riencia de realidad». Yo lo entiendo como un «olvidarse de todos los*
> *recursos disponibles»*. Y ese recurso es lo que tenemos dentro. Yo*
> *animo a mis pacientes a que se entreguen, a que estén en paz con*
> *el morir y en paz con el vivir. Y cuanto más seas capaz de llevar tu*
> *cuerpo a la neutralidad, mayores probabilidades tendrás de curarte.*
> *(...) Pero si la persona está con miedo, entonces todo el campo de*
> *energía, los campos de energía sutil, el sistema inmunitario..., todo*
> *se cierra.*

En otras palabras, la doctora Conklin cree que liberar el miedo y dejarse caer en ese «recurso» siempre disponible de la paz
interior puede ayudar a devolver al cuerpo el equilibrio, mientras
que aferrarse al miedo puede hacer que los sistemas del organismo se cierren y se produzca así un bloqueo energético que
puede llegar a conducir a la enfermedad física. No obstante, la
entrega verdadera, tal como la recomienda la doctora Conklin,
supone mirar de frente a nuestro propio miedo a la muerte; y
esto no siempre es fácil.

---

* «Evidencia falsa con apariencia de realidad» y «olvidarse de todos los recursos disponibles» son dos expresiones formadas por palabras que, en inglés,
comienzan con las iniciales que forman la palabra «miedo» (FEAR). *(N. del T.)*

Por ejemplo, «Nathan» tuvo que afrontar cara a cara su propio miedo a la muerte cuando tomó la decisión de dejar la quimioterapia para seguir, en cambio, tratamientos de medicina alternativa. Le habían diagnosticado originalmente un linfoma linfoplasmacítico de estadio 4, que es un tipo de linfoma rarísimo y difícil de tratar. Los médicos convencionales saben muy poco de este tipo de cáncer; de modo que, cuando unas cuantas sesiones de quimioterapia tuvieron el resultado de hacer crecer espectacularmente el cáncer de Nathan, este decidió dejar el tratamiento. Poco más tarde, cortó del todo con sus médicos convencionales, y estos, consternados, le informaron de que solo le quedaba de uno a dos años de vida. Desde entonces, Nathan ha emprendido un viaje de sanación con tratamientos energéticos de diversos sanadores, suplementos a base de muérdago y el compromiso de liberar todos los traumas de su pasado y todos los miedos de su presente. Describe así cómo fue afrontar cara a cara su miedo a la muerte:

Cuando decidí dejar la quimioterapia, el miedo me azotó con fuerza, más que nunca, porque yo sabía bien que aquella decisión significaba que podía morir en el plazo de un año (...). Y pasé unas cuatro noches sin poder dormir. No podía dormir por las noches cuando seguía ese proceso de afrontar este miedo y de aceptar que iba a morir. Pero después ¡desapareció! El miedo a la muerte desapareció. Y cuando has tomado estas decisiones, cuando has dado el salto a la confianza, las cosas pasan sin más, ¿sabes? Dos días más tarde, pasó que conocí, como por casualidad, a [un sanador célebre].

En 2005, los médicos de Nathan le dieron de uno a dos años de vida. Cuando lo entrevisté, en 2011, estaba disfrutando de un viaje por Sudamérica, impregnándose de toda la belleza natural de aquel continente. Me doy cuenta de que afrontar el propio miedo a la muerte puede resultar entre bastante sencillo y tremendamente difícil, en función de las creencias de cada uno sobre lo que pasa después de morir. No obstante, casi todos los supervivientes radicales que he estudiado dicen que afrontar directamente ese miedo (al menos durante algún tiempo) les aportó un cierto grado de alivio, pues ya no estaban ignorando el elefante en la habitación.

A modo de ejemplo ilustrativo del poder que ejerce el miedo sobre el cuerpo físico, citaremos el siguiente estudio, en el que los científicos ni siquiera pretendían investigar el miedo. El estudio estaba pensado para determinar si daba resultado o no un nuevo tipo de quimioterapia. Separaron a los pacientes en dos grupos elegidos al azar. Los pacientes del primer grupo recibieron la nueva quimioterapia, mientras que los de un segundo grupo de control creían que estaban recibiendo la nueva quimioterapia, pero en realidad solo recibían soluciones salinas. Sorprendentemente, un 30 % (40 personas) de los miembros del grupo de control perdieron todo el pelo, solo porque creían que estaban recibiendo quimioterapia[7]. Dicho de otro modo, el miedo intenso de estas personas a sufrir un efecto secundario les produjo el mismo efecto secundario, a pesar de que ni siquiera estaban recibiendo ningún tipo de quimioterapia en absoluto.

Son incontables los estudios en que los investigadores han mostrado que el miedo mantiene bloqueado el cuerpo en modo «lucha o huida», lo que significa que no puede pasar al modo «descanso y reparación». Muchas personas no se dan cuenta de que estos dos modos de operar son mutuamente excluyentes, por lo cual, si estás sintiendo miedo, tu cuerpo no se está curando, y si tu cuerpo se está autocurando, no estás sintiendo miedo. Por ejemplo, en cierto estudio, las personas que ya de suyo tendían a ser temerosas no producían «células asesinas» inmunitarias naturales tras ser sometidas a un factor de estrés, mientras que las personas que no eran tan temerosas por naturaleza sí las producían[8]. A esto se debe que tantos supervivientes radicales me digan con frecuencia que liberar el miedo del cuerpo es, con diferencia, una de las mejores cosas que puedes hacer para ayudar a tu cuerpo a sanarse; porque el miedo cierra, literalmente, el sistema inmunitario.

LA SOLUCIÓN DE LA CASCADA

Al final de este capítulo hablaremos de los modos concretos en que puedes empezar a liberar las emociones reprimidas de tu sistema cuerpo-mente-espíritu; pero el objetivo final es ser como una cascada: las emociones se te represan como reacción a tu momento presente, pero después fluyen libremente a través de ti como el agua de una cascada. De esta manera, nunca acumulas bagaje emocional del pasado y eres capaz de vivir cada momento nuevo desde una posición neutra.

Michael Broffman, acupuntor titulado y herborista bien conocido, que ejerce en la región de San Francisco y que ha tratado a miles de pacientes de cáncer de veinte años a esta parte, describe así esta técnica de la cascada:

Estamos viendo remisión radical sobre todo cuando eres capaz de liberar a la persona del miedo. (...) Las personas que tienen remisión radical, y las que han tenido más éxito en la remisión a largo plazo, aunque hayan tenido que volver a tratarse, son las que han sabido afrontar la incertidumbre de la mejor manera. Parece que la incertidumbre es un aspecto absolutamente clave: a las personas capaces de mantenerse en el presente sin proyectar el miedo al futuro les va mejor. Así pues, ser capaz de afrontar la incertidumbre acerca del cáncer, manteniéndote en el presente, parece que es la clave. Desde el punto de vista de la remisión, parece que eso hace que el cuerpo se relaje. El cuerpo se relaja y recibe más oxígeno; con más oxígeno, la célula tiene más oportunidades, y tú vas por el buen camino.

En otras palabras, Michael cree que soltar las emociones reprimidas, como la incertidumbre y el miedo, y mantenerse después centrado en paz en el momento presente, permite al cuerpo relajarse de un modo tal que aumenta su capacidad para curarse.

Ahora que hemos explorado los conceptos básicos de la liberación de las emociones reprimidas, vamos a explorar el tema con más profundidad por medio de la historia de sanación de Joe, un hombre que liberó las emociones de su pasado con el fin de resolver el cáncer de pulmón de su presente. Como con el resto de las historias de sanación que exponemos en el presente libro, algunas de las decisiones de Joe, tanto médicas como personales, te pueden parecer muy atrevidas; yo te invito a que leas esta historia con amplitud de miras y atendiendo a los principios más generales.

La historia de Joe

Joe nació en el seno de una familia católica, vivía en un barrio católico y asistió a un colegio católico solo masculino. Cuarenta años más tarde, Joe reflexiona, con el humor que lo caracteriza, sobre cómo fue criarse de este modo.

En los doce años que pasé en un colegio católico aprendí mucho acerca de Dios. En primer lugar, no cabía duda de que era varón. Era blanco; quizá del norte de Europa. Era muy viejo y tenía barba blanca. Era severo y podía llegar a enfadarse mucho. Y sus castigos eran mucho más rigurosos que los que podían llegar a infligirme mis padres o las monjas de mi colegio [ríe].

No todos los católicos comparten estos puntos de vista, claro está; pero esta fue la experiencia de Joe según la cuenta él. De niño le enseñaron a temer a un Dios que te amaba mientras no pecases, pero que te mandaba a un infierno eterno si hacías algo malo. En palabras de Joe, «Dios me tenía cagado de miedo». Y Joe se sentía así ya desde antes de darse cuenta de que era gay.

Como cabe suponer, la adolescencia fue una época problemática para Joe. Intentó reprimir sus sentimientos hacia otros chicos, y estaba tan avergonzado que ni siquiera era capaz de confesar lo que sentía al sacerdote. Joe no reveló a nadie su secreto «terrible», y rezaba pidiendo desesperadamente a Dios que le quitara de la cabeza aquellos pensamientos pecaminosos.

A pesar de su esfuerzo sincero, sus oraciones no fueron atendidas. Hizo todo lo que pudo por contener sus sentimientos, pero cuando fue pasando de la primera adolescencia a la plena adolescencia, cedía a veces a sus sentimientos y tenía una relación física íntima con otro muchacho gay. Después sentía vergüenza y miedo intensos, y juraba que no volvería a pecar.

En vista de esta situación, quizá no deba extrañarnos que Joe se diera a las drogas y al alcohol para huir de su creencia de que Dios lo odiaba. Empezó a fumar y no tardó en contraer el hábito, y hasta pensó una vez en suicidarse, aunque recordó después que también aquello estaba castigado con el infierno. La única solución que se le ocurría era abandonar de alguna manera la Iglesia católica. Así que, cuando llegó el momento de elegir universidad, optó intencionadamente por una universidad pública con población estudiantil mixta y de diversas nacionalidades y religiones, considerando que podría sentirse mejor consigo mismo si no se le estaba recordando constantemente su naturaleza pecaminosa. Pero a pesar de aquel plan bien trazado, sus sentimientos de culpa y de vergüenza le calaban demasiado hondo y lo siguieron implacablemente hasta la universidad.

Aunque yo me encontraba en un mundo distinto [el de la universidad], seguía sin atreverme a ser yo mismo, a quererme a mí mismo. No podía escapar de Dios. Me vigilaba a cada paso. Durante varios años, tuve muchas relaciones de una sola noche. Temía intimar demasiado con otro hombre, no fuera que aquella cosa se apoderara de mí y yo ya no pudiera ser nunca «normal».

Durante unas vacaciones de verano, Joe trabajó de asesor en un campamento para chicos con problemas de conducta. Encontró un sentido profundo y una sensación de realización personal en el trabajo de ayudar a los niños con problemas; y, como ventaja adicional, sintió que Dios podía llegar a aprobar aquella nueva vocación suya. Recuerda que pensó: *Puede que el servicio a los demás quede bien en mi «currículum espiritual». Puede que, el Día del Juicio, Dios pase por alto lo otro*. Sintiendo que iba por fin por el buen camino, aquel verano tuvo una relación sexual con una mujer por primera vez. Pero con aquella única experiencia le bastó para saber con certeza que, en efecto, era gay. Para vivir acorde con aquel descubrimiento, decidió abandonar por completo su religión. Recuerda así aquella época:

Tardé algunos años más, pero por fin me enamoré por primera vez de un hombre. No había vuelta atrás. No podía seguir negándome a mí mismo la experiencia de una relación amorosa. Para poder ser feliz, tenía que prescindir de Dios.

Después de la universidad, Joe abandonó el catolicismo y se fue a vivir a una ciudad donde los gays estaban bien considerados; emprendió una carrera profesional dedicada a ayudar a los demás y mantuvo una relación duradera. A lo largo de los años, aunque fue dejando de creer en el infierno, seguía envidiando a los amigos que decían tener una conexión espiritual profunda con lo divino. Con el paso de los años, su relación duradera acabó por volverse inestable, y su trabajo solía dejarlo quemado. A los cuarenta y tantos años, ya no se encontraba en un espacio mental positivo, y había llegado a considerar que la vida era «una carga que había que soportar».

Así estaban las cosas en marzo de 2007, cuando Joe se estaba preparando para una de las pocas cosas de la vida que le producían verdadera alegría: viajar. Se disponía a emprender unas vacaciones en Perú que llevaba esperando mucho tiempo, y tenía que ponerse unas vacunas antes de partir. Había dejado de fumar hacía poco tiempo, por el bien de su salud; pero el médico le seguía oliendo humo en el aliento, y recomendó a Joe que se hiciera una TAC para ver el estado de sus pulmones. Los resultados fueron devastadores. Tenía una docena de puntos en cada pulmón y dos nódulos linfáticos dilatados que indicaban lo peor: cáncer de pulmón con metástasis.

Joe se fue a Perú pensando que aquel bien podría ser su último viaje; y después se sometió a análisis durante varios meses. En el mes de junio, los médicos le efectuaron por fin una intervención menor para realizarle una biopsia en uno de los tumores. Aquello confirmó su diagnóstico de cáncer de pulmón de células no pequeñas, con metástasis. Los médicos le recomendaron tres series de quimioterapia con un cóctel de múltiples medicamentos, seguido de una operación en la que tendrían que romperle las costillas para abrírselas y extirpar una docena de nódulos linfáticos, seguido de seis semanas de radioterapia en el tórax. El cirujano le dijo que aquella era una forma de cáncer agresiva y que, por tanto, había que darle un tratamiento agresivo.

Antes de emprender un tratamiento médico tan intenso, Joe preguntó por sus posibilidades. Los médicos le dijeron que, aun siguiendo todo el tratamiento, un 25 % de los pacientes con su mismo diagnóstico morían en un plazo aproximado de un año; un 50 % morían antes de dos años, y un 80 % habían muerto antes de cinco años. Si Joe optaba por no seguir el tratamiento, lo más probable era que muriera al cabo de uno o dos años. Cuenta los pensamientos morbosos que le pasaban por la cabeza en aquellos momentos:

Yo ya no tenía miedo a la muerte, porque mi concepto de Dios había madurado. Yo ya no creía en un lugar llamado infierno (...) pero siempre había visto la vida como una experiencia que había que soportar. ¿No sería aquello mi liberación, entonces? Se acabarían los problemas, se acabaría el estrés... Podría encontrar por fin la paz.

Joe necesitaba algún tiempo para pensárselo, de modo que preguntó a sus médicos si podría hacer un último viaje breve. Resultó que sus amigos se iban a Tailandia y le habían invitado a acompañarles. Él sabía que la quimioterapia, la operación y la radioterapia lo tendrían incapacitado para viajar durante meses, durante años quizá, y aceptó con ilusión aquella última posibilidad de viajar. Los médicos se lo concedieron, a condición de que se comprometiera a emprender la quimioterapia en cuanto regresara del viaje, a lo que él accedió firmemente.

Joe emprendió el que suponía que sería su último viaje al extranjero, cargado de inquietud por el tratamiento del cáncer que tenía por delante. Era de esas personas que reservan cuidadosamente el dinero y los días de vacaciones para poder hacer bonitos viajes conociendo países nuevos. Aquel fue bastante agradable, aunque, comprensiblemente, le costaba trabajo relajarse del todo y estar alegre. Hacia el fin del viaje pasó unos días en Bangkok. En esta ciudad, caminando por una calle muy transitada, alguien le gritó de pronto:

«¡Señor! ¡Señor! ¡Debo hablar con usted!» Yo seguí andando sin volverme, porque allí siempre hay alguien que te quiere vender algo. Me siguió durante unas dos manzanas, hasta que por fin me alcanzó en un semáforo. Me volví y vi que era un sikh, con turbante negro y barba también negra. Me dijo: «Señor, cuando ha pasado usted por delante de mí, Dios me ha dicho que le diga su porvenir». (...) Yo estaba muy escéptico. No creo en esas cosas. Pero, entonces, me miró a los ojos y me dijo: «Aunque usted tiene un aspecto muy sano, los médicos le han dicho que está muy enfermo y que puede morirse. Pero no les crea; porque yo veo que va a vivir hasta los ochenta y ocho años, y a esa edad se morirá de repente».

A pesar del escepticismo de Joe, las observaciones precisas de aquel hombre sobre su salud lo hicieron detenerse. Más por curiosidad que por otra cosa, accedió a sentarse con aquel adivino para que le leyera el porvenir. Y, acto seguido, aquel hombre lo dejó atónito describiéndole con precisión inconcebible sus diversas relaciones personales, de familia, de amistad y amorosas. Le describió también con exactitud sorprendente su relación de pareja a largo plazo, explicándole las dificultades que habían tenido y seguían teniendo su compañero y él. Joe cuenta así su reacción:

A estas alturas ya me tenía asustado. Me dijo, por último, que conocería a una mujer pelirroja que me conduciría a la salud. Le di todo el dinero tailandés que tenía en el bolsillo y me volví a mi hotel; la mente me daba vueltas y aquella noche me costó mucho dormir. Todas mis creencias y opiniones se tambaleaban.

A su regreso, en su primer día de trabajo, Joe relató a una compañera la experiencia que había tenido con aquel extraño adivino. La compañera se dirigió inmediatamente al tablón de anuncios, del que tomó una tarjeta profesional que entregó a Joe. Le dijo que era la tarjeta de una sanadora energética local que le habían recomendado mucho, aunque ella no la había visto nunca en persona. Joe escribió inmediatamente un correo electrónico a aquella mujer, le contó la historia del adivino y le preguntó: «¿Es usted mi pelirroja?». Ella, en su respuesta, le dijo: «¡Sí, lo soy!». De modo que Joe, movido por el impulso del momento, acordó con ella una cita para la semana siguiente. Iba a empezar con la quimioterapia a los diez días.

Joe descubrió que la sanadora era una mujer joven y enérgica, de cabellos castaños rojizos con mechas fucsia. *Se aproxima bastante*, pensó para sus adentros con humor. Cuando le hubo explicado que tenía cáncer de pulmón avanzado, ella le recomendó un tratamiento energético que le ayudaría a despejar los chakras y a realinearle la energía. Pasó la hora siguiente sacudiéndole suavemente los brazos, las piernas y el torso, a la vez que le hablaba de su estado de salud. Joe lo describe así:

Mientras trabajaba con mi cuerpo, me preguntó si creía en la reencarnación. Yo le dije que lo consideraba una posibilidad. Me dijo que mi compañero y yo habíamos vivido varias encarnaciones juntas, y que en esta vida habíamos hecho el pacto de sufrir juntos. Si se considera nuestra historia [inestable], esto tenía sentido. Me explicó que todo está compuesto de energía vibratoria, y que el cáncer de pulmón suele ser consecuencia de la ira y el resentimiento no resueltos.

Al concluir la sesión, Joe seguía escéptico, pero también sentía mucha menos ansiedad que al principio, de modo que decidió acordar otra cita con aquella mujer para la semana siguiente. Mientras tanto, leyó un libro sobre la muerte y el morir que le había recomendado ella, titulado *Conversaciones con Dios*, de Neale Donald Walsch. El libro le pareció tan apasionante que lo terminó en tres días. Joe cuenta:

El libro presentaba una imagen de Dios que tenía mucho más sentido para mí: un Dios de amor inmenso, más que el dios iracundo y vengativo que me habían enseñado. Ahora creo que el hombre ha creado a Dios a su imagen y semejanza, en vez de al contrario.

A la semana siguiente, Joe se dispuso a emprender su quimioterapia. Pero su oncólogo le pidió primero que se hiciera otra TAC, para que tuvieran datos más precisos. Para gran sorpresa de todos, la TAC mostró una pequeña reducción de los tumores, respecto de la otra TAC que habían hecho a Joe poco antes del viaje a Tailandia. Él, sorprendido pero animado, se atrevió a preguntar al oncólogo:

«¿Podemos esperar seis meses?» Y el médico respondió: «Yo no lo recomendaría, porque tiene usted una forma de cáncer muy agresiva». Y la cirujana que me hizo la biopsia me dijo que hacía una tontería [si retrasaba el tratamiento], que si no me trataba me moriría en el plazo de un año.

A pesar de estas advertencias, la leve reducción de los tumores dio a Joe el ánimo suficiente para posponer la quimioterapia mientras proseguía los tratamientos energéticos con la sanadora local. Durante los seis meses siguientes, también probó todos los tratamientos que le sugerían sus amigos. Por ejemplo, una mujer conocida suya ofrecía tratamientos energéticos de Reiki, de modo que Joe empezó a aplicarse Reiki cada semana, y le resultaba muy agradable. Otro amigo le dijo que las dosis elevadas de vitamina C contribuían a inhibir el desarrollo de las células cancerosas, de manera que empezó a tomarlas; y también empezó a tomar kombucha, porque le habían dicho que era bueno para el cáncer.

Además, vio unas cuantas veces a otro sanador holístico, a uno que le había recomendado un amigo íntimo. Este sanador también tenía una capacidad inexplicable para decirle cosas de su vida y de sus relaciones personales con precisión increíble. En lo que le decían los dos sanadores aparecía un mismo tema recurrente: que las emociones reprimidas, no procesadas, podían contribuir a la enfermedad física. Cuando Joe leyó asimismo en un libro de espiritualidad que el cáncer de pulmón podía estar asociado a la ira y al resentimiento no resueltos, se puso a pensar. ¿Por qué había sido tan inestable su relación de pareja larga? Y ¿tenía algo que ver su cáncer con la culpabilidad que sentía ante el Dios católico de su infancia? Ya había pensado, evidentemente, que el cáncer le había venido por fumar; pero estas ideas sobre las emociones eran nuevas para él, y eran mucho más sutiles.

Así pues, Joe pasó el resto de los seis meses no solo centrado en realinear la energía de sus chakras y en tomar vitamina C y otros suplementos, sino también en soltar cualquier ira o resentimiento que pudiera sentir contra su pareja o contra Dios. Cuando hubieron transcurrido los seis meses y llegó el momento de hacerse una nueva TAC, Joe tenía la esperanza de que esta mostrara una nueva reducción de sus tumores; pero, sinceramente, no tenía claro lo que podía esperar. Cuando salieron los resultados, supo con alegría que mostraban una nueva reducción leve de sus tumores. Aquellos resultados positivos lo llenaron de alivio y de emoción, y volvió a preguntar si podía posponer de nuevo la quimioterapia. Sus médicos, desconcertados, se limitaron a sacudir la cabeza con asombro y accedieron a dejarle que «siguiera con lo que estuviera haciendo».

Así, durante los seis meses siguientes, Joe siguió con sus tratamientos energéticos y con sus suplementos; pero también leía más libros espirituales, con el propósito de empezar a liberar la vergüenza, la tristeza y la ira profundamente arraigadas que había sentido ante Dios desde su formación católica. Por el contrario, aquellos nuevos libros espirituales le hablaban de un Dios que no lo condenaba, y le hablaban también de conectarse con lo divino interior. Los seis meses transcurrieron rápidamente, y pronto llegó el momento de hacerse una nueva TAC. Esta exploración mostró una nueva reducción de los tumores, y Joe volvió a pedir otros seis meses de plazo para proseguir su viaje de sanación y de redefinición espiritual.

Esta vez, Joe dejó los libros de espiritualidad y empezó a experimentar con prácticas espirituales tales como la meditación, con el propósito de intentar liberar las emociones anquilosadas de su pasado. Durante aquel nuevo plazo, decidió asistir a un retiro de meditación en silencio de diez días en un centro budista próximo a su lugar de residencia. Se rumoreaba que aquel cursillo de diez días, con toque de diana a las cuatro y media de la madrugada y catorce horas de meditación diarias, era una «vía rápida a la iluminación». A Joe le sonaba muy bien lo de la iluminación, de manera que se inscribió en aquel retiro, a pesar de que siempre le había resultado difícil meditar. Como cuenta él: «Mis intentos anteriores de practicar la meditación habían consistido siempre en breves ratos de intentar no pensar, seguidos de largos ratos pensando en lo difícil que es no pensar».

En el retiro de meditación se dijo a los asistentes que se sentaran en silencio, cerraran los ojos y centraran la atención en los orificios nasales, observando mientras tanto cualquier sensación que les surgiera y procurando no reaccionar ante tales sensaciones. Se les dijo que, siempre que descubrieran que su mente divagaba, se volvieran a centrar en los orificios nasales. Como cabía esperar, aquello resultó muy difícil para Joe:

El primer día fue muy difícil. Hasta entonces, yo no me había pasado nunca doce horas de un día sentado en un cojín en el suelo. El segundo día fue todavía peor. Empecé a sentir que me brotaba ira de cada gramo de mi ser. Tuve que poner en juego toda la fuerza que tenía para no salir corriendo hacia mi coche para regresar a mi realidad. La realidad era mucho más tolerable que aquello. El profesor no hacía más que prepararnos para el tercer día, que sería cuando comenzaría la verdadera meditación vipassana. Me convencí a mí mismo de que sería capaz de aguantar hasta el tercer día. La rabia que tenía dentro seguía en ebulllición. No tenía idea de dónde me venía.

El tercer día les indicaron que hicieran en silencio una exploración de sus propios cuerpos, de la cabeza a los pies; pero Joe fue incapaz de hacerlo, porque todavía le bullía dentro mucha ira inexplicable. El cuarto día, los guiaron a lo largo de tres meditaciones, de una hora cada una, en las que no debían moverse en absoluto, ni siquiera si sentían cualquier picor o si querían cambiar de postura. También aquello resultó difícil a Joe. Al cabo de solo cinco minutos, se rascó, a pesar suyo, un picor intenso que sentía en la espalda. El quinto día no fue mucho mejor. Esta vez aguantó solo diez minutos antes de rascarse. El sexto día advirtió por fin un cierto progreso. La ira inexplicable se le disipó, y consiguió pasar una hora entera sin mover un solo músculo. Animado, se consideró por fin preparado para practicar la exploración silenciosa de su propio cuerpo. De modo que, después del primer descanso, se sentó, encontró una postura cómoda y se puso a explorar mentalmente su cuerpo. Al cabo de unos diez minutos de esta exploración lenta, empezó a sentir de pronto algo completamente distinto y maravilloso:

Empecé a sentir en mi cuerpo un leve hormigueo. De pronto, vi en mis párpados un resplandor de luz. En aquella luz veía algo que solo puedo describir diciendo que eran ríos de energía. Al mismo tiempo que veía aquello, también sentía los ríos de energía por todo mi cuerpo. Lo que antes me dolía o me picaba, palpitaba ahora con pulsaciones de placer puro. Aquello duró unos tres segundos. Cuando empecé a moverme, me volvió a suceder durante otros diez segundos, aproximadamente, hasta que regresé a mis sensaciones «reales» de molestias, dolores y picores. ¿Qué me ha pasado?, pensé. ¡Era la sensación más increíble que había conocido en mi vida! ¡Era tan hermosa y tan placentera, que tenía la necesidad de recuperarla! Durante el resto de la hora, me exploré enérgicamente sin éxito. Aquella noche me acosté con una sensación abrumadora de paz y de alegría. ¿Había tenido una alucinación? ¿Había sentido a Dios? Fuera lo que fuera, yo quería más.

Joe, deseoso de entender mejor aquella experiencia suya de los «ríos de energía», se apuntó para mantener una reunión individual con el maestro de meditación. Contó al maestro la experiencia dichosa que había tenido y lo frustrado que se sentía por no poder volver a repetirla. El maestro sonrió y le explicó que muchas personas practican la meditación durante años enteros sin llegar a alcanzar esa experiencia.

Le pregunté: «¿He sentido a Dios?». Él sonrió y dijo: «Algunas personas podrían llamarlo Dios». Me explicó a continuación que había conocido mi ser esencial, por debajo del nivel de mi mente. El Buda nos enseñó que nosotros no somos nuestros cuerpos, y que tampoco somos nuestras mentes. «Sé el observador de tu mente» [dijo el Buda].

El maestro explicó a Joe a continuación que, cuando la mente asigna a algo la etiqueta de «bueno», empieza a desearlo. Como reacción, el ser profundo crea experiencias que suponen deseo. Cuando la mente asigna a algo la etiqueta de «malo», intenta evitarlo. Como reacción, el ser profundo crea experiencias que suponen aversión. Por ello, como la mente de Joe había asignado a la experiencia dichosa de meditación la etiqueta de «buena», se había puesto a desearla, y su ser profundo había reaccionado dándole una experiencia de eso mismo: de desear esa experiencia dichosa. El maestro concluyó su explicación recomendando a Joe que no juzgara sus experiencias ni les pusiera etiquetas, sino que se limitara a sentirlas y a seguir adelante. A pesar de estos sabios consejos, a Joe le resultaba muy difícil no desear volver a vivir aquella sensación. Como dice él: «¿Cómo no vas a querer sentir a Dios?». Cuenta ahora que aquel retiro fue la experiencia más difícil de su vida y la que más lo cambió.

Ahora me doy cuenta de que toda la ira y la rabia que estaba viviendo [durante el retiro] era mi ira contra Dios. (…) Desde que yo recuerdo, he concebido la vida como una experiencia que hay que soportar. Aunque yo había conocido muchas alegrías y había apreciado las facetas positivas de la vida, siempre me había centrado en el vaso medio vacío. Al centrarme en lo negativo, descontaba lo positivo. Ahora creo que esta actitud se me formó a una edad temprana, cuando me enseñaron que yo era un ente separado de Dios. Ahora me doy cuenta de que si Dios es el alfa y el omega, entonces me tiene que abarcar a mí también. Es imposible estar separado de Dios, si no es en mi propia mente.

Aquel retiro ayudó a Joe a liberar plenamente sus sentimientos de tristeza, de vergüenza y de ira, que, según comprendía ahora, había estado incubando desde que se había sentido rechazado por Dios en su primera infancia. Cree, además, que cuando vivió durante diez segundos aquellos ríos de energía, en el retiro, sintió la energía divina que está dentro de todos nosotros. Por último, la orientación del maestro budista lo llevó a creer que los pensamientos y las emociones pueden desempeñar un papel poderoso a la hora de determinar si a los hechos de la vida se les asigna la etiqueta de «agradables» o «no agradables».

Pienso ahora que Dios nos ha otorgado libre albedrío para que creemos nuestras vidas y nuestro mundo como queramos. (…) Si te centras en lo negativo, eso será lo que verás, aunque estén pasando constantemente cosas positivas a tu alrededor. Si te centras en lo positivo, predominará lo positivo, aunque sigan ocurriendo los hechos negativos habituales de la vida. (…) He llegado a comprender que tengo el control de todo lo que pasa en mi vida, principalmente por medio de mi actitud y de mis pensamientos. Nosotros lo creamos todo. No existen cosas verdaderamente sólidas; todo es energía que vibra y adquiere características de sólido. Y todo lo crean tus pensamientos. Así que ¡somos el reality show *de Dios! [ríe].*

En otras palabras, Joe cree que los pensamientos son una vibración de energía, y que esa vibración afecta a todo lo que la rodea, incluso a las células físicas. Por ejemplo, cuando le pregunté cuál creía que había sido la causa primaria de su curación, él me respondió inmediatamente: «mi cambio de actitud». Y cuando le pregunté cuál había podido ser la causa de su cáncer, me respondió sin vacilar:

Lo creé yo con mis pensamientos, con mi negatividad hacia la vida en general. Sentía que mi vida era inútil. (...) Creo que mi propia mente me había cegado a la presencia de Dios en todo lo que me rodea y dentro de mí mismo. (...) Ahora concibo la vida como una experiencia que hay que vivir, y mi copa rebosa. Estoy aprendiendo a soltar el pasado y a apreciar las vivencias que me han traído hasta el momento presente. Ya no me siento separado de Dios. Veo a Dios en todas partes. Veo a Dios en la cara de cada persona. Veo a Dios cuando me miro al espejo.

Después de aquel retiro de meditación que le cambió la vida, Joe ha seguido centrándose en soltar hasta el último gramo de ira y de pesimismo de su pasado, y en abrazar el aspecto positivo de todo lo que se encuentra en el momento presente, sin dejar de disfrutar de sus sesiones semanales de Reiki, ni de viajar siempre que cuenta con los días de vacaciones suficientes. Sigue haciéndose una TAC cada seis meses; y, de momento, todas ellas han ido mostrando, o bien que sus tumores se han reducido levemente, o que se han mantenido iguales. Aunque los tumores no le han desaparecido por completo, no le han causado problemas desde su diagnóstico, hace ya más de cinco años.

El oncólogo de Joe reconoce que no entiende por qué el cáncer de Joe, que es tan agresivo, no se comporta «como debiera», y anima a Joe a que «siga haciendo lo que esté haciendo». Mientras tanto, la cirujana que dijo a Joe que se moriría en un año si no seguía un tratamiento médico convencional se limita a sacudir la cabeza con desconcierto cada vez que lo ve cuando va al hospital a hacerse su TAC semestral. Joe describe así su nueva manera de vivir por prórrogas de seis meses:

> *Creo que acabaré muriéndome de cáncer, pero he llegado a la conclusión de que no estoy preparado aún. De modo que, cada vez que me hago una TAC y sale limpia, me preparo un nuevo viaje. Eso es lo que me mantiene en marcha, en cierto modo. Creo que, cuando se me acaben los sitios que quiero visitar, entonces quizá cambien las cosas, ¿sabes? [ríe].*

Cuando Joe me dijo esto, al final de nuestra entrevista, yo le dije a mi vez, en broma, que quizá se muera de cáncer, como dice él... pero solo cuando haya cumplido los ochenta y ocho.

Joe sigue siendo una de las personas más divertidas y alegres que he conocido en mi vida. Por eso me resulta tan difícil imaginármelo como la persona quemada y pesimista que dice que era antes de recibir el diagnóstico del cáncer. Con independencia de las ideas que tengamos cada uno sobre la religión, sobre el hábito de fumar o sobre la homosexualidad, nos queda la idea general de que una persona con cáncer de pulmón avanzado encontró el modo de sanarse sin medicina convencional, y de que constituye un caso que merece investigarse.

Lista de medidas

La tarea de liberar las emociones que están reprimidas en el sistema del cuerpo-mente-espíritu no es sencilla, sobre todo porque no siempre somos conscientes de las emociones a las que nos estamos aferrando, ni de dónde han salido. No obstante, si este capítulo te ha inspirado a despejar el bagaje emocional de tu pasado para potenciar tu sistema inmunitario y para aumentar tu felicidad, aquí tienes algunas sugerencias sobre cómo ir empezando:

- *Lleva un diario de pensamientos.* Esta actividad para hacer en casa se suele encargar a los que siguen la terapia cognitiva-conductual (TCC), que es un tipo de psicoterapia en que se te pide que observes más de cerca tus pensamientos subyacentes y sus reacciones emocionales subsiguientes. Para empezar a llevar un diario de pensamientos, durante dos semanas seguidas dedica un rato a la hora de comer, y otro a la hora de acostarte, a escribir todos los eventos emocionales de tu jornada, tanto positivos como negativos. Después, intenta escribir lo que estabas pensando *justo antes* de sentir esa emoción.

  La TCC parte de la idea de que nuestros pensamientos subyacentes nos hacen sentirnos alegres o tristes, a pesar de lo cual muchos no somos conscientes de cuáles son nuestros pensamientos subyacentes. Por ejemplo, las personas que padecen depresión y empiezan a llevar un diario de pensamientos suelen sorprenderse al descubrir que sus pensamientos subyacentes más comunes son *Fracaso en todo lo que hago*, o *El mundo es un lugar eminentemente peligroso*. Llegado a este punto, trabajar con un buen terapeuta TCC, o al menos seguir un manual de TCC, te puede ayudar a liberar las creencias subyacentes que ya no te sirven.

- *Haz una lista de tus momentos emocionales.* Alguna tarde, dedica un rato a escribir los momentos más emocionales de tu pasado, tanto positivos como negativos, remontándote hasta donde te alcancen los recuerdos. Cuando hayas terminado, repasa la lista y recuerda los hechos de la manera más plena que puedas (cuidado: ten a mano un pañuelo para las lágrimas). Después, cuando estés preparado, celebra tu propia ceremonia de purificación por el fuego y quema la lista. Al hacerlo, libera mentalmente todas las emociones reprimidas que te queden de esos hechos.

- *Practica el perdón a diario.* Todas las mañanas, cuando te despiertes, piensa en alguien de tu pasado o de tu presente a quien puedas perdonar, aunque se trate de alguna cosa pequeña. Si te resulta útil, puedes escribir cada día el nombre de la persona. Si no se te ocurre a nadie a quien perdonar, limítate a perdonarte a ti mismo las transgresiones que hayas podido cometer antes de este momento.

- *Haz un curso de control del estrés.* Apúntate a un curso de control del estrés, presencial o por internet, de cuatro a ocho semanas de duración, para centrarte en esta habilidad importante para la vida. Uno de los cursos más populares se llama «Reducción del estrés basada en la atención plena» *(Mindfulness-Based Stress Reduction, MBSR)*, e incorpora la meditación a las técnicas tradicionales de control del estrés.

- *Consulta a un sanador o a un terapeuta.* Localiza, si lo hay en tu zona, un sanador energético cualificado o un psicoterapeuta al que puedas consultar, aunque sea durante poco tiempo, con el propósito de liberar resueltamente todas las emociones reprimidas de tu pasado. Entre las modalidades concretas de sanación energética que se especializan en este tipo de trabajo figuran la kinesiología energética y el sistema BodyTalk.

- *Prueba la hipnosis o el EMDR.* Para liberar de tu cuerpo las emociones que no seas capaz de recordar conscientemente (como las de un accidente o un trauma infantil, por ejemplo), puedes tener que recurrir a modalidades tales como la hipnosis o el EMDR, que significa «desensibilización y reprocesamiento por movimientos oculares», según sus iniciales inglesas, y es un tipo de hipnosis. Quizá tengas que desplazarte a una gran ciudad para encontrar a un practicante cualificado, pero habrá valido la pena si eso te permite liberar un recuerdo emocional que, sin que tú seas consciente de él, te está afectando a la salud física.

El mensaje principal que quiero que retengas de este capítulo no es que no debamos sentir nunca miedo, ira, duelo, estrés, etcétera, sino, más bien, que debemos procurar no aferrarnos demasiado tiempo a ninguna emoción concreta, ya sea positiva o negativa. Las emociones deben fluir por el cuerpo como las olas que rompen en una playa: llegan y después se van. Todos estamos destinados a sentirnos tristes, asustados o airados en diversos momentos de nuestras vidas, y lo frecuente es que estas emociones sean muy adecuadas a la situación concreta. Lo que me dicen Joe y los demás supervivientes y sanadores que estudio es que no debemos enterrar estos sentimientos dentro de nosotros mismos, pues esto puede tener repercusiones negativas sobre el cuerpo físico, y especialmente sobre el sistema inmunitario.

Las emociones son un aspecto fundamental de nuestras vidas; constituyen una parte importante de nuestra naturaleza humana. El objetivo no es forzarnos a sentirnos felices al cien por cien en todo momento, sino, más bien, dejar que las emociones de todo tipo (positivas y negativas) nos inunden, nos recorran y salgan de nosotros, de manera que no se traiga al presente nada del pasado, y que en cada momento podamos tener una experiencia emocional nueva.

6

Aumentar las emociones positivas

El propósito de nuestras vidas es ser felices.
Su santidad el XIV Dalai Lama

E L SECRETO DE TENER una buena vida puede ser tan sencillo como para resumirlo en una palabra: felicidad. Cuando nos sentimos felices y llenos de amor, nuestros cuerpos físicos están inundados de células inmunitarias que combaten el cáncer; nuestras vidas emocionales están libres de estrés y de preocupaciones, y nuestras relaciones personales, sociales y de trabajo mejoran. Los supervivientes que he estudiado se afanan por buscar modos de aumentar la cantidad de amor, de alegría y de felicidad que sienten en el momento presente. Es importante advertir que la idea de liberar las emociones guardadas en el cuerpo, como son el estrés, el miedo, la ira, el remordimiento y la tristeza, es una cosa bien distinta de lo que estudiamos en este capítulo. Liberar las emociones reprimidas del pasado no equivale necesariamente a aumentar las emociones positivas del presente, aunque bien es cierto que abre el camino para que esto suceda.

En este capítulo veremos lo que son las emociones positivas y cómo afectan a nuestro sistema inmunitario. Después, estudiaremos dos aspectos importantes de la labor de aumentar las emociones positivas, para adentrarnos por fin en la historia de sanación de una paciente de cáncer de estadio 4 que consideraba que la felicidad diaria era su medicina más importante. Por último, te daré una receta sencilla para la risa, sobre la base de lo que he aprendido de la gente con quien trabajo, y que te ayudará a traer más alegría y felicidad a tu vida diaria.

¿QUÉ SON LAS EMOCIONES POSITIVAS?

Las emociones positivas que intentan vivir a diario los supervivientes radicales son la felicidad, la alegría y el amor. Casi todo el mundo concuerda en las definiciones de las palabras «felicidad» y «alegría»; pero quizá debamos aclarar un poco mejor el sentido en que vamos a emplear la palabra «amor» en el presente capítulo.

En este libro trato de tres tipos de amor. El primer tipo es el el sentimiento que tienes cuando te quieres a ti mismo, a tu vida y a los demás. Es un sentimiento de amor que te sale dentro de ti mismo y que tú proyectas exteriormente sobre tu vida. El segundo tipo de amor es el que recibes tú de los demás; también lo llamamos «apoyo social». He separado intencionadamente estos dos tipos de amor, el que tú *te das* a ti mismo y *das* a los demás, y el que tú *recibes*, porque los participantes en mis investigaciones hablan de ellos distinguiéndolos como dos actos diferentes; y, también, porque no todo el mundo domina bien ambos. Por último, el tercer tipo de amor, del que hablaremos en el capítulo 8, es un amor incondicional y espiritual que no incluye sentimiento de separación, no contempla sentimiento del «tú» ni del «yo».

Este capítulo se centra en el primer tipo de amor, que es el amor, acompañado de felicidad y de alegría, que creas en tu propia vida y difundes después a los demás. Una superviviente radical que se centra mucho en este primer tipo de amor es Efrat Livny. A Efrat le diagnosticaron un cáncer de ovario de estadio 3C cuando tenía cuarenta y nueve años; paradójicamente, solo cuatro años después de que hubiera dejado su antiguo trabajo, muy estresante, para poder disfrutar más de la vida. Aunque aplicó para hacer frente a su cáncer una amplia variedad de tratamientos, tanto convencionales como alternativos, ella considera que uno de los pasos más importantes que dio fue el de aumentar las emociones positivas:

Desde las primeras etapas de mi viaje con el cáncer, tuve claro que no libraría una batalla, sino que, más bien, buscaría modos de aceptar este capítulo nuevo e inesperado de mi vida y de intimar con él. Supe que, para ello, lo que más necesitaba era encontrar en mi vida agradecimiento, alegría y diversión, con toda la frecuencia e intensidad posible. La quimioterapia me planteaba un desafío enorme. Cuando me disponía a recibir mi primer tratamiento, sentía cómo se acumulaban dentro de mí el miedo y la resistencia. Metida en todo aquello, pensé, de alguna manera, que ponerme los zapatos adecuados lo cambiaría todo. De modo que me puse un par de zapatos Converse morados, de tacón alto. Cuando entré en aquella sala, me hicieron sonreír. (...) Esas cosas, la alegría, la diversión, la bondad y la gratitud, se convirtieron en mi verdadera medicina.

Efrat ya lleva más de doce años libre de cáncer, y sigue procurando que la alegría, el amor y la felicidad formen parte de su régimen de salud cotidiano. Como Efrat, muchos de los sanadores alternativos que he estudiado hablan también de la importancia de aumentar las emociones positivas para ayudar al cuerpo a sanarse. Uno de estos sanadores es un maestro de meditación y acupuntor de China, llamado Li Xin, que asesora de este modo a sus pacientes de cáncer:

[Los pacientes de cáncer] no deben prestar atención a los tratamientos, sino a mejorar su vida normal. Cuando cambien en ese sentido, cambiará todo. (...) Aunque les estén administrando quimioterapia o radioterapia y estén muy enfermos, deben hacer todo lo posible por encontrar tiempo para salir, para hacer meditación o practicar el qi gong..., algo que les dé vida de verdad.

Para personas como Efrat Livny y Li Xin, buscar modos de aumentar la cantidad de felicidad y de alegría que sentimos en la vida diaria constituye una parte vital del proceso de sanación física.

¿QUÉ SUCEDE EN NUESTROS CUERPOS CUANDO SENTIMOS EMOCIONES POSITIVAS?

Los investigadores saben ya que existe una conexión inmediata y poderosa entre la mente y el cuerpo. Para empezar, nuestras creencias arraigadas nos conducen a sentir emociones (como el miedo, el estrés, la alegría) que nos provocan descargas instantáneas de hormonas en el cerebro; y, acto seguido, estas hormonas dicen a nuestro cuerpo lo que debe hacer. Cuando sentimos miedo o estrés, nuestras hormonas dicen a las células de nuestro cuerpo que luchen o huyan. Cuando sentimos alegría o amor, nuestras hormonas dicen a nuestro cuerpo que se dedique a reparar células deterioradas, a digerir los alimentos y a curar las infecciones. Como vimos en el capítulo 5, estos dos modos de funcionamiento se excluyen mutuamente: nuestro cuerpo o está luchando/huyendo o se está curando, pero no las dos cosas a la vez. De modo que, para activar el modo de sanación del cuerpo, debemos desconectar antes el modo de lucha o huida; y una manera poderosa de conseguirlo es liberar las emociones reprimidas del pasado.

En cuando hemos salido del modo de lucha o huida, el cuerpo empieza de manera natural a reparar células y a sanarse a sí mismo. Pero nosotros podemos «subir el volumen» de esa sanación, como quien sube el volumen de un aparato de música, procurando intencionadamente sentir emociones positivas, como el amor, la alegría y la felicidad. Esto se debe a que las emociones positivas son como un verdadero combustible de alto octanaje para el sistema inmunitario. Siempre que sentimos emociones como el amor, la alegría o la felicidad, las glándulas del cerebro nos liberan a la corriente sanguínea una oleada de hormonas curativas, entre ellas la serotonina, la relaxina, la oxitocina, la dopamina y las endorfinas [1]. Estas hormonas se comunican al instante con todas las células de nuestro organismo y les dicen que hagan cosas tales como:

- Reducir la presión arterial, la frecuencia cardíaca y el cortisol (la hormona del estrés).
- Mejorar la circulación sanguínea.
- Respirar más hondo, con lo que llega más oxígeno a cada célula.
- Digerir los alimentos más despacio, lo que ayuda al organismo a absorber más nutrientes.
- Aumentar la actividad de los leucocitos y de los hematíes, lo que ayuda al sistema inmunitario.
- Aumentar la actividad de las células LGG naturales, lo que ayuda al sistema inmunitario a combatir el cáncer.
- Eliminar las infecciones.
- Buscar la presencia de cáncer y eliminar toda célula cancerosa que se detecte.

Todos estos cambios físicos sorprendentes se han documentado en estudios clínicos en los que los investigadores, entre otras cosas, cuentan las células inmunitarias de los sujetos antes y después de hacer ver a estos un cortometraje de comedia[2]. Si esta lista es tan relevante para los pacientes de cáncer, se debe a que se ha mostrado que todos estos cambios también mejoran significativamente la capacidad del sistema inmunitario para eliminar las células cancerosas[3]. Hasta se ha observado que la risa aumenta el número de células inmunitarias de los pacientes que están recibiendo quimioterapia[4]. Otros estudios similares han mostrado que las las personas que están luchando contra una enfermedad y que tienen una actitud general positiva viven un tiempo significativamente más largo que las personas que están luchando contra una enfermedad y son pesimistas[5]. En otras palabras, los estudios, uno tras otro, están descubriendo nuevas pruebas que apoyan el viejo dicho de que «las personas alegres viven más tiempo».

Una sanadora espiritual de Hawái a la que estudié, llamada Murali, cree tan firmemente en el poder de las emociones positivas para potenciar el sistema inmunitario que recomienda a todos sus pacientes de cáncer que envíen amor directamente a sus células cancerosas:

Cuando hayas empezado a sentirte a gusto con la no-resistencia [a tu cáncer], el segundo paso sería mostrar una sensación siempre creciente de amor intencionado, dirigido visualmente hacia tu cáncer. (...) Tu cuerpo no conoce la diferencia entre sentirte bien con una sonrisa auténtica (supongamos que estás viendo una comedia y sonríes de manera natural) y el mero acto de sonreír o de pensar en sonreír. Y cuando haces esto, ¿adivinas qué aparece? ¡Endorfinas! Muchas endorfinas hermosas, amorosas, que transmiten todos esos mensajes sanadores a las células. (...) Si pudieras verlo físicamente, estarías viendo los torrentes de endorfinas, de hormonas del bienestar, que corren, corren, para generar mucha más energía amorosa.

Cuando Murali me planteó esto en el transcurso de nuestra entrevista, yo le expliqué que a muchos de los pacientes de cáncer con los que trabajo les daría miedo enviar amor a sus células cancerosas; sentirían temor a que así se desarrollasen más deprisa todavía. Murali me replicó al instante que enviar amor de esta manera a las células cancerosas tendría, en realidad, el efecto de repararlas y de hacerlas volver a su estado natural y sano. Su hipótesis bien podría ser acertada, pues ya sabemos que las endorfinas ayudan a curar las células deterioradas reduciendo la inflamación y aumentando la actividad de las células inmunitarias alrededor de las células dañadas [6].

Otros muchos sanadores de todo el mundo a los que he entrevistado coinciden con Murali. Creen que las células cancerosas no son otra cosa que células sanas que han sufrido daños y que deben repararse. La medicina occidental concuerda en que las células cancerosas han sido dañadas (ya sea por una toxina, por un virus, por una bacteria o por una mutación genética), pero cree, por otra parte, que las células cancerosas ya no tienen arreglo y que, por tanto, no queda más opción que matarlas. Por eso, casi todas las investigaciones realizadas sobre el cáncer de cien años a esta parte han ido dirigidas a buscar la manera mejor de matar las células cancerosas, ya sea por medio de la quimioterapia, de la radioterapia o de la cirugía.

Mientras tanto, se ha investigado muy poco la posibilidad de *rehabilitar* las células cancerosas dañadas para convertirlas en células sanas. No obstante, existe al menos un estudio reciente e innovador que puede dar la razón a los sanadores. Este estudio [7] se realizó sobre pacientes de cáncer de próstata de primer estadio que optaron voluntariamente por no someterse a tratamiento médico inmediato y a los que se distribuyó en dos grupos al azar. Los pacientes del primer grupo se mantuvieron en «actitud expectante», lo que significa que no recibieron tratamiento médico, aunque estuvieron sometidos a observación atenta. Los pacientes del segundo grupo probaron un régimen terapéutico con dieta alimenticia rica en vegetales, ejercicio diario y prácticas emocionales dirigidas a liberar el estrés y a aumentar la felicidad. Por si esto inquieta al lector, téngase en cuenta que los pacientes de ambos grupos estaban sometidos a observación atenta, de modo que cualquiera que sufriera un agravamiento del cáncer podía dejar el estudio inmediatamente y emprender la quimioterapia.

En el grupo de los pacientes de «actitud expectante», seis de ellos tuvieron que dejar el estudio y emprender la quimioterapia, porque el cáncer se les agravó. En el grupo del tratamiento alternativo, a ninguno de los pacientes se les agravó; de hecho, los marcadores tumorales se les redujeron en una media del 4 %, mientras que a los del grupo de la «actitud expectante» les aumentó en un 6 %. Pero quizá fue más impresionante todavía el resultado de otro estudio de seguimiento, en el que se observó que a los hombres del grupo del tratamiento alternativo a los que se les había activado un gen del cáncer de próstata se les había desactivado dicho gen al cabo de solo tres meses del régimen del tratamiento alternativo [8]. En otras palabras, estos estudios mostraron que, al participar en el programa alternativo (dentro del cual se incluían actividades para aumentar las emociones positivas), los pacientes de cáncer de próstata eran capaces de desactivar sus genes cancerosos y, *además*, de reducir la cantidad de cáncer que tenían ya presente en el organismo.

Si bien sigue sin quedar claro si el régimen de tratamiento alternativo ayudó a los sistemas inmunitarios de los pacientes a matar las células cancerosas o, por el contrario, a rehabilitarlas convirtiéndolas de nuevo en células sanas, lo cierto es que estos estudios, como todos los que hemos citado en este apartado, nos muestran que reforzar el sistema inmunitario haciendo cosas tales como aumentar las emociones positivas puede ayudar significativamente a nuestro cuerpo a combatir el cáncer.

LA FELICIDAD ES UN HÁBITO

Cuando los supervivientes radicales me cuentan que intentan sentir más amor, más alegría y más felicidad para ayudar a sus cuerpos a sanarse, me hablan de ello como si me estuvieran hablando de cepillarse los dientes o de hacer ejercicio: conciben la felicidad como un hábito que hay que practicar a diario para obtener los beneficios esperados. Esta idea es importante, porque, en nuestra cultura, la mayoría de la gente da por supuesto que la felicidad es algo con lo que se nace o con lo que no se nace; que estamos predestinados a ser personas que vemos el vaso medio lleno o que lo vemos medio vacío. Los supervivientes y los sanadores con los que he trabajado no estarían de acuerdo con ello. Creen que *todos* podemos conocer la alegría en nuestras vidas con regularidad, siempre que practiquemos a diario el sentirnos felices.

Para la mayoría de los supervivientes radicales que he estudiado, sentirse felices era una tarea casi imposible cuando acababan de recibir el diagnóstico del cáncer. Pero no tardaron en comprender que quedarse bloqueados en el miedo un día tras otro ni sería agradable ni les vendría bien para el sistema inmunitario. De modo que al principio tenían que forzarse a hacer cosas que les desactivaran el miedo y que les activaran algo de alegría, aunque fuera durante por unos minutos. Por ejemplo, algunos optaban por ver un vídeo divertido en YouTube, por asistir a una clase de yoga una tarde o por llamar a alguna persona querida. Poco a poco iban aumentando con constancia las actividades de este tipo, hasta que esa sensación de felicidad les iba llenando cada vez más minutos de cada día. Lo que descubrían era que, al dedicar intencionadamente cada día algún tiempo a hacer algo que les proporcionaba alegría, dicha sensación de alegría les llegaba cada vez más aprisa, y sus efectos perduraban cada vez más a lo largo del día. De este modo, realizar actividades que les producían alegría era semejante para ellos a tomar medicamentos analgésicos, en el sentido de que los hacía sentirse mejor de manera apreciable.

«Allen» es un superviviente que se centraba con regularidad en aumentar sus emociones positivas. Allen tenía solo cuarenta años cuando le diagnosticaron cáncer de cabeza y cuello de estadio 2; y aunque accedió a que le extirparan quirúrgicamente el tumor principal del cuello, su intuición le dijo que no se sometiera a la quimioterapia ni a la radioterapia que le recomendaban, con gran consternación por parte de su médico. En vez de ello, decidió emprender un programa intenso de autosanación, en el que figuraba, entre otras cosas, centrarse en sus emociones:

Sufrí cambios profundos en todo mi ser. Mis pensamientos y mis emociones se volvieron radicalmente distintos, pues cambió el marco de referencia de toda mi existencia. (...) Estimaba como nunca a mis hijos, a mí mismo y el momento que es el «ahora». (...) Adquirí un sentido de la perspectiva y, por medio de la introspección y el estudio intensos, fui capaz de cambiar el marco de referencia de mi consciencia. Aquello ejerció un efecto en cascada sobre toda mi existencia: ya nada era como antes.

A base de dedicar cada día un tiempo a apreciar el momento presente, Allen empezó a llenarse de emociones tales como el amor y la gratitud, que acabaron por volverse tan fuertes que toda su vida cambió a mejor. Con la ayuda de otros cambios (de la dieta, por ejemplo), Allen ya lleva cinco años largos sin indicios de enfermedad.

En esta misma línea, Carlos Sauer, sanador chamánico de Brasil, describe así la importancia de hacer de la felicidad una costumbre diaria:

Miras otra vez la salida del sol, o contemplas el nuevo día, y dices: «Gracias, Dios. Gracias, Creador, por este nuevo día maravilloso. No lo había visto nunca hasta ahora. ¡Es un nuevo día! Este va a ser un día magnífico. Ya es un día magnífico». (...) Lo único que tenemos es el hoy, el ahora mismo; de modo que procuro hacer todo lo que puedo para disfrutar cada minuto de mi jornada. (...) Tener buena salud tiene mucho que ver con la felicidad. Tu salud está vinculada a tu felicidad.

Como muchos otros sanadores que he entrevistado, Carlos cree que una dosis diaria de felicidad es una de las «medicinas» más importantes que puedes tomar.

No es necesario que te sientas feliz todo el tiempo

Ten presente que comprometerte a sentirte feliz durante al menos cinco minutos al día no es lo mismo que creer que tienes que sentirte feliz *todo el día, todos los días,* para mejorar tu salud. Esta conclusión trágica y errónea ha surgido del movimiento de la medicina mente-cuerpo, y ha conducido a muchos pacientes de cáncer a sentirse culpables siempre que tienen estrés o miedo, porque saben que estas emociones les pueden debilitar el sistema inmunitario. ¿Te imaginas la presión de tener que sentirte feliz constantemente, sobre todo si estás afrontando una enfermedad que puede ser mortal?

Es cierto que el estrés, el miedo, el duelo y la ira ejercen efectos debilitadores sobre el sistema inmunitario. Pero a mí no me ha parecido nunca lógico cubrir unos sentimientos de miedo válidos con un barniz falso de positividad, al que se suma una capa más de culpabilidad. Por eso me alegró tanto saber que la mayoría de los supervivientes radicales y de los sanadores alternativos creen que lo más sano para la persona es sentir plenamente cada una de las emociones que surjan, ya sean positivas o negativas, para después *liberarlas* plenamente. Esto no solo te permite conocer toda la gama de la expresión humana, sino también pasar más tiempo sintiéndote verdaderamente feliz, entre las diversas oleadas de emociones. Los niños pequeños son un gran ejemplo de ello: pueden inundarse de rabia en un momento dado y, después de sentirla plenamente y de liberarla, a los cinco minutos estar completamente contentos.

Todos los supervivientes radicales que he conocido han tenido días, o incluso meses, de estar llenos de dolor, de miedo o de tristeza. Es casi imposible no sentirte así cuando estás afrontando la muerte. No obstante, hasta en los días más difíciles siguen forzándose a sí mismos a encontrar al menos unos momentos de felicidad o de risa. Una de las supervivientes radicales que entrevisté encontró un medio ingenioso para conseguirlo. A Janet Jacobsen le diagnosticaron cáncer de útero cuando tenía sesenta años. El diagnóstico fue para ella una sorpresa terrible, pues por entonces se sentía increíblemente feliz, comía bien y hacía ejercicio con regularidad. Después de combinar durante varios años la medicina complementaria con la convencional, incluida la cirugía, la quimioterapia y la radioterapia, el cáncer le recurrió, por desgracia. Fue entonces cuando Janet se comprometió plenamente con su sanación y se arrojó de cabeza a los planteamientos alternativos. Tres años más tarde (y los que vengan), Janet ha aprendido la importancia de traer humor y espíritu lúdico a su viaje de sanación, sobre todo cuando surgen emociones negativas:

El juego es una herramienta poderosa para el cambio cuando me encuentro atascada en pautas negativas. Cuando advierto que se está apoderando de mí mi actitud cínica, juego con ella. Le pongo nombre, Cini, y parodio su manera de quejarse. Así la hago salir de las sombras, a la luz, a la integridad, y yo me dilato en el estado lúdico, de plegaria, de la gracia. Además, es francamente divertido.

Janet descubrió lo que han descubierto otros muchos supervivientes radicales: que existe una línea fina que separa el cinismo del optimismo, y que basta un esfuerzo moderado para pasar del uno al otro.

Ahora que hemos expuesto lo que son las emociones positivas y por qué se trata de unos estimulantes tan poderosos para nuestro sistema inmunitario, sobre todo cuando las adoptamos como hábito diario, quiero compartir contigo la historia de sanación de Saranne Rothberg. Saranne es una superviviente de cáncer de mama de estadio 4 que se comprometió a sentirse feliz al menos dos veces al día, todos los días, por muy difíciles que se pusieran las cosas durante su viaje por el cáncer. Como veremos, Saranne aplicó también para curarse el cáncer los otros ocho factores clave que estudiamos en este libro. Pero aumentar las emociones fue la fuerza principal y rectora que movió su remisión radical, o así lo considera ella al menos.

La historia de Saranne

En 1993, Saranne Rothberg tenía veintinueve años y estaba encantada con su primera hija, una hermosa recién nacida que se llamaba Lauriel. A pesar de esta nueva alegría, Saranne tenía que hacer frente a muchos factores estresantes de su vida, entre ellos un matrimonio atribulado, una madre ciega, un padre anciano y una abuela que había caído enferma hacía poco; todo ello mientras Saranne trabajaba de asesora en televisión. Durante todo este tiempo, Saranne tenía que afrontar también lo que sus médicos creían que era una infección mamaria recurrente provocada por la lactancia. En el trascurso de los pocos años siguientes, Saranne sufrió la muerte de su madre y la de su abuela, así como un divorcio que fue emocionalmente doloroso, y todo aquello le dejaba muy poco tiempo libre para atender a la «infección mamaria» que la hacía sentirse peor cada día.

En 1999, tras haber consultado a once médicos distintos en seis años, Saranne recibió por fin el diagnóstico correcto: lo que tenía no era una infección mamaria, sino un tumor maligno en el pecho. Al principio, los médicos le dijeron que era probablemente un cáncer de mama de estadio 2 y que no parecía que estuvieran afectados los nódulos linfáticos. No obstante, nuevos análisis no tardaron en poner de manifiesto la peor situación posible: era cáncer de mama de estadio 4, y no solo se le había extendido a los nódulos linfáticos, sino que le había formado también pequeñas metástasis encima y debajo de la aorta, y posiblemente también en el cuello y en la espina dorsal.

Cuando Saranne conoció esta noticia, quedó completamente aterrorizada. El médico se lo dijo un viernes por la tarde, pero ella no pudo ver a su nuevo oncólogo hasta el lunes. Sabiendo que tendría que afrontar aquel diagnóstico grave por sí sola, sin más compañía que la de su hija de cinco años, Saranne se sentía abrumada ante la prueba que tenía por delante. Pero de pronto recordó una cosa:

Sabía algo acerca de la vida de Norman Cousins y del poder del humor terapéutico, por medio de la risa y del punto de vista cómico. Y así, a pesar de que el diagnóstico me había dejado impresionada y consternada, y de que no tenía ningún sistema de apoyo, como había leído un resumen del libro de Norman Cousins Anatomía de una enfermedad *cuando estaba en la universidad, fui corriendo a la tienda de vídeos y me alquilé todos los que tenían de humor.*

Conteniendo las lágrimas y sosteniendo una larga pila de cintas de vídeo, Saranne volvió a su casa para encontrarse cara a cara

con su hija pequeña. Tras relevar a la canguro, dio de comer a
Lauriel, la bañó y la acostó tan deprisa como pudo, pues sabía
que no sería capaz de contener las lágrimas mucho tiempo. En
cuanto hubo cerrado la puerta del cuarto de su hija, Saranne pasó
al otro cuarto y se deshizo en sollozos. ¿Cómo iría a los tratamientos? ¿Quién la ayudaría? ¿Cómo se ganaría la vida? ¿Quién
llevaría a su hija a la escuela los días de tratamiento? Estas preguntas le corrían por la cabeza en un bucle incesante. Después,
tras un largo rato, miró la alta pila de cintas y vio la cara de Eddie
Murphy, que la miraba a su vez.

*Me dije: «Mira, a Norman Cousins le funcionó. Vamos a ver si
me puede funcionar a mí». De manera que puse a Eddie Murphy.
Al principio lloraba desenfrenadamente. No oía los chistes, no oía
los golpes, no oía las risas. Pero me seguía repitiendo a mí misma:
«A Norman Cousins le funcionó; tal vez me pueda funcionar a mí
también». Y al cabo de un rato empecé a captar los golpes, y por fin
empecé a reírme. Y, después, me reía desenfrenadamente. Y me di
cuenta de que la línea que separa la comedia del trauma es muy
fina. ¡Finísima! Las lágrimas de tristeza y las lágrimas de alegría
tienen composiciones distintas, pero no dejan de ser lágrimas y no
dejan de ser catárticas unas y otras.*

Aquella experiencia hizo comprender a Saranne que pasar
del trauma a la risa no sería tan difícil como había creído, y que
quizá tuviera razón Norman Cousins. Mientras veía los vídeos,
observó que un ataque de risa intenso tenía el efecto aparente
de saltar por encima de todos sus traumas y sus miedos. De modo
que pasó la noche despierta, viendo todos los vídeos que había
alquilado. A la mañana siguiente, cuando se despertó su hija, Saranne tenía claro lo que debía hacer. Su hija y ella debían crear
intencionadamente un entorno de alegría y de risa para compensar todo el miedo y todos los efectos secundarios que se les
avecinaban:

Dije a mi hija: «Vamos a quedar todos los días para reírnos». Y ella me dijo: «¿Es como quedar con una amiga para jugar?» [ríe]. Y yo le dije que sí. «Y tú vas a ser mi compañera de humor. Todos los días vamos a quedar para reír y nos vamos a hacer reír la una a la otra». Y ella me preguntó: «¿Es como una compañera de juegos, mamá?». Y yo le dije que sí. Y entonces recordé aquello de que los niños y los locos dicen la verdad. O sea, ¿qué me había pasado? ¿Cómo había perdido a mis compañeros de juegos? ¿Y cómo había dejado de quedar con amigos para jugar? Por el divorcio, y la mudanza; y habíamos tenido un incendio; y el estrés de ganarme la vida, o incluso de criar a una niña, y de tener a familiares enfermos. Era como si todos estos factores de estrés me hubieran sorbido la alegría y la diversión habituales de mi vida. Así que, ¡no es de extrañar que tuviera cáncer!

De modo que Saranne pidió a su hija que le ayudara a hacer una lista de todas las cosas que las hacían reír. Entre las cosas que le apuntó su hija figuraban hacer ruidos y poner caras divertidas, disfrazarse, bailar y contar chistes. Saranne tuvo que detenerse a reflexionar de nuevo al oír aquellas palabras de sabiduría sencilla en boca de su hija. En su vida adulta, Saranne había perdido muchos de los placeres sencillos de la vida. Ahora que tenía que afrontar un cáncer de mama de estadio 4, estaba decidida no solo a recuperar dichos placeres, sino a no volver a perderlos nunca más.

Nos comprometimos a que, todos los días, dos veces al día (una vez por la mañana y otra por la tarde) íbamos a dedicar un minuto a divertirnos de verdad. Y lo que descubrimos fue que aquello era como hacer ejercicio en un gimnasio: cuanto más practicábamos la risa, la alegría y el espíritu lúdico, más impregnaba este nuestras jornadas. Y cuando estábamos viviendo aquello, todo el mundo nos decía: «¡Caray! ¡Qué alegres estáis tu hija y tú! [El tratamiento] te está matando el cuerpo, pero ¡hay que veros! ¡Vais por la vida bailando juntas!». La gente empezaba a preguntarme: «¿Cuál es tu secreto? ¿Cómo lo haces?».

Cuando Saranne se hubo recuperado de su primera operación y se disponía a empezar la quimioterapia por primera vez, decidió que quería organizar su propia Fiesta de la Quimio-Comedia. De modo que se llevó al hospital sidra espumosa, artículos de cotillón y canapés. Quería que aquello fuera una ocasión tan alegre como una fiesta de cumpleaños, una verdadera celebración de la vida. Al principio, algunas personas reaccionaron con escepticismo, o incluso lo tomaron a mal. «¿Qué tiene de divertido el cáncer?», le preguntaban. No obstante, hacia el final de su tratamiento de quimioterapia de seis horas, casi todos se habían sumado a la diversión: médicos, enfermeras, familiares, pacientes e incluso visitadores médicos. Contemplando todas aquellas caras sonrientes desde su sillón de quimioterapia, descubrió que aquella fiesta era tan alegre como cualquiera que hubiera podido organizar en su casa. Y en aquel momento tuvo una revelación.

Durante aquel tratamiento de quimioterapia descubrí la misión de mi vida. Me llegó como una iluminación. Teníamos que poner en marcha una organización que se llamaría Fundación Comedy-Cures (La Comedia Cura). Su número de teléfono sería el 1-888-JAJAJAJA. Llevaríamos alegría, comedia, perspectiva humorística y esperanza hasta las trincheras del tratamiento, y ayudaríamos a los pacientes (y a los familiares, y a los que los apoyan, y al personal médico), ayudaríamos a todos a darse cuenta de que es posible cambiar el marco de esta situación de salud, de que puedes reconstruir tu vida aunque te encuentres dentro de esta crisis. Puedes reconstruir una vida que está mucho más llena de cosas buenas, como la esperanza, la alegría, la risa, la diversión y los juegos.

Aquella misma noche, en los intervalos de descanso entre los ataques de vómito que le producía la quimioterapia, Saranne redactó los detalles de su futura fundación ComedyCures tal como se la imaginaba tendida en su cama y con la cabeza apoyada en una papelera. Aquel papel sería como un faro que la guiaría durante los dos años y medio siguientes, permitiéndole centrarse en algo distinto de todos los tratamientos que tenía que soportar.

Mientras duraron sus tratamientos intensivos según la medicina occidental, con dos intervenciones quirúrgicas, cuarenta y cuatro sesiones de radioterapia, y quimioterapia casi incesante, Saranne aplicó diversas técnicas mentales, emocionales y espirituales para poder superar aquella prueba. Una de estas técnicas era seguir su propia intuición, que le decía que eliminara de su vida todas las fuentes de odio y de ira, y que liberara las emociones reprimidas de su pasado. Saranne empezó a pasar menos tiempo con personas que a ella le parecían negativas, o, como ella las llamaba, «parásitos», y más tiempo con las personas que la hacían reír y sentirse querida. Con gran sorpresa por su parte, aquello la condujo rápidamente a un cambio muy perceptible: al final de cada jornada no se sentía agotada, sino recargada. Esta nueva subida de energía le permitía reconstruir su vida solo a base de valores positivos, tales como la salud, la equidad y la felicidad.

Cuando oí contar a Susan cuánto cambiaba su vida, recordé su comentario anterior: «No es de extrañar que tuviera cáncer». Por ello, le pregunté si tenía alguna idea de cuál podía ser la causa del cáncer. Ella me respondió sin vacilar.

Creo que existen causas medioambientales, naturalmente, ante las que conviene reducir el consumo de azúcar, comer menos productos con hormonas, no vivir cerca de una central eléctrica, no fumar, etcétera. Pero, en mi caso, y en otros que he conocido, se debía en gran parte al dolor no procesado, a los traumas y al odio. Cuando empecé a ocuparme de esas desilusiones, de esos miedos, y a expulsar de mi vida a las personas tóxicas, mi cáncer dejó de tenerme bajo su dominio.

Cuando Saranne hubo terminado de despejar sus relaciones negativas con otras personas, dirigió su atención a sus relaciones con Dios. Saranne ya era una persona espiritual antes de recibir el diagnóstico; pero cuando entró en su vida el cáncer, emprendió un diálogo activo con Dios:

Tal como lo veía yo, no me habría dado cáncer si no necesitara aprender algo o ayudar en este mundo de una manera que no me habría sido posible si no me hubiera puesto en tal situación. Así que, en vez de estar diciendo «¿por qué yo?», lo que decía siempre en realidad era: «De acuerdo. Estoy escuchando. ¿Qué tengo que aprender aquí? o ¿qué tengo que enseñar aquí? ¿De qué manera ha de ayudar mi viaje por el cáncer a mejorar el mundo? ¿Qué impacto tiene el que yo esté en ese sillón de quimioterapia, que no habría conocido nunca si no hubiera contraído cáncer?».

De esta manera, Saranne no se sentía víctima de su diagnóstico de cáncer, sino que se sentía potenciada por el mismo. En vez de enfadarse con Dios, se dedicaba a buscar indicaciones y señales de lo que se suponía que debía estar haciendo con su vida de un modo distinto. Tratando a Dios como si fuera su asesor médico jefe, Saranne se limitaba a intentar escuchar (a escuchar *profundamente*) la orientación divina. Cuando escuchaba de este modo, solían llegarle las respuestas con bastante claridad:

Me di cuenta de que mi cáncer era un toque de atención; de que mi cáncer y el dolor que se encerraba tras él no eran más que una parte de un viaje que tenía que hacerse. Así que, cuando tuve que hacer frente a todos los desafíos de que me dijeran: «Tienes cáncer. Te quedan menos de cinco años de vida. Tu cáncer no responde al tratamiento», pude plantar cara a ese diagnóstico y decir: «¿Quién lo ha dicho? ¡No me lo trago! No estoy dispuesta a tragármelo y a representar todo ese drama. Tengo la fuerza y el enfoque suficientes, la suficiente disciplina y los motivos suficientes para vivir como para resolver todo esto con la ayuda de dios. Y si concibo esto como un toque de atención para que enfoque mi visión en alguna parte, entonces no tengo por qué morirme. Solo tengo que atender a la llamada».

El motivo más poderoso para vivir que tenía Saranne era su hija, Lauriel. Ahora que ya habían fallecido su madre y su abuela, lo que más importaba a Saranne era poder criar a su hija. Por ello, estaba dispuesta a probar «cualquier cosa, lo que fuera», por raro que pareciera, con tal de ponerse bien; y su actitud positiva, abierta de miras, le permitía ver en cada nueva sugerencia un motivo para sentirse emocionada y esperanzada, en lugar de abrumada. Así, ya fuera que el hermano de una amiga suya conociera a un sanador, o que el tío de otra fuera acupuntor, o que un vecino estuviera preparando una infusión especial de plantas medicinales, Saranne probaba con entusiasmo todo lo que le sugerían, con la esperanza de «despertar su sistema inmunitario». Una de las decisiones que tomó fue pasar a una dieta macrobiótica; aunque, al ver que esto no daba muestras de contenerle mucho el cáncer, probó después a comer muchas verduras, legumbres y proteínas sanas, limitando al mismo tiempo el azúcar, los cereales refinados, las carnes rojas, el café y el alcohol. Todas estas decisiones se basaban en una fe inquebrantable de que alguna de ellas acabaría por dar resultado:

También creo que fue la fe en que aquel cáncer podía desaparecer en cualquier momento. (...) Cuando me puse a investigar y a buscar a otras personas que hubieran tenido una remisión espontánea, o un milagro, me di cuenta de que esto no es una cosa tan rara. ¡No es tan rara! Y ¿por qué nosotros? ¿Por qué recibíamos nosotros esta bendición [de la remisión radical]? Yo he comprendido que fue porque la escuché. Escuché a aquella bendición. ¡La oigo! Oigo: «Ve a ver a tal médico». Oigo: «Sigue este tratamiento». Yo escucho para asegurarme de que estoy llenando cada momento de alegría y de gratitud absoluta. Creo que se trata más bien de escuchar. Creo que no escuchamos. Estamos tan bombardeados por los estímulos que no nos tomamos el tiempo necesario para escuchar a nuestros cuerpos. Y yo escucho. Lo oigo.

A estas alturas del viaje de Saranne por el cáncer, la mayoría de las personas se habrían sentido llenas de frustración por la falta de progreso. Llevaba ya dos años y medio en un ciclo constante de operaciones, quimioterapia y radioterapia, además de seguir todos los tratamientos alternativos que le sugerían; pero el cáncer seguía creciendo a cada paso. No obstante, gracias a su compromiso de encontrar al menos un poco de alegría en cada día, era capaz de mantenerse positiva y con esperanza en que las cosas podían dar un giro en cualquier momento. Y eso fue lo que pasó un día.

Un día, durante su tercer año de tratamiento, Saranne se afanaba en prepararse para una cuarta operación en la que correría peligro su vida, cuando el teléfono empezó a sonar sin parar. Al parecer, la noche anterior había aparecido en el programa de televisión *Dateline NBC* el médico del Dalai Lama, llamado Yeshi Dhonden, que había hablado de su tratamiento a base de plantas medicinales para pacientes de cáncer de estadio avanzado. Aunque Saranne no había visto el programa, muchos amigos suyos sí, y todos la llamaban para decirle que tenía que ir a ver a aquel hombre.

Como cabe figurarse, había mucha gente que había visto el programa aquella noche y que intentaba concertar una cita con el doctor Dhonden, de modo que Saranne era una más entre los miles de pacientes que tuvieron que sumarse a su lista de espera. No obstante, guiada por su optimismo pertinaz, tomó la decisión de preguntar a absolutamente todas las personas con las que se trataba si podían ayudarla de alguna manera a ver al médico del Dalai Lama. Fuera donde fuera, a todas las personas con las que hablaba les preguntaba si tenían algún tipo de contacto con el doctor Dhonden. Después de pasarse varios meses haciendo aquello, la insistencia positiva de Saranne acabó por dar fruto en una conversación con un paciente recién diagnosticado, con el que había hablado de ComedyCures y de sus estrategias para vivir con el cáncer. Resultó que esta persona tenía «mano» con la gente del doctor Dhonden, y se brindó a conseguir una cita para Saranne. Aquello sucedía pocos días antes de la operación que tenía pendiente:

Me dijeron que fuera a Nueva York a ver al médico del Dalai Lama con una muestra de orina y en ayunas. El médico no tenía ningún dato ni informe sobre mí. Me senté frente a él, casi tocándonos con las rodillas. Me tomó el pulso. E hizo una mueca, muy confundido. Y se rió. Y yo me reí a mi vez. Y después hizo otra mueca, y me miró, y me dijo, por medio del intérprete: «Estás muy bien». Yo tenía un cáncer de estadio 4 que nadie era capaz de controlar, ¡y él va y me dice que estoy muy bien! [ríe] Le miré a los ojos, y le dije: «Lo sé». Y él me dijo de nuevo: «Estás bien, ¡muy bien!» Y yo le dije: «¡Ya lo sé!» [ríe].

La afirmación de aquel sanador animó a Saranne; pues la verdad era que se sentía bien. Estaba más feliz que nunca, porque hacía que la felicidad y la alegría fueran su mayor prioridad de cada día. Después de aquella breve conversación, el doctor Dhonden se puso a señalar, en completo silencio, varios puntos del cuerpo de Saranne. El asombro de esta fue en aumento cuando vio que iba señalando, con precisión increíble, todos los puntos de su cuerpo donde había tenido cáncer en el pasado o lo tenía entonces. «Él veía lo que no veían los aparatos», cuenta Saranne; y se llenó al instante de la esperanza de que aquel hombre pudiera ayudarla.

Después volvió a hacer una mueca y dijo: «Esto es viejo». Y yo dije: «Lo sé». Y después dijo: «¿Puedes tener paciencia?». Y yo me reí con ganas, y le dije a mi vez, siempre por medio del intérprete: «Doctor Dhonden, si pudiera tener paciencia, lo más probable es que ahora mismo no tendría cáncer» [ríe]. Después él dijo: «Las plantas medicinales tibetanas no funcionan de la misma manera que la medicina occidental. Debes tener paciencia y esperar a que se vayan acumulando las plantas en el organismo. La medicina occidental entra muy deprisa y destruye las células. La medicina oriental se te va acumulando en el organismo y te genera energía en el sistema inmunitario. Y entonces tu sistema inmunitario combate tu propio trastorno.

Curiosamente, Yeshi Dhonden no calificó nunca de «cáncer» la enfermedad de Saranne; solo decía que era «un trastorno» que tenía en el cuerpo. A estas alturas, Saranne ya estaba impaciente por empezar a tratarse con las plantas medicinales, de modo que preguntó al médico qué podía esperar en cuanto a plazos. El médico le respondió que, si bien los síntomas del cáncer empezarían a desaparecer en cuestión de un mes, lo más probable sería que las imágenes por escaneado no mostrasen una reducción del cáncer hasta pasados unos tres meses. Saranne estaba emocionada ante la posibilidad de que el cáncer le desapareciera de verdad, y ya solo le quedaba la cuestión del coste. Pero se enteró, con gran sorpresa y alegría, que mientras que la quimioterapia le había costado unos mil doscientos dólares al día, las plantas medicinales solo le costarían del orden de un dólar al día:

De modo que me preguntó si querría tomarme sus plantas medicinales. Y yo le dije: «Señor, si me pidiera usted que me colgara ahora mismo de la estatua de la Libertad, desnuda y cantando «Dios bendiga a América», lo haría» [ríe]. Él se rió a su vez, y me dijo: «No; solo hace falta que se tome mis plantas» [ríe]. De modo que empecé a tomar las plantas medicinales... y a las treinta y seis horas empezaron a disiparse los síntomas. ¡Y él me había dicho que tardaría aproximadamente un mes!

A lo largo de toda su experiencia, Saranne se había trazado su propia lista completa de veintiséis síntomas sutiles que surgían en su cuerpo siempre que avanzaban el cáncer. Aunque sus médicos occidentales no se tomaban en serio aquella excéntrica lista suya, Saranne tenía confianza en lo que significaban dichos síntomas para su cuerpo. Sorprendentemente, al cabo de solo un día y medio de tomar las plantas medicinales del doctor Dhonden, le desaparecieron tres de sus síntomas principales: la fatiga intensa, la sensación de ardor en los labios y una sensación de picor y de ardor intenso en la zona afectada por el cáncer.

Esta mejoría más rápida de lo esperado dio a Saranne el valor necesario para posponer su cuarta operación y para decir a sus médicos occidentales que solo quería tomarse las plantas medicinales y que la tuvieran en observación atenta. Ellos, tras resistirse mucho, accedieron a ello y le hicieron un escaneado tres semanas más tarde. La imagen mostraba que la tasa de crecimiento de su cáncer se había reducido, pero que el cáncer seguía allí. Saranne, procurando atender sobre todo al hecho de que, al menos, se iba desacelerando, pidió seguir adelante con las plantas medicinales. El escaneado que se hizo a las seis semanas mostró, para gran sorpresa de todos, que el cáncer había dejado de crecer. Seguía presente, pero estaba estancado. A estas alturas, Saranne había desarrollado su propia teoría acerca de por qué funcionaban las plantas medicinales.

Lo que hacían las plantas era despertarme el sistema inmunitario; y, después, mi propio organismo combatía contra mi cáncer... Mi tratamiento de medicina occidental había golpeado al cáncer y lo había aturdido; pero cuando mi cuerpo se recuperó del golpe y del aturdimiento, el cáncer volvió al ataque con furia redoblada. No lo había curado. Yo podía probar cualquier quimioterapia, pero era resistente a ella. (...) Antes, mis médicos occidentales me habían explicado, acompañándose de gestos con las manos, que mi cáncer iba subiendo y mi sistema inmunitario caía en picado. Y aquello era porque mi sistema inmunitario funcionaba mal de entrada; por eso iba tomando ímpetu el cáncer. Y después, cuando el sistema inmunitario quedó reprimido por las diversas quimioterapias, el cáncer estaba campando a sus anchas, y mi sistema inmunitario iba de mal en peor. Cuando empecé con las hierbas, el sistema inmunitario se despertó. Después, con el tiempo, quedó supercargado. Así que, invirtiendo los gestos de las manos, mi sistema inmunitario iba subiendo y mi cáncer iba cayendo.

Cuando se cumplieron los tres meses, confirmando exactamente la predicción del doctor Dhonden, las imágenes de escáner de Saranne mostraban que los tumores había empezado a reducirse. Ella estaba loca de alegría: el momento en el que siempre había creído había llegado por fin. Durante los quince meses siguientes, la fundación ComedyCures fue poniéndose en marcha, mientras la salud de Saranne mejoraba constantemente. Después, en 2001, dieciocho meses después de haber emprendido el tratamiento con las plantas medicinales, las imágenes de escáner mostraron lo que ella tanto había esperado: no tenía indicios de enfermedad. Saranne recuerda, todavía con un temblor de emoción en la voz, las palabras solemnes que le dijo aquel día su oncólogo: «*No deje de hacer* lo que esté haciendo».

Saranne no ha dejado de hacerlo, ni muchísimo menos. Ella no había sido nunca una persona que tuviera que dormir mucho, y ahora emplea su energía irrefrenable trabajando día y noche para su fundación, que crece sin cesar. Entre otras cosas, la fundación lleva a humoristas famosos a divertir a los pacientes ingresados en hospitales, durante múltiples Almuerzos con Risas, de asistencia gratuita. Saranne asesora también a los pacientes de cáncer sobre el modo de reorientar sus vidas desde una perspectiva alegre, llena de risa, tal como hizo ella cuando estaba enferma. Aunque los cuerpos de estos pacientes no alcancen una remisión radical como la que tuvo ella, Saranne no deja de sentirse satisfecha de saber que ha ayudado a mejorar la calidad de vida emocional y espiritual de esas personas. Por último, sigue tomándose sus dosis diarias de risa y de plantas medicinales:

Si advierto que reaparece alguno de mis síntomas de cáncer, visito al equipo de Yeshi Dhonden, o les escribo, y ellos me cambian las plantas; y después observamos si mi cuerpo responde, y lo habitual es que sí lo haga. A lo largo de los años se han dado una o dos ocasiones en que yo no sentí la reducción de los síntomas con el tiempo, y entonces él volvió a cambiarme las hierbas. Y así nos situamos por delante [del cáncer], manteniendo mi sistema inmunitario en funcionamiento, a un nivel muy elevado.

Aunque algunas personas que lean la historia de Saranne podrán creer que las plantas medicinales tibetanas le produjeron por sí solas la remisión, ella no está de acuerdo. En su opinión, fue el planteamiento sanador polifacético que había adoptado antes de ver al doctor Dhonden lo que llevó a este a decirle: «Estás *muy bien*».

Me suelen preguntar si creo de verdad que el humor cura. Y lo que respondo siempre es que, a mí, el humor me curó el espíritu y me dio la fuerza necesaria para librar la batalla física. Yo conocía la vida, las enseñanzas y las investigaciones de Norman Cousins. Aquel primer fin de semana tenía algo positivo a que agarrarme; y después fui investigando cada vez más acerca del poder de la mente sobre el cuerpo y, sobre todo, acerca del poder de la alegría y la esperanza sobre el cuerpo. De manera que no creo que fuera un único elemento lo que me ayudó a tener una remisión radical y a curarme. Creo que, gracias a que tenía tan fuertes la mente y el espíritu, y gracias a que me creé un entorno emocional, espiritual, médico, social, tan lleno, tan abundante, tan sano, tan alegre (...), cuando mi sistema inmunitario se despertó [por las plantas medicinales], el resto de mi cuerpo se mostró dispuesto a seguirlo.

Hoy, más de trece años después de que le diagnosticaran cáncer de mama de estadio 4, Saranne sigue libre de cáncer; es feliz en su nuevo matrimonio, con tres hijos, y está encantada de estar viva para ver que su hija Lauriel, que es cantante y compositora, se dispone a publicar su primer álbum.

Saranne es un ejemplo maravilloso de persona que empleó la medicina convencional al mismo tiempo que las técnicas complementarias para reforzar su cuerpo, su mente y su espíritu. Este planteamiento sanador polifacético no solo le ayudó a soportar los muchos años de tratamientos médicos penosos, sino que aportó también a Saranne otras opciones (como la terapia de la risa diaria y las plantas medicinales tibetanas) cuando dejaron de darle resultado la quimioterapia, la cirugía y la radioterapia. Por muy enferma o asustada que se sintiera un día dado, no se consentía a sí misma irse a dormir sin pasar al menos cinco minutos de risa o de felicidad. Ella opina que fue este hábito diario lo que hizo posible que su cuerpo, su mente y su espíritu siguieran vivos durante los años de tratamiento médico intenso.

Lista de medidas

Muchos pacientes de cáncer, así como muchas personas que no aspiran más que a prevenir el cáncer, leerán una historia como la de Saranne y dudarán que fueran capaces de crear felicidad en sus vidas todos los días, y mucho menos padeciendo una enfermedad con peligro de muerte. La triste realidad es que muchos de nosotros *no* somos felices. En Estados Unidos, veinte millones de personas padecen algún tipo de depresión cada año [9]. Y lo que es peor: existen varios millones de personas más que, sin padecer depresión clínica, se sienten profundamente aburridas e insatisfechas de sus vidas. Estos estados emocionales tampoco son nada buenos para ayudar a nuestro sistema inmunitario a combatir las enfermedades.

La buena noticia es que, tal como descubrió Saranne, no hace falta un gran esfuerzo para dar entrada en tu vida a un poco de felicidad, ni siquiera cuando te encuentras en pleno viaje traumático por el cáncer. Pero lo que sí requiere es constancia, como la que demostró Saranne al cumplir su cita diaria con su hija para reírse juntas. Del mismo modo que no puedes ponerte en forma sentado en el sofá de tu casa, tampoco puedes aumentar tu felicidad sin hacer nada. En vez de ello, tienes que procurar resueltamente hacer todos los días cosas que te puedan aportar alguna medida de felicidad o de alegría. Al principio puede parecer forzado; pero si sigues adelante con tu compromiso diario con la felicidad, la serotonina no tardará en fluir mejor y con más rapidez.

He aquí algunas sugerencias sencillas que han probado muchos supervivientes radicales para aumentar sus emociones positivas:

Una receta para la diversión

- *Empieza cada día con una sonrisa o con una sensación de gratitud.* Para sonreír, empieza el día viendo tu vídeo favorito de YouTube, suscribiéndote a un servicio del Chiste del Día por correo electrónico o repasando algún álbum de fotos (físicas o electrónicas) que te hagan sonreír. O bien, para sentir gratitud, ten junto a la cama un diario de agradecimiento, donde escribirás cada mañana, antes de levantarte, cinco cosas por las que te sientas agradecido.
- *Controla lo que ves en los medios.* Hoy en día estamos sometidos a un bombardeo constante de información, que en su mayoría es negativa y produce miedos. Procura siempre sonreír, o sentir gratitud, *antes* de leer o de ver las noticias del día, y prueba a reducir la cantidad de noticias que recibes. Al hacerlo, quizá adviertas un cambio a mejor en tus emociones, sin dejar de mantenerte informado de la actualidad.
- *Revisa lo que ves como entretenimiento.* Además de las noticias, revisa también los programas de televisión y las películas que ves. Las películas policíacas y de crímenes pueden ser emocionantes, pero no potencian el sistema inmunitario como lo potencia una comedia; antes bien, suelen activar una reacción de estrés en el organismo. Por lo tanto, intenta añadir al menos un programa de humor más a tu menú de cine y televisión de cada semana.
- *Búscate amigos divertidos.* Así como las noticias inquietantes y las películas dramáticas pueden activar la respuesta de estrés de tu cuerpo, en vez de la respuesta curativa, el mismo efecto pueden tener tu familia y tus amigos. De

modo que haz lo que hizo Saranne: revisa seriamente cada una de tus relaciones personales y pregúntate a ti mismo: «¿Siento que esta persona me da energía o que me agota?». Empieza a limitar el tiempo que pasas con las personas que te agotan, y a pasar más tiempo con las personas que te aportan energía.

- *Vuélvete activo.* Búscate actividades que te aporten alegría y que seas capaz de realizar en tu vida cotidiana, ahora mismo. Entre las posibilidades pueden citarse hacer ejercicio, dar paseos por la naturaleza, practicar la jardinería, cantar, bailar, meditar, hacer fotografías, cocinar, llamar a un viejo amigo, hacer un regalo a alguien, participar en un coro de tu localidad, asistir a clases de música o trabajar como voluntario. Comprométete a realizar al menos tres veces por semana una actividad real (ver la televisión no cuenta) que te aporte alegría.

  Si eres una de tantas personas que han perdido el contacto con lo que les aporta alegría, toma un papel y escribe todas las veces que recuerdes haber sido feliz, aunque fuera hace mucho tiempo. Después, examina la lista y pregúntate: «¿Cuál de estas cosas quiero empezar a hacer de nuevo?». Si no puedes hacerlas por algún motivo (por ejemplo, porque tu enfermedad no te permite viajar), procura pensar alguna otra actividad que te aporte una sensación similar de felicidad. Por ejemplo, en vez de viajar, puedes comprometerte a disfrutar cada semana de un restaurante distinto o asistir a algún evento local.

- *Haz un repaso cada noche.* Todas las noches, antes de acostarte, pregúntate a ti mismo: «¿He tenido hoy al menos un momento de felicidad?». En caso positivo, recuerda mentalmente el momento y siente agradecimiento por ello. Si la respuesta es negativa, recuerda la primera sugerencia de esta lista y procura sonreír o sentir agradecimiento antes de acostarte.

El mensaje vitalista de este capítulo es, en realidad, muy sencillo: si estás sometido a estrés crónico, tu cuerpo no se puede curar a sí mismo; pero si te comprometes a vivir al menos cinco minutos de felicidad al día, estarás aportando un combustible de alto octanaje a tu sistema inmunitario. Yo, personalmente, procuro encontrar todos los días momentos de amor, de alegría y de felicidad, y te animo encarecidamente a que hagas lo mismo, pues sentirte feliz cada día, aunque solo sea durante cinco minutos, tiene tanta importancia para tu salud como cualquier medicina que pudieras tomar.

7

Aceptar el apoyo social

En la pobreza, y en las demás desventuras de la vida,
los amigos verdaderos son refugio seguro.

ARISTÓTELES

LOS SERES HUMANOS somos criaturas sociales por naturaleza,
y con esto no solo quiero decir que nos guste reunirnos a
charlar para descargarnos un poco de nuestras tensiones. Los seres humanos nos necesitamos unos a otros para sobrevivir, al nivel más esencial. Esto comienza desde que somos recién nacidos.
Un ser humano recién nacido es uno de los mamíferos más des-
validos del planeta, y depende por completo de su madre para
sobrevivir, no solo durante meses, sino durante años enteros,
mientras que un potro recién nacido, por ejemplo, aprende a andar a los cinco minutos de vida. Los seres humanos seguimos
dependiendo unos de otros durante toda la vida, porque a lo largo de nuestra historia, la vida en grupo ha mejorado tanto nuestra
seguridad personal como la producción de alimentos.

No obstante, puede que cuando más indispensable nos resulta el apoyo de los demás sea cuando estamos enfermos. Lo
ideal es que, cuando tenemos una enfermedad, tengamos a nuestro lado a unos seres queridos que nos preparen caldo caliente,
nos arropen con una manta y se encarguen de llamar a nuestro
jefe para decirle que no podemos ir a trabajar. Estos son los modos prácticos en que nuestra familia y nuestros amigos nos apoyan cuando no nos sentimos bien. No obstante, los investigadores
han descubierto recientemente que los seres queridos también
ayudan a nuestros cuerpos de una manera más sofisticada. Cuando estamos rodeados de nuestros seres queridos, o incluso de

nuestros animales de compañía, la sensación de recibir amor libera hormonas poderosas en nuestro flujo sanguíneo[1], lo que no solo nos hace sentirnos mejor emocionalmente, sino que también nos refuerza significativamente el sistema inmunitario[2]. Recibir amor de los demás cuando estamos enfermos tiene el efecto real de ayudar al cuerpo a sanarse a sí mismo.

Por eso no debe extrañarnos que recibir el amor de los demás (el «apoyo social») sea uno de los nueve factores clave de mi investigación sobre la remisión radical. En el presente capítulo exploraremos a fondo la importancia del apoyo social, centrándonos en sus tres aspectos principales. Si bien todos entendemos por instinto la importancia que tiene el apoyo social, repasaremos también las investigaciones que lo confirman. Después, conoceremos la historia de sanación de Kathryn, una mujer que no habría superado jamás su cáncer de hígado avanzado si no hubiera contado con el amor y el apoyo que recibió de los demás. El capítulo concluye con algunos pasos sencillos que puedes dar para introducir más amor y más apoyo en tu vida.

Recibir amor ayuda al cuerpo a sanarse

Prácticamente todos los supervivientes radicales que he estudiado y estudio creen que el amor que recibieron de los demás cuando estaban enfermos tuvo un verdadero efecto a la hora de ayudar a sus cuerpos físicos a sanarse. Aquello sorprendió a algunos, pues no se esperaban que el amor pudiera ejercer un efecto tangible sobre sus cuerpos. Para otros, lo sorprendente fue la cantidad de amor con que los colmaban, no solo sus familiares y sus amigos íntimos, sino también otros amigos a los que no veían desde hacía mucho, o a veces incluso personas a las que apenas conocían.

Uno de estos supervivientes es Nancy McKay, una mujer entregada a su labor de esposa, de madre y de ministra religiosa. Nancy tenía cincuenta y cuatro años cuando le descubrieron un melanoma con metástasis en los nódulos linfáticos, y sus médicos le dijeron que solo le quedaban de uno a dos años de vida. Ella, negándose a aceptar este pronóstico, optó en cambio por preparar un plan integrativo en el que se combinaban la cirugía y las vacunas anticancerosas experimentales con las oraciones y las plantas medicinales chinas. Pero lo que no se esperaba era la efusión de amor que recibió.

Un viejo amigo me preguntó hace poco: «¿A qué atribuyes tu curación?». Yo me vi reflejada en sus ojos y respondí: «Al amor, a la oración y a la buena medicina experimental». Él reflexionó sobre lo que le había dicho, sonriente. Después me preguntó: «¿En ese orden?». Entonces fui yo la que tuve que pensármelo un rato. Por fin asentí: «Sí. En ese orden». El amor me vino de muchas direcciones: mi marido me apoyaba; mi hija se ofreció a quedarse embarazada en seguida para que yo pudiera conocer a un nieto antes de morir; todos los fieles de la iglesia donde ejercí de ministra durante diez años me escribieron o me llamaron; me llegó una bufanda suave desde el otro extremo del país, con una nota que decía: «Que esto sea una caricia suave desde la distancia»; y, naturalmente, nuestros dos gatos se turnaban para acurrucarse junto a mí en el sofá, sin dejarme sola ni un momento. En mis momentos más bajos, flotaba a mi alrededor una sensación de amor y de cariño. Descubrí que no podría volver a decir nunca que no me querían. Lo entendí. Me quieren...; incluso me quiero a mí misma.

Han pasado ya más de veinte años desde que los médicos dijeron a Nancy que solo le quedaban uno o dos años de vida, y ella disfruta ahora de una vida llena de amor y libre de cáncer. En esta misma línea, muchos de los sanadores alternativos a los que he entrevistado creen también que enviar amor a una persona enferma puede mejorar significativamente el estado físico de esa persona. Uno de esos sanadores es Dane Silva, sanador kahuna de Hawái que me contó la siguiente anécdota sobre lo que es enviar amor a una paciente:

Entré justo a tiempo de oír que el médico decía a mi paciente: «Morirá usted esta noche, a menos que me dé permiso para conectarla a estas máquinas». Eran para mantenerle en movimiento el corazón y los pulmones. Y ella no quería darle permiso. De modo que, cuando el médico se marchaba, lo detuve y le pregunté: «¿Hay otras opciones o alternativas?». Él me dijo: «No las hay. Si ella no me da permiso para conectarla a estas maquinas, morirá esta noche». Yo le dije: «Bueno, ¿sabe usted?, yo he llamado a un montón de amigos para que vengan esta noche, y creemos que existe otra opción». Dos horas más tarde, me marché y me fui a mi casa. Allí estaban todos los amigos, cantando, contando chistes, tocando música, divirtiéndose mucho. A la mañana siguiente, fue ella la que se marchó. Fue a rehabilitación y se volvió a su casa. Sí que existía otra alternativa. No se conectó a las máquinas. Cuando me despedí, estaba respirando con normalidad, con buen pulso y niveles de saturación de oxígeno casi perfectos. (...) Los familiares, los seres queridos, le aportaron energía para aquella sanación psicosocial.

Desde el punto de vista de Dane como sanador kahuna, el amor es una forma de energía de alta frecuencia y que induce la salud. Por eso se cree que dar amor (o energía de alta frecuencia) a un enfermo ayuda a esa persona a despejar cualquier bloqueo energético que tenga, y contribuye a devolver el equilibrio a sus sistemas corporales.

Existe un gran volumen de datos científicos que apoyan la idea de que recibir amor emocional de los demás es beneficioso para el cuerpo físico. En primer lugar, desde un punto de vista más general, los estudios han mostrado repetidas veces que las personas que tienen más conexiones sociales viven significativamente más tiempo que las personas con menos conexiones sociales[3], y que aquellas tienen, además, tasas menores de cáncer[4]. Lo sorprendente de esta fuerza vivificadora de la conexión social es que se ha demostrado que resulta más beneficiosa que el ejercicio, que la dieta, o incluso que el alcohol y el tabaco[5]. Dicho de otro modo, en las comunidades unidas por vínculos estrechos, cuyos miembros suelen comer y relajarse juntos, dichos miembros viven más que la media incluso cuando comen alimentos con grasas, beben alcohol, fuman o no hacen mucho ejercicio. (Evidentemente, si a lo que aspiras es a estar lo más sano posible, procurarás aumentar tu red de apoyo social y, al mismo tiempo, seguirás una dieta sana, reducirás el consumo de alcohol y de tabaco y harás ejercicio).

Si estás afrontando un diagnóstico de cáncer, la buena noticia es que se ha demostrado que las conexiones sociales fuertes también aumentan significativamente el tiempo de supervivencia, en un 25 % como media[6]. En un estudio reciente, las pacientes de cáncer de mama que fueron capaces de aumentar su apoyo social durante sus viajes por el cáncer redujeron su tasa de mortalidad en un increíble 70 %[7]. Si tienes cáncer y estás soltera o soltero, no te preocupes. No es necesario que estés casado ni que tengas hijos para gozar de los efectos sanadores del apoyo social. Antes bien, los estudios han mostrado que lo que más importancia tiene es contar con un apoyo social fuerte, y que no importa si ese apoyo fuerte lo brindan dos amigos íntimos, treinta conocidos o un cónyuge[8].

Además de estos estudios más amplios, en los que se examinan las tasas de supervivencia de grupos numerosos, los investigadores también han observado lo que pasa en el organismo de un individuo cuando este recibe el amor y el apoyo de sus amigos y familiares. Lo que han descubierto (a base de resonancias magnéticas y de análisis de sangre y saliva) es que recibir amor y apoyo social conduce a incrementos significativos de potentes hormonas curadoras, como la dopamina, la oxitocina, la serotonina y las endorfinas[9]. Estas hormonas, a su vez, potencian el sistema inmunitario transmitiendo señales que hacen reducir la inflamación, aumentar la circulación de la sangre y del oxígeno e incrementar el número de leucocitos, de hematíes, de linfocitos T cooperadores y de células LGG[10]. Todos estos cambios ayudan a tu organismo a localizar las células cancerosas y a eliminarlas. Lo que nos muestran estos estudios es lo que ya dan por sentado los supervivientes radicales y los sanadores alternativos: que recibir el amor de otras personas ayuda a tu cuerpo a sanarse.

EL OBJETIVO ES NO SENTIRTE SOLO

El segundo aspecto de recibir amor y apoyo es la idea de que el objetivo general es no sentirte solo, aunque los métodos para conseguirlo variarán de una persona a otra. Por ejemplo, a algunos pacientes de cáncer les basta con estar rodeados de su familia más cercana y de sus amigos para no sentirse solos. Otros pacientes pueden seguir sintiéndose solos en su viaje por el cáncer aunque la familia y los amigos les aporten consuelo. A estas personas, generalmente, les vendrá bien unirse a grupos de apoyo al cáncer, o a clases de ejercicio en grupo para pacientes de cáncer, con el fin de conectar con otras personas que estén pasando por una experiencia semejante.

Muchos supervivientes radicales con los que he hablado tienden a preferir rodearse de pacientes de cáncer que estén tomando decisiones semejantes a las de ellos. Trabajan para no estar solos a base de leer toda la información que pueden encontrar sobre casos de remisión radical, o procurando conocer en persona a supervivientes radicales, siempre que sea posible. Pero también hay personas de las que asesoro que, cuando más capaces son de no sentirse solos es cuando *sí* están solos, como por ejemplo cuando están sumidos en honda oración o practicando la meditación. El objetivo común es, simplemente, no sentirse solos, con independencia de la diversidad de modos en que se pueda alcanzar.

«Rita» es una bibliotecaria a la que diagnosticaron linfoma no-Hodgkin MALT (linfoma de la mucosa asociada al tejido linfoide) de estadio 4, y encontró muchos modos de no sentirse sola. Entre otras cosas, buscó inmediatamente un grupo de apoyo:

Me afilié a grupos de apoyo, porque he leído que participar en un grupo de apoyo aumenta la longevidad... y también como modo de dar salida a muchas cosas de las que, en realidad, no podrías hablar con otras personas sin que te estuvieran mirando como a un enfermo de cáncer. (...) También por eso quise seguir ejerciendo de bibliotecaria de temas de salud, porque tenía la sensación de que, gracias a la gente que he conocido y que cuentan con sus propias historias de sanación, he tenido la ventaja de entender lo que pasa cuando padeces cáncer y lo que pasa cuando te encuentras en una situación en que las cosas son relativamente desconocidas; cómo las afrontan las personas, y cosas así.

Durante los tres meses que Rita tardó en obtener una segunda y una tercera opinión por parte de otros médicos, y mientras se afanaba por aumentar su apoyo social y reducir su estrés, el linfoma le desapareció casi por completo. Este giro repentino de la situación sorprendió tanto a Rita como a su médico. Desde entonces, Rita sigue manteniendo un buen nivel de apoyo social... y su cáncer ha continuado remitiendo durante más de ocho años.

Muchos de los sanadores a los que he estudiado subrayan, del mismo modo, el peligro que representa la soledad para la salud de una persona. Por ejemplo, Atarangi Muri, sanador maorí tradicional de Nueva Zelanda, considera que el apoyo amoroso por parte de la comunidad propia constituye una parte de la definición esencial de lo que es la salud:

Para la mayoría de los maoríes, la salud se podría definir por cómo les va a sus whānau *[familias], por el equilibrio que tiene uno en la vida, por lo que hacen ellos por su comunidad local, por la influencia de nuestros mayores en nuestras vidas y por lo felices y equilibrados que están nuestros hijos. (...) El mantenimiento moderno [de la salud entre los maoríes] se consigue principalmente por las reuniones tribales, como nuestros* kapa haka *[representaciones dramáticas], los* waka ama *[regatas de canoas autóctonas] y los deportes locales. Muy pocos maoríes son aficionados a los deportes individuales; tienden a preferir entornos más grupales.*

Los maoríes creen que estar integrados en una comunidad con lazos fuertes es sanador para el cuerpo. Cuando realizaba mis investigaciones en Nueva Zelanda, me sorprendió lo unidos que estaban los maoríes, y que todos vivieran cerca unos de otros, en comunidades con lazos estrechos. Esto es muy distinto de la cultura predominante en los Estados Unidos, donde solemos vivir en casas separadas por cercas, y en muchos casos ni siquiera conocemos a nuestros vecinos. A los sanadores maoríes que conocí, este tipo de conducta les parece extraña, solitaria y, en última instancia, malsana, pues significa que recibes muy poca energía sanadora de las demás personas.

Puede que tengan razón los maoríes al considerarnos extraños, ya que los estudios han demostrado repetidas veces que la soledad, o la falta de conexión social, conduce, en efecto, a una muerte temprana[11]; en algunos casos, se ha observado que la soledad aumenta la tasa de mortalidad hasta en un 50 %[12]. En un estudio muy extenso realizado sobre pacientes de cáncer de mama, las mujeres que tenían menos relaciones sociales antes de que se les diagnosticara la enfermedad tenían *el doble* de probabilidades de morir de cáncer de mama que las mujeres que tenían conexiones sociales fuertes desde un principio. Lo más temible es que las mujeres de este estudio que siguieron solas durante su viaje por el cáncer terminaron con una probabilidad cuatro veces mayor de morir de cáncer de mama, en comparación con las mujeres que obtuvieron el apoyo de diez amigos o más[13]. Y cuando los investigadores analizaron la sangre y la saliva de personas solitarias, hallaron que la soledad está asociada a mayores niveles de cortisol (la hormona del estrés)[14] y a un perfil inmunitario deprimido[15], lo que significa que hay menor capacidad para retirar del cuerpo las células cancerosas. Estos estudios sobre la soledad, en su conjunto, nos muestran que, así como la conexión social puede ser, por sí sola, un potente elemento potenciador de la inmunidad, la soledad, por su parte, puede ser un asesino silencioso. Por tanto, si te sientes solo en la vida, es tan vital para tu salud que des los pasos necesarios para reducir tu soledad como el que tomes otras medidas, tales como comer verduras y hacer ejercicio con regularidad.

LA IMPORTANCIA DEL CONTACTO FÍSICO

El tercer aspecto de recibir amor y apoyo es la importancia del contacto físico para la sanación. No estoy hablando de la intimidad sexual, sino más bien de cosas como abrazarse, pasar un brazo por el hombro de una persona, acurrucarse juntos o dar a una persona un masaje que le alivie el dolor. Para muchos de los supervivientes con los que trabajo, recibir contacto físico humano con regularidad constituye una parte esencial de su proceso de sanación, sobre todo si están padeciendo dolores o tienen que estar en la cama.

Una persona a la que el contacto físico aportó un beneficio inmenso fue una mujer a la que llamaremos «Diana», y que tenía sesenta y un años cuando le diagnosticaron cáncer de cuello de útero de estadio 4. Empezó probando la medicina convencional en todo su alcance, pasando ocho ciclos de quimioterapia de diversos tipos, sin que ninguno de ellos le sirviera. Por fortuna, el apoyo emocional y el contacto físico que recibía de su marido le ayudó a salir adelante en aquel duro viaje.

Estuve ingresada en el hospital 115 días, hasta que me mandaron a mi casa a morirme, y mi marido no se apartó nunca de mi lado. Dormía en la habitación conmigo todas las noches; estaba allí todo el día, todos los días. Cuando yo estaba peor, se metía conmigo en la cama para abrazarme. No he visto nunca ni tengo noticias de otra persona que haya recibido tanto apoyo como el que me daba él. A mí me tranquilizaba mucho saber que estaba allí. Cuando pienso en cómo estuvo conmigo, todavía me brotan lágrimas de agradecimiento.

Por último, mandaron a Diana a su casa con cuidados paliativos, y entonces ella pidió a todos sus familiares y amigos que rezaran por ella, mientras se sometía plenamente a la voluntad de Dios. Sorprendentemente, la salud le fue mejorando; y ahora, más de cinco años después, no tiene indicios de enfermedad. Siente un agradecimiento especial por todo el consuelo físico, apoyo emocional y oraciones que recibió de su familia y amigos.

Uno de los sanadores que he conocido y que emplea contacto físico suave en su trabajo es Pamela Miles, maestra de Reiki que ejerce desde 1986. El Reiki es una práctica espiritual de sanación que procede de Japón, y en la que se aplica un contacto suave, sanador, a una persona, que está completamente vestida. Las aplicaciones de manos son no invasivas y se practican sobre la cabeza, la parte delantera y trasera del torso, y en cualquier otra parte donde tenga molestias el paciente. Esta imposición de manos suave evoca en el cuerpo del paciente una respuesta curativa natural. Pamela describe de este modo el poder del tacto Reiki:

Aunque todavía no sabemos cómo ni por qué sucede esto, el tacto Reiki mejora de alguna manera el sentido de conexión espiritual del paciente, aportando una conciencia de que, mientras vivimos como individuos, también formamos parte, cada uno de nosotros, de algo más amplio que nuestros seres separados. Sentir una conexión espiritual permite a tu organismo soltar sus pautas constreñidas habituales y caer en una relajación profunda. En este estado, los mecanismos de autosanación de tu organismo se recalibran, de modo que el cuerpo puede abordar de manera más eficiente las zonas que han quedado desequilibradas por el estrés.

En lo que se refiere a los estudios científicos sobre el tacto humano, las investigaciones han mostrado que el contacto entre dos seres humanos libera muchas de aquellas mismas hormonas curativas que se liberan cuando recibimos amor y apoyo (por ejemplo, la serotonina, la dopamina, las endorfinas); aunque la oxitocina (llamada coloquialmente «la hormona de los mimos») se segrega en cantidades especialmente notables con el contacto físico[16]. La oxitocina es una hormona potente que ayuda al cuerpo en muchos sentidos: reduce la inflamación y el dolor; reduce la tensión arterial y los niveles de cortisol; mejora la digestión (y, por tanto, la absorción de los nutrientes), y, quizá lo más importante de todo para los pacientes de cáncer, mejora la función inmunitaria[17]. Esta lista increíble de los beneficios que aporta a la salud la oxitocina nos explica por qué tantas de las personas que he investigado subrayan la importancia del contacto físico para la sanación.

Si ahora mismo no tienes una relación personal que te aporte mimos, no te preocupes: un animal de compañía te servirá igual. Los estudios han mostrado que con la compañía de los animales recibimos la misma liberación maravillosa de hormonas curativas que con la compañía de nuestros amigos y familiares, y se ha observado que las personas que tienen animales de compañía viven significativamente más que las que no los tienen[18]. Uno de mis estudios favoritos sobre animales de compañía se realizó con dos grupos de conejos. A todos los conejos se les administró una alimentación alta en colesterol, pero solo los conejos de un grupo recibían una sesión diaria de caricias a manos de seres humanos. Al final del estudio, los conejos que habían recibido caricias a diario tenían un 60 % menos de bloqueos en las arterias que los conejos que habían estado aislados[19]. En otras palabras, el contacto físico permitió a estos animales eliminar mejor el exceso de colesterol que se les estaba administrando. En estudios con seres humanos, los investigadores han observado que recibir abrazos, aunque solo sea diez segundos al día, te puede reducir la tensión arterial, reducir también el cortisol y aumentar la oxitocina[20]; de modo que, además de una manzana al día, como dice el refrán, también puedes plantearte la posibilidad de tomarte un abrazo o dos al día.

Ahora que hemos explorado los aspectos principales del apoyo social, quiero presentarte la historia de Kathryn. Aunque Kathryn Alexander hizo una gran variedad de cosas para ayudarse a sí misma a curarse el cáncer, ella cree, con absoluta certeza, que su recuperación no se habría producido nunca si no hubiera sido por el amor y el apoyo inmensos que recibió de sus amigos y de su comunidad religiosa. Su historia es un hermoso ejemplo del poder sanador que tiene no solo el dar, sino también (y quizá con más importancia) el recibir.

La historia de Kathryn

Kathryn Alexander tenía sesenta y tres años cuando, una mañana, se desmayó al dirigirse al baño. Es una mujer divorciada, que trabaja en su casa y vive sola, por lo que no había nadie que le ayudara. Por fortuna, volvió en sí a los pocos minutos, sintiéndose muy desorientada y con un doloroso chichón en la cabeza. Como no se había desmayado nunca hasta entonces, llamó inmediatamente a la enfermera de admisiones de su hospital local, y la enfermera le recomendó que se buscara a alguien que la llevara en coche a urgencias, para que comprobaran que no era nada más que una deshidratación.

Kathryn no se animaba a ir, porque por entonces no podía permitirse un seguro médico personal, y quería aguantar hasta los sesenta y cinco, cuando empezaría a cubrirle el sistema Medicare. Pero llegó a la conclusión de que un desmayo no era cosa para tomársela a la ligera, de modo que llamó a una amiga, que se prestó de buena gana a llevarla en coche al servicio de urgencias próximo. Por entonces, sus fuentes principales de apoyo eran su grupo estrecho de amigos y la fuerte comunidad local de fieles del grupo religioso al que pertenecía, porque ya no mantenía contacto con su exmarido, y su única hija vivía a más de mil kilómetros de distancia.

Por desgracia, lo que había comenzado como un desmayo sin mayor importancia se convirtió en el mayor desafío de salud de la vida de Kathryn, pues una TAC que le hicieron como medida de precaución desveló la presencia de un tumor grande en el hígado. Kathryn pasó una semana en el hospital, mientras las facturas se iban amontonando, y mientras los médicos intentaban determinar qué era exactamente lo que le pasaba. Tenía ligeramente altos los indicadores de cáncer de hígado en la sangre, lo cual, sumado al gran tumor que se le apreciaba en la TAC, condujo a sus médicos a recomendarle una intervención quirúrgica inmediata con el fin de extirpar el tumor, posiblemente canceroso. En la operación tendrían que quitarle entre la mitad y las dos terceras partes del hígado; pero esto no es tan peligroso como parece a primera vista, porque el hígado es el único órgano del cuerpo humano que tiene la capacidad de regenerarse.

Pero Kathryn sentía, por intuición, que la operación era una decisión demasiado precipitada; quería asegurarse de que se tratara de cáncer antes de que le quitaran hasta dos terceras partes del hígado. Así que insistió en que le hicieran primero una biopsia, que solo requeriría una intervención menor. Pidió que le recomendasen a un cirujano que le pudiera realizar la biopsia, y muchos le dieron el nombre de un médico determinado. Pero este estaba de viaje, de modo que a Kathryn la enviaron a su casa, con una cita para ver al cirujano una semana más tarde. Cuando se reunió con él, le explicó que quería hacerse una biopsia antes de someterse a una operación tan importante.

Dije al cirujano que quería una biopsia y él me dijo «muy bien»; y acordamos día y hora para la biopsia, que se suponía debía ser una intervención ambulatoria. El día anterior a la biopsia llamé al hospital para preguntar cuánto tiempo tendría que pasar allí, para poder decir a alguien a qué hora me podía pasar a recoger. Y la enfermera me dijo: «Dos semanas». Y yo dije: «¿¿Para una biopsia?!». Ella lo comprobó, y resultó que el cirujano había preparado la operación sin decírmelo; porque, según el modo de pensar de los cirujanos, una biopsia no es más que un preliminar de una operación. Lo hacen solo para determinar qué tienen que hacer. Así que ¡lo cancelé! Y conseguí por fin que me hicieran una biopsia [otro médico].

Cuando Kathryn recibió los resultados de la biopsia, las noticias no fueron buenas: tenía cáncer hepatocelular (de hígado) de estadio 3B, y su tumor tenía el tamaño de un pomelo. La rodeó inmediatamente una sensación de pesadez, como una nube. Se estaba cumpliendo el peor de sus presagios, y se encontraba cara a cara con la posibilidad de una muerte más temprana de lo que esperaba.

Recuerdo que estaba de pie junto a la ventana [de la habitación del hospital] y me preguntaron si quería vivir o no. Y yo dije: «Sí. Quiero vivir». (...) Estaba bien claro que no me sentía completa [en la vida], por lo que no tenía ninguna intención de dejar [esta vida] de manera incompleta. No tengo miedo a la muerte (...) pero no me parecía que fuera aquel el momento. (...) De modo que supe entonces que no iba a morir. Y cuando tomas una decisión como esa, hay un sitio del que te sale. No es una cuestión de palabras. No es una cuestión de pensamientos. Te sale de verdad del núcleo de tu ser. Tienes claro que eso es, exactamente, lo que va a pasar.

Pero una vez que Kathryn hubo tomado la decisión de vivir, tuvo que afrontar a continuación uno de los problemas más acuciantes de la vida: el dinero. Como profesora universitaria adjunta, sin beneficios sociales, vivía mes a mes de sus modestos ingresos como profesora. Solo le faltaban dos años para poder recibir asistencia sanitaria por el sistema Medicare; pero hasta entonces no se había podido permitir un seguro de enfermedad privado. Así pues, aunque su alma había elegido vivir, su mente estaba preocupada por el modo de pagarlo.

Una de las cosas que dije en aquella conversación en la habitación del hospital... Como no tenía seguro médico, y no tenía idea de qué hacer, dije: «Si salgo viva de esto, será porque otras personas se preocupan por mí». ¡Y esas personas aparecieron! O sea, yo no podía trabajar. No tenía ahorros. No tenía seguro. Pero todo se arregló, de alguna manera. Y se arregló porque yo fui capaz de compartir

*la realidad de mi experiencia, y la gente entró en sintonía con ello,
y se presentaron, sin más, para hacer lo que hiciera falta.*

En cuanto corrió la voz entre sus amigos y entre los miembros de su comunidad religiosa de que Kathryn tenía cáncer de hígado de estadio 3, la inundó al instante una oleada de apoyo, tanto económico como emocional. Una persona, que por entonces no era en realidad más que una conocida de Kathryn, le dijo que le pagaría el alquiler de su casa todos los meses mientras le hiciera falta. Kathryn lo aceptó, con lágrimas en los ojos, pues sabía que tendría que dejar de ejercer la enseñanza durante algún tiempo para poder centrarse plenamente en su salud. También había trabajado mucho recaudando fondos para su comunidad religiosa, de modo que los miembros de esta le devolvieron el favor organizando un acto benéfico en su honor, cuyo saldo contribuyó a pagar las facturas exorbitantes del hospital. El apoyo económico que recibía no dejaba de conmoverla y de maravillarla.

Yo tenía un amigo que hablaba de mí a sus conocidos; y un conocido suyo me envió mil dólares. ¡Y yo sigo sin conocer a aquel hombre! Ni lo conocía, ni había hablado nunca con él, ni lo había visto nunca.(...) La lección que nos enseña todo esto es que no nos quieren por ser quienes somos, sino porque somos. No me conocía. No me estaba dando nada a mí, personalmente, porque no me conocía personalmente. Estaba dando porque se preocupaba por otro ser humano.

Estos actos anónimos de generosidad llenaron a Kathryn de sentimientos inmensos de gratitud y de humildad, y de la sensación creciente de que recibía amor. A petición de sus amigos, también empezó a enviar mensajes por correo electrónico en los que contaba cómo le iban las cosas. El objetivo de los mensajes era mantener informados de su estado a sus amigos y a su comunidad religiosa; no obstante, siempre la maravillaban las respuestas inesperadas de amor y de apoyo que recibía después de enviar cada mensaje. Resultaban especialmente conmovedoras las respuestas con mensajes de ánimo emocional, y ella las guardaba todas en un fichero aparte de su ordenador para poder releerlas siempre que le hacía falta un empujón emocional.

Además de hacerla sentir que recibía amor y que cuidaban de ella, el apoyo emocional y económico que recibió Kathryn le permitió seguir el camino de sanación que le parecía adecuado intuitivamente. Aunque ya tenía cáncer oficialmente, su larga experiencia en la medicina complementaria le decía que extirpar quirúrgicamente el tumor y recibir quimioterapia y radioterapia no le resolvería el problema de manera permanente. La idea de envenenar el órgano mismo que se encarga de desintoxicar el cuerpo la desconcertaba como estrategia terapéutica. Por ello, Kathryn dijo a sus médicos que iba a probar otros planteamientos.

Incluso en el campo de la medicina alternativa, el apoyo social siguió desempeñando un papel fundamental para Kathryn. Cada amigo con quien hablaba le sugería una vitamina o un suplemento de plantas medicinales que podía probar, o un tratamiento determinado que podía plantearse. Sobre la base de estas recomendaciones, además de sus propias investigaciones acerca de las cosas que le recomendaban, probó diversos suplementos, y siguió tomando después solo aquellos que producían efectos perceptibles en su cuerpo. Uno de estos fue un suplemento de áloe llamado Ambrotose, y otro fue un suplemento de salvado de arroz llamado Vital PSP. Mientras tanto, ella ya hacía una alimentación muy sana, por lo que optó por no volverse loca con cambios de dieta drásticos.

La idea de cambiar mi dieta alimenticia no me parecía soportable. En cualquier caso, creo que no estaba comiendo mal. No tomo harina blanca. No tomo azúcar blanco. Soy vegetariana en gran medida: solo como pollo. Uso principalmente alimentos ecológicos y todo eso, de modo que no quería meterme con aquello. Podía haberme hecho macrobiótica. Tengo una amiga que se curó del cáncer de mama con la macrobiótica. De hecho, he conocido a va-

rias personas que han hecho eso. Yo, sencillamente, no podía con la dieta macrobiótica. Es demasiado estricta; exige más disciplina de la que yo tengo.

Si bien la intuición de Kathryn no la impulsaba a hacer grandes cambios de dieta, sí que le decía que probara modalidades de sanación energética como el BodyTalk, y así lo hizo, y le pareció increíblemente útil. Un amigo suyo le sugirió que aprovechara las sesiones gratuitas de acupuntura que ofrecían los estudiantes que hacían el internado en una escuela de acupuntura local, de modo que también empezó a recibir acupuntura todas las semanas. El tratamiento energético más importante de todos lo conoció por pura casualidad en un grupo de negocios al que pertenecía ella: era un tratamiento de sanación por frecuencias que se ofrecía en Arizona y se llamaba Life Vessel:

El planteamiento [de Life Vessel] se basa en las frecuencias. [Su inventor] creó una caja en cuyo interior te acuestas y oyes música, y la caja vibra con la música. De modo que estás en un espacio muy completo. Todo tu cuerpo vibra al mismo nivel de frecuencias de la música; y la teoría, por supuesto, es que las células sanas vibran a un nivel determinado y las células no sanas vibran a un nivel distinto. Así que, si cambias la vibración a «salud», entonces lo que no está vibrando como bueno desaparece.

Los tratamientos de Life Vessel concuerdan con lo que hemos visto en varios de los capítulos anteriores, a saber, que todas las cosas de la vida vibran a nivel atómico. Muchos sanadores alternativos parten de este hecho como base de sus tratamientos para el cáncer, y emplean la sanación energética por aplicación de manos, la musicoterapia, o máquinas electrónicas, procurando desplazar las células de sus pacientes hacia una vibración más sana. Estos tratamientos por frecuencias son difíciles de estudiar, de momento, con las herramientas científicas y diagnósticas de que disponemos en la actualidad; dicho de otro modo, todavía no tenemos el «microscopio» adecuado para ver lo que pasa durante estos tratamientos. Pero yo espero que dentro de pocas décadas hayamos desarrollado la tecnología necesaria para evaluar este interesante método nuevo de tratamiento.

Aunque el Life Vessel era costoso, Kathryn decidió que se trataba de su mejor opción; y se quedó asombrada al ver lo bien que se sentía tras un solo tratamiento. Sus amigos también notaron la mejoría. No obstante, los tratamientos no solo eran caros, sino que la obligaban a viajar a Arizona una semana al mes, y a guardar mucho reposo las otras tres semanas del mes. Kathryn supuso que esto sería imposible; pero cuando sus amigos se enteraron de que quería seguir adelante con los tratamientos, hicieron posible el milagro a base de actos de recogida de fondos improvisados y de su apoyo económico generoso. Kathryn estaba abrumada de gratitud al ver que le hacían el regalo de poder dedicar todo su tiempo y energía a su sanación; un regalo que ella quisiera sinceramente que pudieran recibir todos los pacientes de cáncer.

Hablando de recibir, Kathryn reconoce abiertamente que a ella no se le daba muy bien aceptar ayuda antes de recibir su diagnóstico de cáncer. Siempre había sido de esas personas que intentan hacerlo todo por sí mismas. No obstante, cuando le diagnosticaron el cáncer, comprendió rápidamente que no sería capaz de sobrevivir a aquel viaje si intentaba arreglárselas por sí misma, tanto en el sentido económico como en el emocional. Si bien al principio le resultaba difícil aceptar tanta ayuda y apoyo, terminó por ver todo el proceso bajo una nueva luz.

Una de las mayores lecciones que he aprendido al estar enferma es el poder de la reciprocidad. La reciprocidad es permitir el flujo de dar y de recibir. Es dar; no es manipular, ni sobornar, ni coaccionar; y es recibir, no es quitar ni engañar. (...) Y estamos muy acostumbrados a dar, porque es un juego de poderes: dar te hace sentirte bien, como que «has quedado bien» y todo eso. Pero no puedes dar si no hay alguien dispuesto a recibir. Esta fue la gran lección que aprendí: tenía que permitir ese flujo. Aprendí que, para la gente, dar es un privilegio, y que para mí también era un privilegio recibir.

Así, Kathryn recibió con gratitud el don de los tratamientos Life Vessel, que le entregaban sus amigos y su comunidad religiosa, y empezó a viajar en avión a Arizona todas las semanas para recibir el tratamiento por frecuencias. Por entonces también visitaba regularmente a su oncólogo para que le analizara la sangre. Aunque su aspecto externo y sus análisis de sangre mejoraban constantemente, el oncólogo no se interesaba mucho por las técnicas de sanación que aplicaba ella.

Todos los que me veían advertían que tenía mucho mejor aspecto cuando volvía [de los tratamientos de Life Vessel]. Así que yo recibía constantemente estos mensajes de ánimo. Y hasta el oncólogo me decía: «Parece usted demasiado sana para estar enferma». Por entonces quería hacerme quimioembolización, a lo que yo no accedí. Y él se irritaba bastante, porque yo prácticamente no seguía ninguna de sus indicaciones . (...) No me preguntaba nunca lo que hacía; y cuando yo le decía que estaba haciendo muchas cosas, él decía: «Oh, no está haciendo nada».

Aunque el oncólogo de Kathryn no creía que lo que hacía esta pudiera tener ningún efecto sobre su cáncer de hígado, ella sabía sin el menor género de dudas que se sentía más sana a consecuencia de todos los cambios que estaba realizando. Como creyente que era desde siempre en la conexión entre la mente y el cuerpo, también aprovechaba el tiempo que pasaba recibiendo el tratamiento del Life Vessel para meditar profundamente sobre su vida, para reflexionar sobre sus decisiones anteriores y sobre sus hábitos emocionales, y para preguntarse a sí misma por qué había contraído el cáncer.

Yo tengo muy claro que existe una conexión entre la mente y el cuerpo. (...) Durante los quince años de mi vida de casada me encontré en cierta situación que me producía mucha ira; pero yo no lo entendía verdaderamente, y tampoco sabía bien el modo de expresar la ira. (...) La ira se debía a que yo no me sentía valorada. (...) Y esa ira se me instaló en el hígado. Cuando estaba en el Life Vessel, pude ver la pauta de cómo entendía mi experiencia y de cómo la había traducido de ese modo. Así que ahora ya soy capaz de ver el modo en que contribuyeron a la enfermedad mis pensamientos y mis sentimientos. Y el hecho de entender la pauta no significa que esta vaya a desaparecer; pero sí significa que ahora soy capaz de reconocerla cuando se produce, y que ahora soy capaz de controlarla, cosa que antes no podía.

Según la teoría de la Medicina Tradicional China, el hígado es el órgano que procesa la emoción de la ira. Cuando Kathryn empezó a tener estas intuiciones sobre las relaciones entre la mente y el cuerpo, decidió probar a liberar su ira reprimida en las semanas de descanso entre sus tratamientos de Life Vessel. Una de las muchas maneras en que lo hizo fue apuntándose a un curso de expresión emocional, que culminaba con la representación de una pieza de interpretación creativa. Mientras tanto, sus amigos la ayudaban constantemente, aunque solo fuera pasándose a visitarla. Su apoyo le servía de recordatorio constante de que no estaba sola y que otras personas (aparte de ella misma) querían que siguiera viviendo. Aquello era, para Kathryn, uno de los aspectos más profundos de su viaje de sanación.

Una de las cosas que aprendí de verdad [con mi paso por el cáncer] es que me valoran. (...) Aquello fue una validación inmensa del universo y de que toda la vida se valora. No necesariamente se me valoraba por ser yo, por mi persona, sino porque mi vida tiene valor. Toda vida tiene valor, incluso la mía. Ya no podía decir «a la gente no le importo».

Sentir esta efusión de amor y de apoyo tanto por parte de sus amigos como de desconocidos animó a Kathryn a descubrir a un nivel más espiritual ese amor que tenía dentro. Cuando pregunté a Kathryn si su espiritualidad había cambiado en algún sentido durante su viaje de sanación, ella me respondió:

En realidad, mi filosofía acerca de todo este proceso es que el propósito mismo del cáncer consiste en que las personas entren en contacto con quienes son de verdad. Las personas que he conocido que han pasado por el cáncer y les ha ido bien tomaron el control y decidieron ser verdaderamente auténticas y reales consigo mismas. No se dijeron: «Ay, ya me curará el médico». Los que dijeron esto no sobrevivieron. De modo que creo que no se trata tanto del método empleado como del hecho de que estás en contacto con quien eres, que es un lugar muy espiritual.

Al cabo de dieciocho meses de probar este planteamiento sanador polifacético, con trabajo físico, emocional, energético y espiritual, el Life Vessel indicaba que el sistema inmunitario de Kathryn había vuelto por fin a la normalidad. Fue entonces cuando ella decidió que estaba dispuesta a hacerse otra TAC. Pero, con gran disgusto por su parte, la imagen mostraba que su tumor del tamaño de un pomelo solo se había reducido un poco. Desanimada al ver que no había desaparecido del todo, pero intentando mantener la confianza en haber hecho lo correcto, Kathryn accedió, a su pesar, a someterse a una operación para que le extirparan el tumor. Pero lo que encontraron fue algo que nadie se esperaba:

Cuando me abrieron, ya no tenía cáncer en el hígado: ¡el tumor estaba colgando a un lado! De modo que el cirujano solo tuvo que dar un corte para desprender el tumor. Acabó siendo una intervención menor. ¡Me volví a mi casa a los tres días. Y aquel cirujano fue el único médico que llegó a decirme: «No tengo idea de lo que hace usted, pero debe seguir con ello». Aunque tampoco él me preguntó qué hacía exactamente.

Cuando Kathryn salió de la anestesia tras la sencilla operación, se encontró rodeada de médicos desconcertados. Al parecer, ninguno había visto una cosa así jamás. Pero Kathryn tenía la certeza de que había sido la combinación de amor y apoyo, de tratamientos de Life Vessel, de trabajo de liberación emocional y de suplementos vitamínicos lo que había permitido a su sistema inmunitario acelerar al máximo y controlar su cáncer. Han pasado ya más de siete años desde que diagnosticaron a Kathryn cáncer de hígado de estadio 3B, y ella sigue sana, feliz y, sobre todo, agradecida por tanto amor y apoyo que recibió de sus amigos y de su familia durante aquellos dieciocho meses. Aunque hace ya mucho tiempo que terminó con los tratamientos Life Vessel, Kathryn conservará para siempre su nueva capacidad de recibir amor de los demás. Como ella dice:

El cáncer ha sido una de las experiencias mejores de mi vida. Aprendí mucho; entre otras cosas, aprendí cuál era una de las maneras principales en que estaba diciendo «no» a la vida. A la gente le encanta amar. Lo llevamos en el ADN. Las personas buscan oportunidades para dar, pero la reciprocidad requiere que exista un receptor para que pueda fluir ese amor. Así que yo aprendí a recibir amor.

Kathryn, que no tenía familia próxima que la ayudara, y que trabajaba por su cuenta, quizá estaba más sola que la mayoría de las personas que reciben un diagnóstico de cáncer. Por eso era más importante todavía que contara con una red poderosa de amigos y con una comunidad que la ayudara en sus momentos de necesidad. Todo este apoyo (emocional, práctico y económico) sentó las bases que necesitaba Kathryn para poder explorar otros métodos de sanación complementarios. No le habría sido posible recibir ninguno de estos tratamientos sin el apoyo de sus amigos y de su comunidad religiosa.

Lista de medidas

Cuando asesoro a pacientes de cáncer, siempre examino su red de apoyos y procuro pensar con ellos modos en los que pueden reforzarla. Muchos nos sentimos raros a la hora de pedir ayuda a los demás, porque no queremos ser una carga; pero, como Kathryn aprendió tan bien, los demás *quieren* sentir que están prestando ayuda: forma parte de nuestra condición humana. Las personas quieren sentir que prestan ayuda, sobre todo, cuando está enfermo algún conocido o alguna persona querida. No sabría expresar la cantidad de amigos y de familiares que me llevan aparte para decirme que tienen vivos deseos de ayudar, pero no saben cómo. Así que he aquí algunas ideas con las que puedes ir empezando.

Si eres paciente de cáncer

- Tiende una mano a alguna persona querida, tomando el teléfono hoy mismo y llamándole, sin más. Solo tienes que decirle que estabas pensando en él, o en ella, y que querías saber cómo estaba. Si la persona no sabe que tienes cáncer, no es preciso que se lo digas; o si la persona lo sabe ya, siempre tienes la opción de decirle que no querías más que saber cómo estaba. La gente entenderá que no quieres hablar de tu desafío de salud y que prefieres distraerte hablando de cosas que no sean el cáncer. Mañana llama a otra persona, y repite este proceso a diario.
- Apúntate a algún grupo de ejercicios suaves de tu zona, o, si existen clases de ejercicios dirigidas especialmente a pacientes de cáncer, plantéate la posibilidad de asistir a alguna de ellas.
- Si esto te atrae, entra en un grupo de apoyo de otros pacientes de cáncer. Puedes localizar alguno por medio de tu hospital oncológico, de tu centro local de la Sociedad

Americana del Cáncer o su equivalente en tu país, o, como mínimo, puedes encontrar un grupo de apoyo que funcione en internet. Si te parece demasiado deprimente hablar con otros pacientes de cáncer, apúntate a alguna actividad de grupo distinta, que te haga salir de casa y conocer a gente nueva, como puede ser un cursillo de fotografía, un club de excursionismo o un grupo de juegos de cartas.

- No temas pedir ayuda cuando la necesites. Tus familiares, tus amigos, e incluso tus conocidos, quieren verdaderamente ayudarte como puedan; pero no sabrán que necesitas ayuda mientras no la pidas. Si no te sientes cómodo pidiendo ayuda directamente, explica a algún amigo íntimo el tipo de ayuda que necesitarías si fuera posible (que te prepararan la comida, que te hicieran recados, que te visitaran, etcétera), y pide después a tu amigo que explique a su vez lo que necesitas a tu grupo más amplio de familia y de amigos, enviándoles correos electrónicos.

Si tú eres el ser querido de un paciente de cáncer

- Llama a tu ser querido que tiene cáncer y dile, simplemente, que estabas pensando en él o en ella. No tienes que hacer más. La persona tal vez no pueda atender la llamada porque no se encuentra bien; en tal caso, déjale el mensaje de que estabas pensando en él o en ella, y de que querías decírselo, sin más. Concluye el mensaje explicando a la persona que no debe sentirse obligada a devolverte la llamada. Con solo este sencillo acto se liberará en el organismo de tu amigo enfermo una descarga de hormonas curativas. Prueba a hacerlo al menos una vez por semana.
- Déjale en su casa comidas sanas. Consulta a tu persona querida lo que está comiendo últimamente (ya que la persona puede estar siguiendo una dieta restringida, como por

ejemplo vegana). Cuando puedas, prepara una comida que se ajuste a las restricciones dietéticas, y déjasela en su casa en un recipiente que se pueda congelar.

- Bríndate a hacerle recados o a ayudarle con las tareas domésticas. A las personas que están recorriendo su viaje por el cáncer les puede resultar dificilísimo encontrar el tiempo y la energía necesarios para hacer tareas tales como ir a la compra, limpiar la casa y lavar la ropa.
- Organízale un día de distracción o de placer. Muchos pacientes de cáncer han disfrutado cuando se les ha llevado a pasar una tarde en un spa, o a presenciar un acto deportivo tranquilo.
- No te abrumes pensando que siempre tienes que estar haciendo algo para prestar apoyo. El objetivo es mostrar tu amor, y con decir a la persona cada par de días que piensas en ella, con una simple llamada de teléfono o un correo electrónico, haces mucho por potenciar su ánimo... y su sistema inmunitario.

Espero que este capítulo te haya convencido de que recibir amor y apoyo de los demás es tan esencial para tu salud como hacer una dieta rica en vegetales o tomar suplementos antioxidantes. Esto se debe a que lo que sentimos emocionalmente se traduce al instante en sustancias químicas y en hormonas que, o bien refuerzan nuestro sistema inmunitario, o bien lo debilitan. Y cuando sentimos que los demás nos quieren y se preocupan por nosotros, la descarga de hormonas curativas que liberan las glándulas principales de nuestro cerebro afecta a nuestro organismo de tal manera que nuestro sistema inmunitario cuenta de pronto con energía renovada para reparar células, despejar toxinas y, lo que es más importante, eliminar las células cancerosas. Así que, además de acordarte todos los días de tomarte las vitaminas, no olvides hacerte estas dos preguntas: «¿a quién he dado amor hoy?» y «¿de quién *he recibido* amor hoy?».

8

Profundizar en la conexión espiritual

El mayor error en el tratamiento de las enfermedades
es que existen médicos del cuerpo y médicos del alma,
aunque no es posible separar el uno de la otra.
PLATÓN

L A ESPIRITUALIDAD ES un tema delicado, sobre todo porque las
creencias religiosas opuestas entre sí han conducido a muchas
guerras y atrocidades a lo largo de los siglos. Por ello, si abordo
este tema y su posible relación con la sanación física, es con gran
sensibilidad. Suele bastar pronunciar las palabras «sanación espiritual» para que todos los presentes en una sala se polaricen: los
que tienen una práctica espiritual fuerte se interesan inmediatamente, mientras que los que no tienen creencias ni prácticas espirituales se cierran bruscamente. Yo tengo la esperanza de que
leas este capítulo desde una postura intermedia, estando abierto
a aceptar las experiencias de otras personas, pero sabiendo también
que quizá no te suene a cierto una parte de lo que se dice, o todo.

Resumiendo al máximo, en este capítulo debatimos la idea de
la sanación física debida a nuestra conexión con una energía más
profunda (o superior), a la que algunos personalizan llamándola
«Dios», otros la llaman «el alma», y otros la entienden de forma
más general, como fuerza vital ubicua, y la llaman «energía», «chi»
o «prana». En este capítulo yo la llamaré, para unificar términos,
«energía espiritual»; pero si eres de esas personas a las que la palabra «espiritual» las hace sentirse incómodas, puedes sustituir
mentalmente las palabras «energía espiritual» por «energía profunda, pacífica».

Los supervivientes radicales y los sanadores alternativos describen con frecuencia cinco aspectos de la energía espiritual. Empezaremos por estudiar los cinco a fondo, para sumergirnos después en la historia de remisión radical de un joven que tenía cáncer cerebral y empleó la energía espiritual para sanarse; y, por último, concluiremos con algunas medidas sencillas que puedes tomar para para empezar a desarrollar tu propia práctica de conexión espiritual.

LA ESPIRITUALIDAD COMO EXPERIENCIA

Los supervivientes radicales y los sanadores alternativos a los que he estudiado y estudio dicen que la energía espiritual es algo que sienten al mismo tiempo como sensación física y como emoción intensa. Generalmente, se describe como una sensación de energía cálida, pacífica, que fluye hacia abajo, de la cabeza a los pies, recubriendo tanto el cuerpo físico como el emocional con una manta de paz profunda y de amor incondicional. Muchas personas dan por supuesto que para sentir energía espiritual es preciso tener creencias espirituales o religiosas. Esto, sencillamente, no es cierto. Esta sensación de energía espiritual, dichosa, no se debe *a una creencia*, sino, más bien, a una práctica mental y/o física que produce una *experiencia* intensa de energía espiritual.

Por ejemplo, una persona puede experimentar la energía espiritual en mayor o menor grado después de una buena clase de yoga, de una carrera larga, de un masaje relajante o de una buena siesta. También existen prácticas espirituales que están diseñadas específicamente para provocar esta experiencia, como son la oración profunda, la meditación o los cánticos. Como en casi todo en la la vida, cada persona responde de manera distinta a cada una de estas cosas. Por ejemplo, algunas personas pueden no sentir nunca un «arrebato» espiritual, pero sí lo sienten intensamente en su círculo de oración semanal. A otras les puede resultar difícil sentir energía espiritual al meditar, pero la sienten con facilidad cuando pasean por la naturaleza. Según las personas que estudio, el método que se emplee para conectar con esta energía espiritual no tiene importancia; lo único que sí la tiene es que conectes con ella, en efecto, y a diario si es posible, para recibir sus beneficios sanadores.

La hermana Jayanti es experta en presentar a los principiantes la práctica de conexión espiritual de la meditación. Jayanti es una figura destacada de la Asociación Espiritual Mundial Brahma Kumaris, grupo espiritual dirigido principalmente por mujeres y que se dedica a enseñar espiritualidad y meditación no asociadas a ninguna confesión religiosa determinada. Dice que la meditación es un modo de tener la experiencia de la energía espiritual.

Estar *sumido en comunión profunda, en conversación profunda, o incluso en silencio profundo, pero en presencia de lo divino, eso es meditación. (...) De modo que, en ese estado de unión, lo que sucede es que estás atrayendo esa luz, esa energía, no solo* hacia el interior *del alma, sino también* desde *el alma, y sus rayos también se extienden al cuerpo. Es como el calor del sol. Esa energía la puedes sentir no solo al nivel superficial de tu cuerpo, sino que sientes que tu cuerpo absorbe dentro de sí ese calor y esa energía. (...) Es, en efecto, un proceso de sanación. Ayuda, en efecto, al cuerpo a sanarse. (...) El primer consejo que se da a las personas que tienen una enfermedad física, por tanto, es que practiquen la meditación y que pongan atención plena en todos sus pensamientos y actos. Estas prácticas ayudan a reconectar a la persona con la fuente de la energía divina, que es el aspecto primario de su ser.*

Bridget Dinsmore, superviviente radical, también cuenta que su conexión con la energía espiritual fue clave para su curación. A Bridget le diagnosticaron cáncer de útero y le dieron cinco años de vida, a condición de que accediera a hacerse inmediatamente una histerectomía, seguida de quimioterapia intensiva y de radioterapia. Pero Bridget acababa de leer el libro de Louise Hay *Sana tu cuerpo*, y la descripción de la autora de la capacidad del cuerpo para sanarse a sí mismo la había inspirado. Por ello, Bridget decidió retrasar algunos meses cualquier tratamiento médico para poder probar lo que ella llama «sanación espiritual», que incluía, entre otras cosas, la práctica regular de las imágenes guiadas y del Reiki para entrar en sí misma. Describe así su viaje:

Al principio, yo no tenía la menor idea de en qué consistía la sanación espiritual. Aunque me había criado en una fe religiosa muy estricta [el catolicismo], no la había practicado, de modo que emprendí mi propia aventura. Lo que no me figuraba era que la sanadora espiritual era yo misma. Esto lo descubrí después de que me hubieran declarado libre de cáncer, al año siguiente, y la mayor parte de mi curación consistió simplemente en mirar mi yo interior y conectar con él.

Aunque Bridget se había criado en una fe determinada, lo importante no eran tanto sus creencias espirituales, sino más bien las prácticas espirituales que aprendió para vivir a diario esa energía pacífica, espiritual. Observo que muchas personas de nuestros tiempos están desilusionadas con los servicios religiosos semanales, que parecen repetitivos y anticuados, pero a los que asisten por un sentimiento de obligación; mientras tanto, actividades como el yoga o correr están ganando popularidad. Puede que esto se deba al hecho de que el que corra verdadera energía espiritual por nuestros cuerpos y nuestras mentes nos nutre más que albergar unas creencias espirituales que solo residen en nuestra cabeza.

UN TERCER TIPO DE AMOR

Hemos tratado en otros capítulos la importancia de sentir emociones positivas, tales como la alegría y el amor (capítulo 6) y de recibir amor y apoyo de los demás (capítulo 7). No obstante, estos dos tipos de amor se refieren al amor a un nivel individual. Por ejemplo, en lo que se refiere a las emociones positivas, podemos centrarnos en actividades y en pensamientos que conducen a que nuestro propio yo individual se sienta más positivo y más amoroso; o, en lo que se refiere al apoyo social, podemos centrarnos en aprender a recibir amor de otras personas.

En este capítulo estudiamos un tercer tipo de amor, que es lo que yo llamo energía espiritual, y que muchas de las personas que estudio llaman «amor incondicional, universal». Cuando describen cómo sienten este amor, dicen que pierden el sentido de separación respecto de las demás cosas: dejan de sentirse individuos, para sentirse fusionados con todos y con todo. Este sentimiento empieza a inundar todo su ser cuando realizan una práctica espiritual; no procede de ninguna fuente determinada y está dirigido hacia todas las cosas. Dicen que es un amor profundo, universal, que está a nuestro alcance en todas las situaciones, pero solo si accedemos a él activamente. Es como tener siempre un río subterráneo de sanación: el río está siempre ahí, pero nosotros tenemos que tomarnos el tiempo necesario para detenernos, cavar un hoyo y beber el agua, si queremos recibir sus beneficios sanadores.

«Henry» es un superviviente radical que descubrió este tercer tipo de amor. Cuando Henry tenía setenta años, le diagnosticaron cáncer de próstata y cáncer de mama masculino; pero rechazó la intervención quirúrgica y la quimioterapia que le recomendaban, para investigar, en cambio, otras formas de sanación. Así descubrió el Tong Ren, una práctica espiritual derivada de la Medicina Tradicional China. El maestro de Henry, que era un acupuntor titulado llamado Tom Tam, presentó a Henry la idea de que existe una energía universal, espiritual, con la que puede conectar cualquier persona para que le ayude a curar sus males físicos, como el cáncer. Henry lo explica así:

> *Tom tiene la idea de que tenemos una mente cultural más amplia (él la llama inconsciente colectivo), y que cuanto más accedemos a ese inconsciente colectivo, o cuanto más actúa el practicante [del Tong Ren] como una especie de conducto de ese inconsciente colectivo, tanto más poder tendrá de curar esa mente consciente más amplia; y esto viene a ser lo mismo que dicen casi todas las demás culturas que hablan de la sanación.*

El Tong Ren fue la práctica que empleó Henry para conectar con este tercer tipo de amor, con el amor incondicional y universal, como ayuda para curarse el cáncer. No recibió ningún tratamiento médico convencional; y, aunque falleció a los ochenta y tres años de edad, no dejó de maravillar a sus médicos por haber sobrevivido trece años tras su doble diagnóstico de cáncer.

Vivimos en una cultura que valora el individualismo por encima de todo lo demás. Se nos enseña a que nos convirtamos en ciudadanos individuales que hacemos vidas independientes y aparte de las de nuestros vecinos. Sin embargo, las grandes tradiciones espirituales nos dicen exactamente lo contrario: que todos estamos conectados unos con otros de manera estrecha e invisible, y que, de hecho, todos estamos compuestos de esa misma energía espiritual. Si no has tenido nunca una experiencia de amor universal, en la que pierdes la sensación de ser un individuo y te sientes fusionado con todo y en paz con todo, entonces es probable que no hayas llegado a conocer plenamente este tercer tipo de amor, que muchos supervivientes radicales consideran «el amor más profundo que existe».

LA RELACIÓN ENTRE LO FÍSICO Y LO ESPIRITUAL

Una idea asociada a la energía espiritual y que sale a relucir una y otra vez en mis investigaciones es la de que los seres humanos somos principalmente unos seres espirituales que estamos teniendo una experiencia física temporal en un cuerpo. En lo que al cáncer se refiere, esta idea tiene importancia cuando influye sobre el curso de tratamientos de una persona. Por ejemplo, si crees que no somos más que organismos físicos, entonces solo buscarás causas físicas del cáncer y tratamientos físicos para curarlo. Pero si crees que la energía espiritual que está *dentro* de los cuerpos físicos necesita tantos cuidados como los mismos cuerpos físicos, entonces buscarás más allá de lo físico.

Muchas de las personas a las que estudio creen que el alma, o el aspecto de energía espiritual, de los seres humanos es nuestro aspecto más importante, y que si nos olvidamos de conectar con este aspecto con regularidad, el cuerpo acabará por quedar agotado o enfermo. Un sanador alternativo que lo cree así es un hombre llamado Swami Brahmdev, fundador de un ashram de yoga y meditación en el norte de la India. Brahmdev cree que el primer paso de todo proceso de sanación física debe ser profundizar en la conexión con la energía espiritual que tenemos dentro cada uno de nosotros. Lo explica con su voz cadenciosa:

Esta caja [se señala el cuerpo] está hecha para lo divino. Así que lo divino vive dentro de todos nosotros. (...) Y si crees que estás sufriendo ahora una enfermedad, al menos ahora te haces consciente de ello y despiertas esa divinidad, haces intervenir a esa divinidad, y dices a esa divinidad que te ayude, que te proteja, que te salve, que te cure..., y haces intervenir a la divinidad. Desarrolla tu fe en lo divino que tienes dentro. Esto [se señala el cuerpo] no es tu casa; esta no es tu caja. Esta caja pertenece a lo divino. (...) Y, ahora, esta casa está en peligro [porque se ha producido una enfer-

medad]; de modo que ahora, por fin, di al propietario de la casa: «Enséñame, por favor. No soy capaz de mantenerte bien conmigo, así que, por favor, sal. Ayúdame».

En otras palabras, Swami Brahmdev considera que el cuerpo humano es un recipiente de la energía divina. Su visión es muy semejante a la de muchas religiones, que consideran el cuerpo como recipiente del alma. Según él, la mejor manera de cuidar de esta «caja» que es el cuerpo físico, sobre todo cuando cae enfermo, es restablecer y reforzar nuestra conexión con esta energía divina que está dentro de cada uno de nosotros. No todas las personas a las que entrevisto tienen opiniones tan firmes como Brahmdev sobre la primacía del espíritu sobre el cuerpo físico; pero casi todas ellas creen que la energía espiritual es un aspecto importante de quienes somos como seres humanos, y que conectar con ella con regularidad puede ayudar significativamente al cuerpo físico a sanarse.

LA IMPORTANCIA DE LA PRÁCTICA REGULAR

Muchas personas leen relaciones de sanación espiritual que cuentan que una persona se inunda de energía espiritual, se fusiona con «la unidad» y se cura poco después; y, habiéndolas leído, piensan: «Puede que esto haya sucedido así; pero a mí no me va a pasar nunca». Yo era una de estas personas, pues no sabía si sería capaz de desarrollar poco a poco una práctica que me permitiera sentir de manera más palpable la sensación del movimiento de la energía espiritual por mi cuerpo. En muchas de estas relaciones de sanación espiritual que leemos, las personas se inundan de esta energía espiritual de manera instantánea e inexplicable, sin gran esfuerzo por su parte.

Pero lo que sí he aprendido de los supervivientes radicales es que, si bien algunos pueden tener la suerte de experimentar una inundación instantánea de energía espiritual, la mayoría de nosotros tenemos que trabajárnosla poco a poco, a base de práctica y dedicación regular. Yo suelo compararlo con la halterofilia. No puedes presentarte en un gimnasio sin haber levantado una pesa en cinco años (¡o más!) y pretender levantar noventa kilos en prensa de banca sin más. Del mismo modo, tampoco te puedes sentar en un cojín de meditación sin haber meditado nunca y esperar que la energía espiritual inunde de pronto todo tu ser. Antes bien, como hace el levantador de pesas, tienes que empezar por poco e ir forjando tu habilidad a base de práctica regular, diaria si es posible. Además, también como en la halterofilia, si pasas un mes sin practicar, no siempre podrás volver a tomarlo donde lo dejaste; antes bien, es posible que tengas que volver a empezar desde el principio

La hermana Jayanti comentaba que hoy en día la mayoría de la gente no realiza una práctica espiritual regular, porque en nuestra cultura no se considera que sea tan importante como «hacer cosas».

Lo que ha pasado en los últimos tiempos es que, en vez de «seres» humanos nos hemos convertido en «hacedores» humanos, de manera que nos quedamos atrapados en el hacer, en hacer cosas, en la acción. El proceso de la espiritualidad consiste en ser capaz de mirar en mi interior y ver lo que está pasando dentro del alma, y volver a ese estado de ser en el que puedo estar en paz conmigo mismo... De modo que, cuando estoy consciente de quien soy en mi estado de ser original, estoy en paz. Y cuando me olvido de quien soy, pierdo esa paz y pierdo el contacto conmigo mismo.

En otras palabras, Jayanti cree que un ser humano sano es el que conecta con regularidad el cuerpo, orientado a la acción, con el alma, orientada a la paz. Yo sé que, cuando estoy meditando con regularidad, me llena rápidamente el cuerpo una energía pacífica y espiritual que se queda conmigo durante la mayor parte de la jornada. No obstante, cuando medito esporádicamente (lo cual suele deberse a que estoy «demasiado ocupada» con la vida), me resulta muy difícil establecer esa conexión, y apenas siento que me gotea por el cuerpo una pequeña cantidad de esa energía de paz. Según Jayanti y otras muchas personas que he entrevistado, las consecuencias de no conectar con regularidad con la energía espiritual no deben tomarse a la ligera: al principio puedes empezar a sentir una falta general de paz en tu vida, pero con el tiempo puede desarrollarse una enfermedad física, porque el cuerpo no está «recargando las pilas» (es decir, no se está conectando con la energía espiritual) con la regularidad que debiera. Por tanto, y como para tantas otras cosas de este mundo, el mensaje, en resumen, es sencillo: practicar, practicar, practicar.

LA IMPORTANCIA DE DETENER LA MENTE

El quinto aspecto importante de la energá espiritual es la idea de que, con independencia de cuál sea la práctica que elijas (la oración, la meditación, correr, el yoga, etcétera), el primer paso para conectar con la energía espiritual es acallar tu mente. Parece ser que ambas cosas se excluyen mutuamente: la energía espiritual no puede empezar a circular por tu cuerpo mientras no se hayan detenido los pensamientos en tu mente. Este es, con mucho, uno de los obstáculos más grandes para la práctica espiritual regular, pues en nuestros tiempos somos muchas las personas a las que nos cuesta trabajo detener nuestros pensamientos, teniendo en cuenta, sobre todo, la abrumadora cantidad de información con que nos bombardean cada día. El simple dato de que un 48 % de los estadounidenses tienen insomnio ocasional y de que 40 millones de personas del mismo país padecen ansiedad nos indica que, en efecto, nos está costando trabajo detener nuestras mentes[1].

Cada práctica espiritual tiene su propio juego de recursos para detener la mente pensante. En la mayoría de las prácticas de meditación, por ejemplo, no intentas acallar la mente en absoluto, sino que te limitas a retraerte y a observar la carrera de tus pensamientos. Al distanciarte de este modo de tus pensamientos, estos se van calmando poco a poco y terminan por disiparse. Otro sistema para detener los propios pensamientos es el de enfocarte en alguna otra cosa, como puede ser una oración repetida, un mantra, una imagen o tu respiración. Muchas personas consideran que hacer ejercicio es otra manera magnífica de despejar la mente antes de realizar una práctica espiritual como la oración o la meditación. Pero el método que emplees para detener tus pensamientos no importa; lo que importa es que encuentres, en efecto, el modo de silenciar tu mente acelerada, para que pueda comenzar la experiencia verdadera de la energía espiritual.

«Rita» es investigadora profesional y, por ello, tiene activada constantemente la mente pensante. Cuando diagnosticaron a Rita un cáncer de mama, ella empezó tratándoselo por la medicina convencional; pero, por desgracia, le recurrió pocos años más tarde. Cuando se enteró de la recurrencia, sintió mucha ira contra Dios; pero esta ira le serviría para salir de su mente pensante.

Salí a la calle y dije: «Dios, si eres lo que dices que eres, hazlo». Yo estaba harta, ¿sabes? Dije: «Cúrame o mátame. Pero que sea rápido». Yo soy investigadora por naturaleza, pero dije: «No voy a hacer nada más. No voy a hablar con nadie más. Nada de bibliotecas, nada de libros..., nada. Hazlo». Y al cabo de una semana y media, las cosas empezaron a cambiar.

Aquella misma semana, una serie de coincidencias extrañas condujeron a Rita a probar un tratamiento nuevo de sanación energética y a aplicarse con más intensidad a su práctica de la meditación. También tomó la decisión de no volver a saltar inmediatamente a la medicina convencional. Al cabo de un mes de meditar y de recibir el tratamiento energético sanador, el tumor del pecho ya no era perceptible al tacto. Su viaje de sanación prosiguió, y, si bien tomó la decisión de no volver nunca más a los médicos convencionales —y, por tanto, no ha verificado nunca que le haya desaparecido, en efecto, el cáncer—, ahora, más de veinticuatro años más tarde, disfruta de la vida y goza de una salud excelente. Para que Rita pudiera profundizar en su práctica espiritual, tuvo que empezar por desconectar antes su mente pensante, investigadora. Los supervivientes radicales y los sanadores alternativos que he estudiado y estudio concuerdan todos en que este paso es absolutamente esencial si queremos ser capaces de acceder a la energía espiritual que todos llevamos dentro.

INVESTIGACIONES SOBRE LA ESPIRITUALIDAD

Al final de este capítulo hablaremos de algunos modos en que puedes empezar a conectar con la energía espiritual; pero antes quiero presentarte algunas de las últimas investigaciones que se han realizado sobre este tema. Gracias a los inventos relativamente nuevos de la imagen por resonancia magnética funcional (iRMF), la electroencefalografía (EEG) y las centrifugadoras de plasma sanguíneo, los investigadores ya son capaces de estudiar los efectos de las prácticas de conexión espiritual sobre el cerebro y sobre el cuerpo; y los resultados obtenidos hasta ahora son muy interesantes.

Por ejemplo, los investigadores han descubierto que la práctica de la meditación produce niveles elevados de melatonina en el organismo[2]. La melatonina es una hormona sana y necesaria que nos ayuda a dormir. Dormir bien por las noches es fundamental para nuestra salud, pues es la única ocasión que tiene nuestro sistema inmunitario para dedicar horas enteras a reparar las células y a limpiar el cuerpo[3]. Dato interesante: se ha observado que la melatonina está a niveles peligrosamente bajos en muchos pacientes de cáncer[4]. Por ello, este estudio puede explicar cómo ayudaría al cuerpo a combatir el cáncer una práctica espiritual como la meditación.

En otro estudio, los investigadores observaron que la práctica de la meditación durante solo treinta minutos al día, a lo largo de ocho semanas, reduce la densidad de las regiones cerebrales asociadas a la ansiedad y al estrés, y aumenta la densidad de la materia cerebral en las regiones asociadas a la empatía y a la memoria[5]. Este estudio es importante para los pacientes de cáncer, porque ya ha quedado demostrado en incontables estudios que reducir el estrés nos potencia el sistema inmunitario[6]. Así pues, dado que la meditación es un medio probado para aliviar el estrés, se deduce que también es potenciadora de la inmunidad.

Otras investigaciones han estudiado directamente los efectos de la meditación sobre el sistema inmunitario. Uno de estos estudios mostró que, cuanto más meditas, más anticuerpos antivirales produces[7]. Este hallazgo es importante para los pacientes de cáncer, ya que cada vez se establecen más vínculos entre distintos tipos de cáncer y virus (por ejemplo, el virus del papiloma humano se ha relacionado con el cáncer de cuello de útero). En otro estudio sobre el sistema inmunitario se observó que la meditación incrementaba significativamente la actividad de la telomerasa en las células del sistema inmunitario[8]. Se suele llamar a la telomerasa «la enzima antienvejecimiento», porque permite a las células vivir más tiempo. Así que, según este estudio, la meditación permitió a las células del sistema inmunitario de los sujetos vivir más tiempo, lo cual es bueno cuando el organismo está intentando combatir el cáncer.

Por último, la epigenética es un campo científico nuevo y apasionante que estudia cómo puede afectar la conducta humana a la expresión de los genes. En resumen, la epigenética ha mostrado que, si bien quizá no podamos cambiar los genes que heredamos de nuestros padres, podemos modificar su actividad (por medio de nuestra conducta), establecer cuáles de esos genes se activan o no se activan (esto es, se expresan o no se expresan). Ten presente que un gen defectuoso que hayas heredado solo te puede hacer daño si se activa. En términos de la práctica espiritual, un estudio reciente ha mostrado que los sujetos que se iniciaban en la meditación cambiaban significativamente la expresión de sus genes, de manera positiva para la salud, al cabo de solo ocho semanas de práctica regular de la meditación[9]. En otras palabras, una práctica espiritual como la meditación puede llegar a activar los genes sanos y a desactivar los genes malsanos. Este es un descubrimiento increíble para los pacientes de cáncer, pues significa que ya no deben tener tanto miedo si son portadores de genes de cáncer (oncogenes), tales como la mutación BRCA en las pacientes de cáncer de mama. Antes bien, los pacientes de cáncer que tienen estos oncogenes pueden centrarse en determinadas conductas (la dieta, la práctica espiritual, el ejercicio, etcétera) que tienen el potencial de desactivar esos genes.

La mayor parte de las investigaciones realizadas hasta ahora sobre las prácticas espirituales se han basado en la meditación, en el yoga y en el tai chi, pero no en la oración. Esto es así por lo difícil que resulta medir la fuerza o la calidad de las oraciones de una persona. Resulta más fácil diseñar estudios sobre la meditación, porque se puede tomar a un grupo de sujetos y guiarlos por los pasos concretos que les enseñan a meditar. Esto no quiere decir que la meditación sea la mejor práctica espiritual de todas las que existen; lo único que quiere decir es que es una de las prácticas espirituales más fáciles de medir. Espero que, en los años venideros, los investigadores encuentren sistemas mejores para medir los efectos de la oración sobre el cuerpo físico. Mientras tanto, un aluvión de estudios bien diseñados sobre la meditación, el yoga y el tai chi han demostrado de manera concluyente que estas prácticas espirituales mejoran la salud del cuerpo (por ejemplo, mejorando la circulación y el sueño, y reforzando el sistema inmunitario) y de la mente (por ejemplo, reduciendo el estrés y aumentando la empatía).

Quiero ahora presentarte la historia de sanación de Matthew, un joven al que diagnosticaron cáncer cerebral terminal cuando solo tenía veintisiete años y que probó todo lo que le podía ofrecer la medicina occidental, pero solo consiguió que lo mandaran a su casa con cuidados paliativos. Cuando ya no le quedaba nada que perder, se embarcó en un viaje inesperado de práctica espiritual diaria que lo condujo hasta lugares que no se podía haber imaginado nunca.

La historia de Matthew

En 2002, Matthew, después de haber concluido los estudios universitarios, había invertido sus modestos ahorros en un terreno en las montañas de Colorado, cerca de donde vivía su hermano. A pesar de vivir en aquel entorno tranquilo, Matthew se afanaba mucho por cumplir con sus dos trabajos: uno de conservador de las cabañas para campistas en las rutas de senderismo de las Montañas Rocosas, y otro como entrenador de baloncesto en un instituto de secundaria. Recuerda así lo ardua que era su vida por entonces:

Todas las mañanas me levantaba a las cinco de la madrugada para hacer un viaje de una hora en coche al trabajo. Trabajaba todo el día y después hacía otro viaje de una hora para entrenar a un equipo de baloncesto de un instituto. Y después del entrenamiento, hacía otra hora más en coche para volver a mi casa. (...) De manera que pasaba mucho tiempo en la carretera. Creo que me estaba forzando demasiado; estaba superando demasiado mis límites.

Matthew valoraba el hecho de que su trabajo le permitiera hacer ejercicio y estar entre la naturaleza todos los días; pero también era el trabajo físicamente más duro que había realizado en su vida. Tenía que caminar muchos kilómetros a diario, a mucha altitud, para llevar a las cabañas leña y otras provisiones pesadas. Además, las muchas horas que tenía que pasarse en la carretera cada día le dejaban poco tiempo libre para el trato social o para dormir. Ya no convivía con amigos, como cuando estaba en la universidad; se estaba recuperando además de una ruptura sentimental reciente, y recuerda que se sentía algo deprimido en general.

Fue por entonces cuando Matthew empezó a tener dolores de cabeza. Un día, hacia las diez de la mañana, tuvo un dolor de cabeza bastante fuerte; pero, como se le pasó al cabo de unas horas, no le dio importancia. A la mañana siguiente le pasó lo mismo: le dio hacia las diez de la mañana un dolor de cabeza notablemente fuerte, que se le fue pasando al cabo de algunas horas. Esto se repitió durante varios días, y los dolores de cabeza eran peores y más duraderos cada día que pasaba. Acudió a un masajeterapeuta y a un quiropráctico, pero ambos le dieron alivio solo temporal. Un médico de su localidad le diagnosticó migrañas, pero ni siquiera los analgésicos fuertes le aliviaban el dolor. A las dos semanas, el dolor duraba día y noche, y era tan agudo que le provocaba vómitos. Por desgracia, como había invertido todo su dinero en comprarse aquel terreno, no tenía por entonces ningún seguro médico; sin embargo, su jefe le dio un buen consejo.

Mi jefe me dijo: «Escucha, ¿por qué no te vas al hospital a que te hagan una resonancia magnética? (...) Aunque tengas que pagarla a plazos de diez dólares al año durante el resto de tu vida, por lo menos ve y descarta lo peor».

Matthew pudo entrar en el último turno de resonancia magnética del día en un hospital cercano, y recuerda cómo se retorcía de dolor mientras aguardaba los resultados en la sala de espera. Por fin, llegaron los resultados.

El médico me dijo: «Tienes algo en la cabeza. Todavía no sabemos lo que es, pero hay que tratarlo inmediatamente. Esta misma noche. En este hospital no disponemos de las instalaciones necesarias para una operación de este tipo; pero te lo tienes que quitar ahora mismo o... o tu vida correrá peligro».

A Matthew le asomaron las lágrimas cuando recordó este momento en el transcurso de nuestra entrevista. Estaba claro que recibir aquella noticia impresionante seguía siendo un recuerdo muy vivo para él, a pesar de los años transcurridos. Después de la resonancia magnética, y padeciendo todavía graves dolores, comunicó la noticia a sus padres, que vivían en la Costa Este de Estados Unidos; a su mejor amigo, y a su hermano, que vivía a una hora de distancia. Su madre tomó inmediatamente un avión, y su hermano saltó a su coche, hizo el viaje de una hora para recoger a Matthew y después viajó con él ocho horas más para llevarlo a un hospital más grande, en Denver.

Los médicos de Denver hicieron a Matthew una segunda resonancia magnética para comprobar la situación de su tumor, y sus peores temores quedaron confirmados. El tumor estaba en el centro mismo del cerebro, lo que significaba que era inoperable. Explicaron a Matthew que sus dolores de cabeza estaban provocados por una acumulación grave de líquido cefalorraquídeo, porque el tumor impedía que fluyera como es debido. Los médicos pensaban perforar un orificio en el cerebro de Matthew para instalar una válvula de derivación o *shunt* de emergencia por el cual podría circular el líquido alrededor del tumor, lo cual aliviaría la presión. Si no intervenían, la presión del líquido iría en aumento en los días siguientes hasta que le estallaran los vasos de la cabeza provocándole la muerte. En otras palabras, aquella operación no era opcional, ni mucho menos. Con la ayuda de los asistentes sociales del hospital, Matthew suscribió inmediatamente el plan de seguro sanitario de su estado para personas con enfermedades con peligro de muerte.

Cuando lo llevaron al quirófano, veinticuatro horas más tarde, ya estaba rodeado de su madre, de su hermano y de sus amigos. En nuestra entrevista, Matthew me contaba la escena entre lágrimas de gratitud.

Mi hermano se quedó allí, a mi lado, y después llegó un amigo muy querido que vivía en la zona. Y mi madre vino en avión desde el otro extremo del país. Y dos amigos míos, verdaderos hermanos, con los que había convivido durante la universidad, amigos de toda la vida, dejaron todo lo que tenían entre manos para venir a estar conmigo. Aquello tenía mucha fuerza. (...) Era la primera vez en mi vida que yo me daba cuenta de cuánta gente me quería de verdad, de verdad. En resumidas cuentas (y lo creo firmemente), lo que me curó fue la fuerza del amor. Y esta fuerza procede de muchas fuentes. Una de ellas fueron, desde luego, mi familia y mis amigos.

La operación era, de suyo, arriesgadísima; pero, por fortuna, los médicos intervinieron con habilidad y Matthey salió sin complicaciones y no volvió a tener dolores de cabeza. Pero seguía teniendo un tumor muy grande en el centro de cerebro. Durante la operación, los médicos pudieron recortar un trozo del tumor, y confirmaron que era un «glioblastoma de estadio 4 inoperable», que es la forma más agresiva de cáncer cerebral que se da en los seres humanos.

Pocos días más tarde, Matthew se sometió a una segunda operación en la que el *shunt* externo temporal que le habían puesto se sustituyó por uno interno permanente. Antes de que le dieran de alta, el médico se reunió con él para comentar su plan de tratamiento, y le explicó que la medicina convencional no entendía muy bien aquel tipo de cáncer. Le dijo también que, en el mejor de los casos, la quimioterapia y la radioterapia podrían retrasar el desarrollo del tumor, con lo que Matthew podría vivir algunos meses más.

El médico me dijo: «Te recomiendo que estés cerca de tu familia, donde puedas contar con ese apoyo. Sinceramente, te daría de un uno a un dos por ciento de probabilidades de estar tan bien como estás ahora, o mejor, de aquí a doce o dieciséis semanas». (...) Fue plenamente sincero conmigo, y que Dios se lo pague. Me salvó la vida [insertando el shunt*], y se lo agradezco inmensamente. Pero lo que fui descubriendo durante los dos años siguientes fue que el médico había hecho todo lo que podía, pero que lo había dejado cuando había llegado el punto en que no sabía qué hacer... y entonces fue cuando me ayudó algo más grande.*

Aquella misma noche, más tarde, Matthew fue asimilando por fin la triste noticia que le había dado el médico. Y entonces, muy poco a poco, empezó a surgir en él un nuevo sentimiento: el desafío.

Perdona la expresión, pero me dieron ganas de decir a mi médico: «¿Sabes una cosa? Jódete. ¡No estoy dispuesto a morirme! Y si me das una probabilidad del uno o del dos por ciento, me vale. ¡Lo haré! Ese soy yo. Voy a ser ese uno o dos por ciento, y voy a poder más que esto, y no me importa que no lo haya conseguido nadie. Puedes estar equivocado». Cuánto me gustaría que hubiera más personas que adoptaran esta actitud y tuvieran fe en sí mismas. Si así fuera, esto podría ser uno de los mayores, de los mayores *medios sanadores del mundo: si la gente se limitara a creer y a tener algo de esperanza.*

Matthew siguió el consejo de su médico y volvió a la Costa Este, donde podría estar más cerca de su familia y de sus amigos mientras seguía el tratamiento recomendado de radioterapia y quimioterapia. En cuanto estuvo capacitado físicamente, tras recuperarse de la operación, empezó a someterse a tratamientos de radiaciones en el cerebro por bisturí gamma:

Me disparaban tres láseres distintos a la vez que me apuntaban al cerebro desde tres ángulos diferentes, y aquello quemaba en el punto central donde se unían los tres. Así, lo que intentaban hacer, en esencia, era quemar el tumor, extraerlo sin intervenciones intrusivas... Bueno, físicamente intrusivas, mejor dicho [ríe]. Son muchas radiaciones, y es muy *potente. Si tuviera que pasar por aquello otra vez, no sé si lo haría.*

Al mismo tiempo, sus amigos y sus familiares lo llenaban de consejos sobre las cosas que debía hacer para mejorar su salud. Matthew, que quería intentar cualquier cosa que pudiera servirle, probó la acupuntura, la terapia craneosacral y la sanación energética, todo ello por primera vez. Los médicos también querían tratarle el cáncer con quimioterapia a la vez que le administraban las radiaciones por bisturí gamma. Pero Matthew dudaba, pues los médicos le habían dicho que solo un 30 % o menos de la quimio le llegaría al tumor, debido a la barrera natural que existe en el cuerpo entre la sangre y el cerebro. El otro 70 % le iría al resto del organismo, provocándole efectos secundarios innecesarios y dolorosos. Además, la probabilidad de que alguno de los medicamentos de la quimioterapia pudiera reducirle el tumor era de otro 30 %. De hecho, los datos conocidos eran tan inciertos que dijeron a Matthew que podía elegir *él mismo* qué tipo de quimioterapia quería probar. No obstante, los médicos le animaban a que se sometiese a la quimioterapia, porque era la única estrategia adicional con que contaban. Y Matthew accedió por fin a probar una que podía tomar en píldoras:

Te diré: ¡a las dos semanas, la tiré [la quimioterapia] a la basura! Era horrible. No sé si lo que sentía eran los efectos secundarios de las radiaciones o de la quimioterapia, o de la combinación de los dos; pero había llegado a un punto en que todo lo que me llevaba a la boca me sabía a cartón mojado. Me podía comer una cucharada de sal sin saber siquiera que era sal. (...) Me dije: «Si no voy a salir de esto, quiero terminar siendo yo mismo. No quiero ser esta cosa que no saborea la comida, que no reconoce a la gente».

Poco después, Matthew había recibido el máximo de radiaciones permisibles para un ser humano. Por desgracia, el tumor le seguía creciendo. Pero la tasa de crecimiento se había reducido un poco. Los médicos le dijeron que ya no tenían nada que ofrecerle, salvo observar su marcha con técnicas de imagen. Salió del hospital creyendo que los efectos secundarios horribles de las radiaciones habían valido la pena, pues al menos le habían servido para ganar algo de tiempo. El resto dependía de él y de los distintos tratamientos complementarios que estuviera dispuesto a probar.

Una amiga de Matthew había oído hablar de un chamán de Perú que dirigía a grupos reducidos de personas en «viajes de sanación» y que, al parecer, había obtenido algunos éxitos notables. Por ello, cuando la amiga de Matthew se ofreció a acompañarlo a ver a ese chamán, Matthew se mostró dispuesto a probarlo. No obstante, a estas alturas, estaba ya bastante endeudado con sus tratamientos médicos y no podía permitirse el coste de aquel viaje. Cuando sus amigos y sus familiares se enteraron de ello, organizaron inmediatamente una recogida de fondos para Matthew. Aquel acto de bondad lo conmovió profundamente, como también lo conmovió algo muy especial que sucedió durante el acto de recogida de fondos:

Una desconocida caminaba por la calle y vio que pasaba algo, y entró y preguntó de qué se trataba. [Mis amigos] se lo explicaron, y ella dijo: «Bueno, no tengo gran cosa, pero les daré todo lo que llevo en el bolsillo, y quiera Dios que sirva de algo». Y se trataba de una desconocida total y absoluta, que había entrado de la calle y había hecho un acto de caridad; no solo de la caridad del dinero, sino de una caridad mucho más poderosa: la caridad del amor, ¿sabes? Amor incondicional, sin el más mínimo prejuicio. Ayudar a otro ser humano de esa manera me pareció conmovedor, muy conmovedor.

Después de aquella recogida de fondos, Matthew pudo comprar el billete a Perú, para emprender el viaje algunas semanas más tarde. Durante aquel período, la mujer que le iba a acompañar recibió una llamada telefónica de otra amiga que también iba a hacer el viaje. La amiga le dijo que había tenido una intuición fuerte: «Matthew no tiene que venirse con nosotros a Perú. Tiene que ir a ver a Juan de Dios, a Brasil». Cuando Matthew recibió el mensaje, quedó confuso. ¿Quién era Juan de Dios? Optó por investigar en internet. Ya había investigado a otros muchos sanadores, en su busca de posibles tratamientos, y muchos de ellos le parecían «falsos», sin más. No obstante, le llamó la atención que aquel sanador, João Teixeira de Faria, al que sus pacientes llamaban *João de Deus* (Juan de Dios), no cobrara por su trabajo.

Una cosa que me llamó la atención de aquel hombre era que su clínica era gratuita. Lo hacía gratis. (...) En primer lugar, yo no tenía tanto dinero como para gastarme miles de dólares en probar algo; pero, además, la idea misma de que una persona no cure por dinero.(...) Aquello me convenció, en cierto modo, de que aquel hombre quería de verdad curar a la gente.

Aunque lo del tratamiento gratuito atraía a Matthew, los demás aspectos del trabajo de sanación de João le parecían increíblemente extraños. Al parecer, aquel hombre tenía la capacidad de salir de su cuerpo y entrar en trance, dejando así que entrara en su cuerpo el espíritu de un ser superior, que realizaba trabajos de sanación energética. Aunque parecía una locura, a Matthew no dejó de resultarle inspirador el número elevado de pacientes de cáncer a los que había curado aquel hombre, al parecer. Le interesó tanto que consultó la posibilidad de cambiar el billete de avión para ir a Brasil en vez de a Perú; pero resultó que su billete era sin derecho a cambios ni a devoluciones. De modo que Matthew se conformó con ir a Perú como tenía pensado, con la posibilidad de visitar quizá a Juan de Dios más adelante.

Cuando faltaban dos semanas para su viaje a Perú, Matthew hizo una visita de varios días a unos amigos, consciente de que aquella podía ser la última vez que los viera. Aunque su voluntad de vivir era muy fuerte, el pronóstico lo estaba abrumando mucho durante aquellos días. Una mañana, la vecina de aquellos amigos, que era una mujer que Matthew no conocía pero que había oído hablar de la situación de este, pasó a visitarlos para contarles que Juan de Dios le había curado el cáncer de pecho. Aquella era la segunda vez que Matthew oía hablar de Juan de Dios a una persona absolutamente desconocida, y recuerda que aquella coincidencia lo hizo estremecerse. La vecina lo invitó a su casa para poder contarle su historia, y también le enseñó un vídeo de Juan de Dios enviando energía sanadora a una persona.

El relato de la vecina y el vídeo que le enseñó azuzaron todavía más el deseo de Matthew de visitar a Juan de Dios; pero dijo a la mujer que no podía ir, porque el billete de avión para Perú no admitía devoluciones. Le agradeció el tiempo que le había dedicado y le aseguró que iría a visitar a Juan de Dios en cuanto pudiera permitírselo. Matthew cuenta así la respuesta de la mujer:

Lo que me dijo fue un ejemplo de amor maravilloso. (...) Me dijo: «Si quieres ir, te pago el billete ahora mismo. Y el alojamiento allí. Ya me lo devolverás cuando puedas. Si tu corazón te dice que debes hacer esto para curarte, no quiero que el dinero sea el detalle absurdo que te lo impida». De modo que ¡me volví a mi casa con un billete de avión para el corazón del Brasil central, con solo tres semanas para prepararme! Todo aquello había sido una locura. Y, en efecto, le devolví el dinero. Fue la primera persona a quien devolví el dinero en cuanto pude. Estas son las pequeñas cosas vinculadas con esa fuerza del amor, que yo creo que es tan poderoso para la curación.

En el transcurso de las semanas siguientes, Matthew siguió coincidiendo con desconocidos que acababan de ir a ver a Juan de Dios, o que tenían un amigo que lo acababa de ver; y todos le contaban cosas positivas. En el viaje, el hombre que iba sentado a su lado en el avión también se dirigía a ver a Juan de Dios. A Matthew le parecía que todas aquellas cosas le decían: «Sí. Me oyes por fin. Me estás escuchando por fin». Y así fue como, en el mes de noviembre de 2003, se encontró solo, en una modesta habitación de hotel, en una población rural de Brasil llamada Abadiânia, con un tumor cerebral de estadio 4, dispuesto a ver a un sanador llamado Juan de Dios.

Hacia las dos de la madrugada, Matthew se despertó y observó que la luz del baño estaba encendida. Agotado, cerró los ojos y se volvió en la cama, intentando no hacer caso. Pero la luz le impedía volver a dormirse, así que se levantó por fin a apagarla. Matthew cuenta así lo que sucedió a continuación.

Abro más los ojos y miro, y veo que en realidad no se trata de la luz del baño. Allí hay algo que se mueve...; allí hay alguien. Y entonces sale andando de allí una mujer, y estaba envuelta en luz. No le veo la cara con precisión, pero ella era aquella luz hermosa, hermosa. No soy capaz de describir su color, pero era como... la luz perfecta. Caminaba despacio hacia mí, sin decir nada; pero me tendió la mano. Y entonces estaba a mi lado, y extendió la mano, y me la puso sobre la cabeza.

Y en aquel instante, me cayó de la cabeza, goteando, como si fuera pintura que me estuviera cubriendo el cuerpo, por dentro y por fuera, como si todos los nervios de mi cuerpo, como si todas las partes de mi cuerpo lo pudieran sentir; y me inundó. Yo..., fue como si cerrara los ojos y dejara que me invadiera aquello. Y era una sensación de... Creo que era una sensación de perfección. De amor puro, puro. De caridad sin freno, de dicha, de éxtasis, de perfección. Y me inundó durante varios segundos, y yo me aferré a ella. Y después abrí los ojos y ya no estaba [ni la sensación ni la mujer].

Y entonces me doy cuenta de que estoy allí sentado, completamente despierto, en mi cama, y me doy cuenta con claridad de que aquello no lo he soñado. Aquello había sucedido y era muy real. O sea, to-

davía sentía el hormigueo en mi cuerpo. Aquella fue la cosa más po-
tente que había sentido en mi vida. Y quizá no lo supiera todavía,
pero aquello era amor. El amor es eso. Y eso es lo que es Dios.

A Matthew no le había pasado nunca una cosa semejante. No
se había criado en la religión y no había asistido nunca a la iglesia.
Antes de aquella experiencia no creía en ninguna religión determinada. Tal como lo explica él, lo más próximo que tenía a un
sentimiento de Dios era lo que sentía cuando se encontraba en
la naturaleza, entre los árboles y a la luz del sol. De hecho, la religión siempre le había repelido, por las muchas guerras y escán-
dalos a los que había estado asociada históricamente. A pesar de
todo esto, la experiencia que tuvo con el «espíritu» en el baño lo
conmovió hasta lo más hondo, y despertó en él algo que ahora
llama «fe».

Creo que la fe es algo que tenemos dentro todos los seres humanos,
pero que a veces no encontramos nunca; a veces no se despierta nunca,
por culpa nuestra, y no por culpa de nadie más. A veces no le hacemos
caso. Pero yo creo firmemente que todos tenemos fe. Y a mí se me des-
pertó aquella primera noche; y a medida que prosiguieron mis expe-
riencias en Abadiânia, la fe se fue reforzando más y más, y mi decisión
de vivir y de no morir se fue reforzando más y más con ella.

A la mañana siguiente, Matthew se puso a la cola con otras
quinientas personas, aproximadamente, para verse cara a cara con
Juan de Dios durante unos diez segundos, y de este modo recibir
una ráfaga de su energía de alta potencia. Siguiendo las instrucciones recibidas previamente, todos llevaban ropa blanca (que,
según se les había dicho, permitía a los «espíritus» leer con más
rapidez su campo energético); y la fila empezó a avanzar poco a
poco, pasando lentamente por dos salas de meditación, hasta llegar por fin ante Juan de Dios. Cuando a Matthew le llegó el turno,
y cuando dijo a Juan de Dios (por medio de un intérprete) que
quería que se le curara el cáncer cerebral, este lo miró intensa-

mente un momento (leyendo el campo energético de Matthew y, al mismo tiempo, transmitiéndole una ráfaga de energía de alta potencia) y después le encargó, por medio del intérprete, que hiciera dos cosas: en primer lugar, que empezara a tomar todos los días pasionaria en infusión energética, y en segundo lugar, que meditara diariamente en la sala de meditación principal, la misma sala en que Juan de Dios se sienta a ver a los pacientes.

En los tres días a la semana en que Juan de Dios ve a los pacientes, se invita a unas cien personas a sentarse a meditar en la misma sala donde él se sienta. A esta la llaman «la sala de la corriente», porque supuestamente está presente en ella una corriente fuerte de energía. A algunas personas, como a Matthew, les indica Juan de Dios que se sienten en la sala porque necesitan sanarse, mientras que otras son voluntarios sanos a los que Juan de Dios ha pedido que se sienten en la sala para que ayuden a «sostener» la fuerte energía de la sala. Siguiendo las recomendaciones de Juan de Dios, Matthew empezó a meditar en la sala de la corriente durante los tres días de la semana en que Juan de Dios ve a los pacientes, y también empezó a tomar la pasionaria. Tenía pensado pasarse aproximadamente un mes en el centro de sanación, y no tardó en adaptarse a la rutina de meditar con Juan de Dios de día y reposar y comer en el pequeño hotel por la noche. Los hoteles de Abadiânia, que más bien resultan como hostales, son muy económicos, y en el precio están incluidas tres comidas caseras al día. Matthew tenía la suerte de que sus familiares y amigos estaban dispuestos a correr con los gastos moderados de la estancia en el hotel; pero la sanación por parte de Juan de Dios era completamente gratuita.

Uno de sus primeros días de estancia, cuando Matthew estaba meditando en la sala de la corriente con los ojos cerrados (como le habían indicado), la persona que estaba a su lado tomó con suavidad la mano de Matthew, se la subió y se la puso sobre la cabeza. Este, confundido, y sin abrir los ojos, se dejó la mano en la cabeza unos instantes y después volvió a bajarla despacio a su regazo. Inmediatamente, el desconocido volvió a tomar la mano de Matthew y a ponerla sobre la cabeza de este, y esta vez le dio después unos golpecitos en la mano. Matthew comprendió el mensaje silencioso de que debía dejarse la mano en la cabeza.

Entonces sucedió una cosa sorprendente. Al cabo de unos momentos, Matthew empezó a sentir aquella misma sensación dichosa de luz penetrante que le salía de la mano y le caía por el cuerpo, tal como la había sentido la primera noche en el hotel. Después de que hubiera sentido aquella dicha durante unos minutos, el desconocido retiró con suavidad la mano de Matthew de la cabeza de este y volvió a dejársela en el regazo. Matthew se quedó sentado, inmóvil, asombrado por lo sucedido. Al concluir la sesión de meditación, horas más tarde, abrió por fin los ojos y se volvió hacia el desconocido con agradecimiento.

Volví la vista hacia aquel absoluto desconocido (que ahora es un amigo muy querido) y le dije: «¡Gracias!». Y él me dijo: «¿Por qué?». Y yo contesté: «¡Por haber hecho esto!», poniéndome a la vez la mano sobre la cabeza. Y estaba pensando: ¿Cómo sabrá este tipo que tengo un tumor cerebral? ¡¿Cómo puede tener idea de esto?! Y él me dijo: «Ah, no fui yo. El espíritu me dijo que lo hiciera».

La mayoría de las personas ven a Juan de Dios durante solo una o dos semanas; pero, muy de cuando en cuando, Juan de Dios recomienda a una persona que prolongue su estancia en Abadiânia hasta que esté plenamente curada. Matthew fue una de estas personas, y, en vista de las experiencias maravillosas que había vivido solo en su primera semana, no le importó quedarse más tiempo. Además, tampoco tenía otra opción de curación en su país. A veces echaba mucho de menos a su familia y a sus amigos, pero también tenía la sensación de que estaba progresando con Juan de Dios, mientras que en su país no le quedaría más opción que los cuidados paliativos. Sus amigos y familiares siguieron costeándole generosamente los modestos gastos de su estancia en el hotel, aunque algunos de ellos seguían viendo con escepticismo aquella modalidad de sanación alternativa.

Cuando Matthew llevaba aproximadamente un mes tomándose las plantas medicinales a diario y meditando seis horas al día en la sala de la corriente, Juan de Dios indicó a Matthew que se hiciera su primera sesión de «cirugía energética». No se trata de una intervención quirúrgica física, sino más bien de una meditación de quince minutos a media hora en una sala con otras personas que también están recibiendo cirugía energética. Matthew explica que los espíritus que actúan por medio de Juan de Dios aprovechan, al parecer, este tiempo de cirugía para ajustar el campo energético de la persona. Lo llaman cirugía porque, al parecer, los espíritus cortan, desbloquean y/o reparan los meridianos energéticos, del mismo modo que un cirujano occidental puede cortar, desbloquear y/o reparar las arterias. Estas intervenciones quirúrgicas energéticas son no invasivas, indoloras, y tienden a producir en la persona un sueño increíble después. Por ejemplo, no es raro que la persona duerma de dieciséis a veinticuatro horas después de haber recibido una sesión. Matthew disfrutó de la experiencia calmante, inductora del sueño, de su primera cirugía energética, y después (tal como le habían indicado) volvió a su rutina de meditar tres días por semana en la sala de la corriente y de tomarse las plantas medicinales todos los días.

En sus breves encuentros, Juan de Dios no llamaba nunca «cáncer» a la enfermedad de Matthew. En vez de ello, decía simplemente (por medio de un intérprete): «Tienes algo muy potente en la cabeza». Además, mientras Matthew meditaba en la sala de la corriente, con los ojos cerrados, sentía en algunas ocasiones que Juan de Dios se acercaba a él. Juan de Dios ponía una mano sobre la cabeza de Matthew y a este empezaba a recorrerlo de nuevo aquella sensación de luz dichosa.

Tras pasar de este modo tres meses de estancia en el centro de Juan de Dios, a Matthew se le agotaba el plazo del visado turístico, de modo que regresó a Estados Unidos para ver a su familia y para renovarse el visado. Hizo esto mismo durante el resto del año: pasaba temporadas de tres meses en Abadiânia y regresaba a Estados Unidos solo para renovarse el visado. Sus familiares le pagaron de buena gana el billete de vuelta y, cuando vieron el buen aspecto que tenía, no duraron en pagarle nuevos vuelos a Brasil y la estancia en aquel hotel económico. Cuando pregunté a Matthew por qué optó por pasar tanto tiempo con Juan de Dios, él respondió:

Me decía a mí mismo: «Si voy a hacer esto, voy a hacerlo hasta el final». Aunque no lo sabía por entonces, ahora yo llamaría a aquello fe. Tienes que creer en algo. Y no puedes meterte en una cosa a medias. Creo que tienes que hacerlo hasta el final. Y no puedes apuntarte a todo como de pasada, probar esto, aquello y lo de más allá. Tienes que elegir en lo que crees. O sea, ahora puedo creer en el espíritu, y en el poder de Dios. Pero «Fulano» puede creer en la quimioterapia al cien por cien, con todo su corazón. Y eso puede darle resultado a él. Pero quizá no me sirviera de nada a mí. Hay una fuerza en [creer en tu tratamiento], y yo no sé dónde termina lo uno y dónde empieza lo otro [la fe y el tratamiento], pero el poder de la fe y lo que podemos hacer por nosotros mismos es mucho más grande de lo que creo que entiende la mayoría de la gente.

Mientras tanto, los médicos de Matthew querían que fuera a hacerse otra resonancia magnética, pero él les daba largas. No solo temía que el tumor hubiera seguido creciendo, sino también desilusionar a sus amigos y familiares. Al fin y al cabo, habían sido ellos los que habían reunido el dinero necesario para que pudiera probar otros tratamientos. Aunque tenía la fuerte sensación de que en el centro de Juan de Dios estaba pasando algo potente, no quería que una posible resonancia magnética «mala» lo hiciera vacilar en su fe recién descubierta. De modo que no atendió a las solicitudes de sus médicos durante aquel primer año.

Hasta que un día, cuando Matthew llevaba cerca de un año asistiendo al centro de San Juan de Dios, y se encontraba en Estados Unidos visitando a su familia, se sintió dispuesto de pronto a hacerse una resonancia magnética. Se lo dijo únicamente a su madre, y los dos fueron a hacérsela en secreto, sin decírselo a nadie más. Juan de Dios no le había dicho todavía que estaba oficialmente «curado», como tiene por costumbre anunciárselo a las personas que llevan mucho tiempo viéndolo. No obstante, Matthew estaba dispuesto a ver si se podía detectar alguna mejoría por medio de la tecnología convencional. Después de haberse hecho la resonancia magnética, vino por fin un médico a darle la noticia.

> *Llegó un radiólogo maravilloso y habló con nosotros. Nos dijo: «¡Tengo una gran noticia!». En este momento, pensé que quizá hubiera desaparecido el tumor; pero no quería forjarme demasiadas esperanzas. El radiólogo dijo: «En todas las imágenes que hemos tomado, y desde todos los ángulos, parece que su tumor sigue allí, pero que se ha reducido considerablemente».*

Cuando Matthew oyó esta noticia, la fe «le subió de golpe cien puntos». Pero lo que también lo maravilló fue el modo en que la noticia potenció la fe de su familia y de sus amigos. Una de sus amigas más queridas procedía de una familia de médicos. En el mundo de ella, si en tu cuerpo marchaba algo mal, ibas al médico para que «te lo arreglara». Ella no había creído nunca que Juan de Dios llegaría a ayudar a Matthew; pero lo había apoyado como amigo. Cuando Matthew le comunicó la noticia, ella le llamó entre lágrimas y le dijo: «¡Lárgate para allí otra vez en cuanto puedas y sigue haciendo lo que estás haciendo!». Las reacciones que recibió aquel día de todos sus amigos y de su familia fueron, como él cuenta, «maravillosas». Potenciado por esta oleada de apoyo, regresó a Abadiânia en cuanto pudo, y volvió a practicar la meditación tres días por semana en la sala de la corriente. Cree que una buena parte de su curación fue consecuencia de todo aquel tiempo que pasó meditando:

> *Creo que una buena parte de lo que pude hacer por contribuir a mi curación se hizo en la sala de la corriente, que a mí me parecía*

que era como la cirugía más potente que me pudiera imaginar. Uno de los organizadores dijo un día: «Di a todos tus conocidos: "Te perdono". (...) No solo de palabra, sino sintiéndolo». (...) Aquello parecía algo muy bueno, librarte de toda energía negativa que tengas dentro de ti o que pueda existir entre ti y otras personas. Sobre todo con las personas que te han caído muy mal en el pasado; encontrar el modo de decir: «Lo siento de verdad. Y te quiero. Quiero lo mejor para ti». Esto no quiere decir que tengas que seguir tratándote con esa persona; pero tampoco hay motivo por el que tengas que seguir tratándote con esa energía negativa. Es un verdadero coste innecesario para ambas personas.

En esta época, Matthew conoció a una mujer brasileña que estaba también en el centro de Juan de Dios. La mujer no estaba allí para sanarse físicamente, sino más bien para sanarse emocionalmente. Estaba pasando el duelo por la muerte de su hermano, que había fallecido recientemente víctima del cáncer, y por la muerte de su padre, que había fallecido hacía muchos años por un cáncer cerebral exactamente igual que el que tenía Matthew. En vista de sus antecedentes, parece una extraña coincidencia que se enamorara de una persona que tenía el mismo cáncer que había costado la vida a su padre. Pero el destino suele tener un cierto sentido de la paradoja, y Matthew y ella se enamoraron al instante. Tal como lo cuenta Matthew, sus almas se sintieron «atraídas mutuamente al instante».

Mientras tanto, Matthew seguía confiando en el progreso de su sanación. En una ocasión en que Juan de Dios le dijo que se hiciera otra cirugía energética, Matthew se ofreció voluntario para hacerse, en vez de ello, una cirugía física: una de esas intervenciones quirúrgicas inexplicables, sin anestesia, que había visto en el vídeo de la vecina de sus amigos. Había llegado a un punto en que quería vivir «absolutamente todo» lo que le podía ofrecer Juan de Dios, y por ello se ofreció voluntario. Juan de Dios permite que las personas se ofrezcan voluntariamente a someterse a una cirugía física, en vez de energética, cuando a estas les parece que necesitan algún tipo de prueba de que se está haciendo algo con sus cuerpos, a pesar de que Juan de Dios ha repetido muchas veces que las cirugías energéticas son tan eficaces como las físicas. Así pues, entre las cerca de cincuenta personas a las que se dijo aquel día que se hicieran cirugías energéticas, Matthew y otros dos solicitaron una cirugía física:

Cuando me tocó el turno, [Juan de Dios] se plantó ante mí y me dijo: «No. Tú no necesitas una cirugía física. Lo que necesitas es trabajo espiritual; y quiero que vuelvas a esa sala y te sientes ahora mismo, y no quiero que vuelvas aquí». De modo que ¡el mensaje me quedó bien claro! [ríe].

Fueron pasando los meses y Matthew seguía dedicando tres días a la semana a meditar en la sala de la corriente; tomaba las plantas medicinales todos los días, y recibía a veces cirugías energéticas cuando se lo indicaba Juan de Dios. Pasaba el resto de su tiempo conociendo mejor a la encantadora mujer brasileña que había conquistado su corazón desde el momento que la había visto; y, tras un año de noviazgo, decidieron casarse en Brasil, con una ceremonia sencilla.

Un día, Matthew estaba sentado en la sala de la corriente meditando, como de costumbre. Estaban a punto de cumplirse dos años justos de su primera llegada al centro de Juan de Dios, y era también el día siguiente a su cumpleaños. Se sentía feliz y en paz con su sanación, con su reciente matrimonio y con su vida en Brasil. Al final de un largo día de meditación, Juan de Dios se disponía a pronunciar la oración de despedida. Pero antes se acercó a Matthew y le puso una mano sobre la cabeza, tal como había hecho en otras ocasiones durante los dos años que este llevaba allí. Aquella maravillosa sensación de luz dichosa volvió a recorrer el cuerpo de Matthew, procedente de la mano de Juan de Dios. Pero en aquella ocasión sucedió algo nuevo:

[Juan de Dios] se inclinó hacia mí, me tomó de la mano y me hizo ponerme de pie [ríe]. Me llevó hasta el frente de la sala y me hizo volverme. Y dijo al intérprete: «Ahora quiero que te vuelvas hacia la sala». Y después dijo: «Ahora quiero que digas a todos los presentes en esta sala con qué viniste aquí hace dos años, exactamente, y qué es lo que ya no tienes, exactamente» [rompe a llorar].

¡Fue el mejor día de mi vida! Supe allí mismo que el cáncer había desaparecido. Y él me dijo a continuación: «Quiero que vayas lo antes posible a un hospital, que te vea un médico y que te hagan una resonancia magnética. Y quiero que vuelvas aquí con la prueba de que ese tumor ha desaparecido, porque eso tendrá mucha fuerza para muchas personas en el el futuro». Y lo hice, y fui, y me hicieron la resonancia magnética, ¡y ya no tenía ningún tumor en el cerebro! [llorando]. Fue mi milagro.

Cuando Matthew y su mujer hubieron asimilado la buena noticia, decidieron quedarse algún tiempo en Abadiânia. Ella tenía un buen trabajo y no quería dejarlo, y Matthew estaba dispuesto a pasar más tiempo en el centro de Juan de Dios. Empezó a trabajar en el centro como voluntario, y ayudaba todos los días a organizar las largas filas de asistentes. Otros días meditaba en la sala de la corriente para ayudar a «sostener» la energía.

Un día, mientras Matthew hacía su trabajo voluntario, Juan de Dios pasó a su lado y dijo: «Yo soy [el espíritu] llamado José. Yo te curé». Otro día que parecía que Juan de Dios estaba canalizando el espíritu de San Ignacio, reconocible por su forma característica de expresarse, dijo a Matthew: «Yo te curé». (Nota: según se dice, Juan de Dios canaliza a más de treinta espíritus distintos, también llamados «entes», que cambian en función de las necesidades del paciente concreto). Cuando pregunté a Matthew qué le parecía que dos espíritus distintos se disputaran el mérito de haberle curado, él respondió:

Lo que yo entiendo es que me curaron todos. Hay un espíritu [en el centro de Juan de Dios] que se llama José, y al que, cosa rara, le llaman «El Espíritu del Amor». Y esto da a entender la idea del poder del amor, y yo creo que el amor es, en buena parte, lo que me curó, en muchos sentidos. Creo que todos los espíritus trabajan juntos. Esto es el amor. Esto es Dios. Todos son uno, del mismo modo que todos nosotros formamos parte de una misma vida. (...) Siempre he concebido a los entes, de alguna manera, como los dedos de Dios, que hacen el trabajo de Dios.

Al final, Matthew pasó en el centro de Juan de Dios de Abadiânia un total de cuatro años: los dos primeros, centrado en su sanación, y los otros dos dedicado al trabajo voluntario y a ayudar a otros en sus procesos de sanación. Actualmente, su mujer y él reparten el tiempo entre Estados Unidos y Brasil, esperan su segundo hijo y Matthew sigue disfrutando de una salud excelente. Sus médicos estadounidenses siguen completamente desconcertados ante su resonancia magnética, en la que no se aprecian indicios de ningún tumor cerebral.

Cuando entrevisté por primera vez a Matthew, y después de haber oído su increíble historia de sanación, tuve que salir a darme un paseo de una hora, solo para asimilarlo todo, y ello a pesar de que en mis viajes de investigación había pasado cuatro semanas en el centro de Juan de Dios y, por tanto, ya estaba familiarizada con las curaciones que se producen allí. Esta historia tiene algo tan conmovedor que me deja sin aliento cada vez que la oigo. Estemos de acuerdo o no con las decisiones que tomó Matthew, el hecho es que un joven que tenía un tumor cerebral mortal está ahora libre de cáncer... y esto es algo hermoso.

Hay muchos aspectos de la historia de Matthew que le dan fuerza, y entre ellos destaca el sanador al que llaman Juan de Dios. En cuanto empecé a anunciar el tema de la tesis que pensaba hacer, mucha gente me insistió en que visitara su centro en

Brasil. Tras documentarme un poco, descubrí que en él se habían curado, al parecer, centenares de pacientes de cáncer, y por ello decidí incluirlo en mi itinerario.

Antes de llegar allí, leí todos los libros que pude sobre el tema, entre los cuales destaca el de Heather Cumming y Karen Leffler titulado *John of God: The Brazilian Healer Who's Touched the Lives of Millions (Juan de Dios, el sanador brasileño que ha cambiado las vidas a millones de personas)*. Las dos etapas anteriores de mi viaje, antes de visitar Brasil, fueron en Zambia y en Zimbabwe, donde había sanadores alternativos que también creían en la canalización de espíritus superiores para transmitir energía sanadora. Por lo tanto, cuando llegué a Brasil ya no me resultaba tan extraña la idea de que alguien entrara en trance para curar.

Lo que no me esperaba era el campo energético palpable, tranquilizador, que parecía rodear el centro de Juan de Dios... Verdaderamente, no hay otra manera de describirlo. Todas las personas que conocí allí, y yo misma, éramos capaces de meditar con mucha mayor rapidez y profundidad en aquel centro de sanación, en comparación con nuestra propia casa. Claro que esto podía deberse simplemente al efecto placebo, es decir, que nuestra mera creencia de que en el centro de Juan de Dios sucede algo potente podría habernos inducido una experiencia de meditación más profunda. O bien, puede ser que la experiencia de meditación más profunda y más rápida se produzca siempre que se reúnen centenares de personas a meditar en un lugar. Fuera cual fuese la causa, el «campo de fuerza», como lo llamábamos en broma, nos pareció a todos increíblemente calmante, inductor del sueño y sanador.

Tampoco me esperaba la potente oleada de energía que sentí cuando vi a Juan de Dios en persona. (En las investigaciones antropológicas, a veces es preciso participar en los mismos rituales que se estudian, para poder comprenderlos más a fondo, y este principio se aplicaba claramente en el centro de Juan de Dios). Recibí después una cirugía energética para tratarme un pequeño trastorno digestivo, y luego, inexplicablemente, dormí dieciocho horas seguidas, algo que no había hecho nunca hasta entonces. Por último, mi trastorno digestivo, que, aunque leve, me había acompañado toda la vida, se resolvió casi por completo durante las cuatro semanas que pasé en el centro, y no he vuelto a tenerlo desde entonces.

Podría contar muchas más cosas acerca del tiempo que pasé allí; pero diré, en resumen, que parece que el hombre al que llaman Juan de Dios es capaz de transmitir una oleada poderosa de energía que la mayoría de las personas, yo incluida, perciben como no dañina, profundamente relajante, y beneficiosa física y emocionalmente. Si intervienen en ello espíritus superiores, no lo sé decir; pero a mí me parece que los mecanismos exactos de la sanación tienen menos importancia que su resultado.

Lista de medidas

Si te estás preguntando si debes irte a vivir a Brasil dos años para mantenerte sano, te daré una buena noticia: no es necesario. La historia de Matthew es excepcional y fascinante, y por eso la he tomado como historia real para ilustrar este capítulo; pero tengo muchos ejemplos más, muchísimos, de personas que emplearon una práctica espiritual gratuita en la tranquilidad de sus propios hogares para ponerse bien. Esto es lo hermoso de las prácticas de conexión espiritual: que no te cuestan nada, salvo tiempo.

Recuerda: una práctica espiritual es una práctica que te anima a experimentar (en tu cuerpo y en tus emociones) una sensación profunda de calma y de paz. Para sentir esto, debes empezar por encontrar un modo de apagar tu mente pensante. Muchas personas empiezan por sentir la energía espiritual de manera muy sutil, como una suave ola de calma, como te puedes sentir después de ver una puesta de sol. Si quieres intensificar esa sensación post-puesta de sol, lo más probable es que tengas que comprometerte a realizar a diario tu práctica espiritual, para que la sensación se pueda ir acumulando con el tiempo.

He aquí algunas ideas de prácticas espirituales que puedes probar esta misma semana:

- *Respiración profunda.* Tómate ahora mismo un momento; deja todo lo que estés haciendo, cierra los ojos y haz diez inspiraciones y diez espiraciones profundas. Mientras lo haces, apóyate las manos en el bajo vientre para poder sentir la subida y la caída de tus manos con la respiración. Cuenta en silencio hasta las diez espiraciones y abre después los ojos. Observa si sientes más calma. Si es así, comprométete a hacer esto mismo cada día durante dos semanas.
- *Caminar al aire libre.* Date hoy mismo un paseo de diez minutos al aire libre, sin llevar nada contigo, salvo quizá algo de música relajante. Durante este paseo, procura no pensar; limítate a observar el mundo que te rodea. Si tu mente pensante está inquieta, prueba el siguiente mantra silencioso: con tu próxima inspiración, dite para tus adentros: *Estoy agradecido por...*; y con la espiración completa el espacio en blanco. Si después de este paseo te sientes más en paz, comprométete a repetirlo todos los días durante dos semanas.
- *Imágenes guiadas.* Descarga de iTunes, o toma prestados en CD de tu biblioteca local, ficheros de sonido de imágenes guiadas. Las imágenes mentales son un «truco» para detener la mente pensante, pues solicitan a la mente que se centre en las imágenes, en vez de dejarla correr desenfrenada con sus pensamientos. Si después de escuchar las imágenes guiadas te sientes más en paz, comprométete a escucharlas todos los días durante dos semanas.
- *Meditación guiada.* Hazte con un CD de meditación guiada, por iTunes o en tu biblioteca local, y escucha sus instrucciones. Entre mis favoritos se cuentan los de Jon Kabat-Zinn y los de Eckhart Tolle. Si te sientes más en paz después de haber escuchado la meditación guiada, comprométete a escucharla todos los días durante dos semanas.

- *Oración diaria.* Si te atrae la oración, reserva un rato diario para rezar en silencio durante al menos cinco minutos. Mientras rezas, respira hondo y procura imaginarte que te conectas con una energía pacífica, divina.
- *Grupos espirituales.* Busca cerca de ti algún grupo espiritual local (por ejemplo, algún grupo semanal de meditación o de oración) que tenga un firme aspecto práctico (que no consista simplemente en escuchar una conferencia o un sermón). A muchas personas les parece que practicar en un entorno de grupo, sobre todo cuando son principiantes en una práctica espiritual, les aporta sensación de responsabilidad y el apoyo que necesitan para convertirlo en un hábito cotidiano.
- *Grupos por internet.* Si en tu barrio no existen grupos presenciales, puedes probar a unirte a un grupo por internet. También en este caso, búscate un grupo orientado a la práctica, en el que se anime a sus miembros a comentar la marcha de su práctica espiritual día a día.

Recuerda: una práctica espiritual como las de los ejemplos que acabamos de ver no es solo una cosa que hagas por tu bienestar emocional, sino también por tu salud física. Cuando la mente pensante se detiene y empieza a fluir por ti la energía espiritual, se produce en tu cuerpo físico toda una serie de cambios saludables, entre ellos una descarga de hormonas saludables de tus glándulas pineal y pituitaria a tu corriente sanguínea, una mayor oxigenación del cuerpo, una mejora de la circulación de la sangre, un descenso de la presión arterial, una mejor digestión y desintoxicación, un refuerzo del sistema inmunitario y la capacidad de desactivar los genes malsanos. Estas prácticas pueden transformar tu cuerpo para bien de una manera muy poderosa, sobre todo si las practicas a diario.

Los investigadores han avanzado mucho en el estudio de los efectos físicos de una práctica espiritual, y creo que algún día podrán explicar exactamente cómo y por qué se curó Matthew a base de emplear la práctica de conexión espiritual de la meditación. Hasta entonces, puede que el concepto más importante con el que podamos quedarnos de todo este capítulo es que la espiritualidad puede ser una experiencia física, sentida físicamente, de amor incondicional, consecuencia de una práctica diaria «de conexión», como la meditación o la oración, o incluso bailar, cantar, cuidar el jardín, etcétera. Dicho de otro modo, el concepto de espiritualidad no tiene por qué estar limitado a un conjunto de creencias religiosas que albergamos en la mente, sino que es más bien una experiencia de energía dichosa que sientes en el cuerpo a consecuencia de una práctica diaria. Por eso sugiero a los pacientes de cáncer que encuentren una práctica de conexión que les funcione; no solo porque se ha observado que potencia el sistema inmunitario, sino, sencillamente, porque con ella se siente uno muy bien.

9

Tener motivos poderosos para vivir

Yo creo que la gente, más que buscar el sentido de la vida,
busca la experiencia de estar vivos.
JOSEPH CAMPBELL

CUANDO ME PUSE a analizar las transcripciones de los supervivientes radicales y de los sanadores alternativos que había
entrevistado en mi viaje de investigación por todo el mundo,
empecé a observar un factor recurrente al que llamé al principio
«tener una actitud de "no quiero morir"». Pero a medida que proseguía mi investigación, comprendí que este no era exactamente
el nombre adecuado. Si bien era cierto que los supervivientes
radicales no querían morir, esto se debía a que verdaderamente
querían seguir viviendo... y la diferencia, aunque sutil, es importante.

Por ejemplo, en mi trabajo de asesoría durante los diez últimos años, he conocido a muchos pacientes de cáncer que tienen
mucho miedo a la muerte. Estas personas tienen, sin duda, una
poderosa actitud de «no quiero morir». Pero lo que estaba viendo
en las transcripciones de mis entrevistas era una cosa distinta:
aquellas personas, más que miedo a la muerte, tenían ganas de
vivir. De hecho, algunos no tenían el menor miedo a la muerte,
pues la concebían como una simple transición a una existencia
distinta, que sucedería «cuando tuviera que suceder». Pero hasta
que llegara aquello, aquellas personas estaban muy apasionadas
por todas las cosas que querían hacer mientras siguieran vivas
en sus cuerpos. En vista de esta diferencia sutil, acabé por cambiar el nombre de este noveno factor.

Empezaremos por estudiar tres aspectos importantes de «tener motivos poderosos para vivir», para leer después la historia de sanación de una mujer cuyas ganas de vivir la mantuvieron motivada durante su viaje con el cáncer de colon avanzado. Al final del capítulo encontrarás una lista sencilla de medidas que pueden ayudarte a recuperar esa alegría de vivir esencial.

CONFIANZA DESDE LO MÁS PROFUNDO

Los supervivientes radicales y los sanadores alternativos recalcan que el deseo de vivir de la persona debe salir del núcleo más profundo de su ser, y que debe ser incondicional. Es una seguridad inquebrantable: «¡Sí! Quiero *seguir viviendo*». En la mente de la persona no existe la menor duda de que está absolutamente emocionada con la vida y quiere seguir en este mundo el mayor tiempo posible. Uno de los sanadores alternativos que estudié, un sanador kahuna de Hawái llamado Serge Kahili King, describe así este concepto en relación con el miedo:

Sabemos por experiencia que no es posible sentir miedo si tienes el cuerpo completamente relajado. Sin embargo, aunque existen centenares, o incluso miles de maneras de relajarse (como el masaje, la meditación, los juegos, la risa, las plantas medicinales), esto no siempre resuelve el problema. El problema verdadero se encierra detrás de la tensión, detrás del miedo. El problema verdadero no es siquiera la idea de que algo produce miedo. El problema verdadero es que te sientes indefenso. Cuando se resuelve este problema [de la sensación de indefensión], el miedo desaparece (...) y desaparece una cantidad enorme de tensión (...). En esencia, a lo que me refiero en realidad es a la confianza, a una especie de confianza profunda. (...) Yo no conozco ningún remedio rápido que produzca este tipo de confianza. Requiere consciencia interior y tomar una o varias decisiones internas.

Del mismo modo, una superviviente veterana del cáncer que descubrió su deseo profundo de seguir viviendo es Leigh Fortson. A Leigh le diagnosticaron un cáncer de ano cuando tenía cuarenta y ocho años y sus hijos solo tenían diez y doce años. En el transcurso de los tres años siguientes, su cáncer reapareció dos veces, por desgracia, lo que la obligó a buscar planteamientos alternativos que pudiera integrar con su tratamiento convencional a base de cirugía, radioterapia y quimioterapia. A lo largo de su viaje, que fue una verdadera montaña rusa, su convicción profunda de que quería seguir viviendo le permitió mantener los pies en la tierra:

Cuando me hicieron el primer diagnóstico, me llené de preguntas sobre el libre albedrío y sobre cuánto tendría que ver mi voluntad con mi recuperación. En lo primero que pensé, como supongo que es lo normal, fue en mis hijos. Eran el motivo por el que yo quería vivir. Pero cuando me llegó el segundo diagnóstico, ya tenía que ser una cuestión de querer vivir por mí, porque no había terminado todavía de hacer lo que tenía que hacer. Dio resultado. En estos tiempos en que sigo teniendo recuperaciones y recaídas, he llegado a entender que mi deseo profundo de seguir viviendo se debe a que hemos nacido con un propósito: el de vivir la vida con tanto amor como sea posible. Hemos venido para vivir la vida con toda su plenitud. Aun cuando estoy enfadada con la vida, siempre que surge alguna dificultad, a mí o a alguna persona querida, siempre que me enrabieto porque el tumor y las radiaciones me han dejado incapaz de andar mucho ni bien, siempre que siento dolor por todo ello, me pregunto a mí misma: «Aun con todo esto, ¿quieres seguir viviendo?». Y entonces mi cuerpo siente siempre un júbilo sutil. Oigo un «¡sí!» que sale de lo mas profundo.

Hace ya siete años que Leigh recibió su primer diagnóstico, y su voluntad inquebrantable de vivir le aporta la fuerza que necesita para seguir buscando nuevos modos de mejorar su salud.

LA MENTE DIRIGE AL CUERPO

Aunque ya hemos visto este segundo aspecto muchas veces a lo largo del libro, vale la pena repetirlo: es la mente la que dirige al cuerpo, y no a la inversa.

Desde el punto de vista científico, está demostrado que cuando tienes un pensamiento o una emoción fuerte, se liberan inmediatamente hormonas potentes en tu corriente sanguínea. Estas hormonas ejercen sobre tu sistema inmunitario un efecto beneficioso o dañino, en función de la naturaleza de ese pensamiento o de esa emoción. Desde el punto de vista de la medicina alternativa, tener un motivo poderoso para vivir invita al chi a entrar en el cuerpo. Los sanadores alternativos creen que, por un proceso similar a la inspiración de aire, cuando estamos emocionados con la vida invitamos al aliento de la vida a entrar en nosotros; pero cuando estar aquí no nos emociona, terminamos por no atraer chi suficiente para mantener vivos nuestros cuerpos, pues el chi es la energía que da vida al cuerpo.

Un superviviente radical que cree que la mente dirige al cuerpo, y no a la inversa, es Glenn Sabin. Glenn, movido por su deseo de tener hijos y de verlos crecer, trazó un planteamiento oncológico total e integrado para conseguir la remisión completa de su leucemia linfocítica crónica (LLC) (que se considera una enfermedad «incurable») sin recurrir a intervenciones convencionales tales como la quimioterapia o los trasplantes de médula ósea. A lo largo del proceso, uno de sus descubrimientos más importantes fue el poder que tiene la mente sobre el cuerpo.

Yo tenía veintiocho años y estaba recién casado cuando me diagnosticaron un tipo de leucemia incurable que normalmente suele afectar a personas de más de setenta años. Las opciones que me propusieron fueron, o bien un trasplante experimental de médula ósea, o «la actitud expectante», que en esencia significa esperar a que la enfermedad dé el primer paso. Yo amaba tanto la vida que pasé dos décadas enteras, literalmente, buscando con afán soluciones sobre el mejor modo de situar mi cuerpo y mi mente para la curación. He seguido durante años un protocolo oncológico integrativo, riguroso, basado en pruebas, con ejercicio, suplementos, dietas, ejercicios de mente-cuerpo, y más..., y el resultado ha sido una remisión completa. Con todo esto he llegado a la convicción de que el cerebro es el órgano más poderoso del cuerpo humano, y el que menos comprendemos. Creo que dirige toda la máquina humana y que su capacidad curativa innata es enorme. La curación de cualquier enfermedad comienza por una mente en calma, libre de ataduras, y por un fuerte deseo de vivir.

Glenn recibió su primer diagnóstico hace más de veintidós años, y ahora no considera que haya «sobrevivido» al cáncer, sino que «se ha desarrollado» con el cáncer. Su mujer y él tienen dos hijos, que son fuente constante de alegría y de inspiración. Han documentado su caso el Instituto Oncológico Dana-Farber, de Boston, y su oncólogo, el doctor Lee M. Nadler, decano de la Facultad de Medicina de Harvard.

Uno de los sanadores alternativos que entrevisté en Zimbabwe también cree, como Glenn, que la mente conforma de manera primordial la salud del cuerpo físico. Aunque este sanador emplea muchas técnicas esotéricas en su trabajo chamánico de sanación, tales como escuchar lo que le dicen sus guías espirituales sobre el estado de la salud del paciente, está firmemente convencido de que las creencias de sus pacientes tienen una importancia primordial para su sanación.

He visto que mis colegas [de la medicina convencional] a veces no consiguen curar a sus pacientes. (...) Con los pacientes de este tipo, los médicos dicen [a los pacientes] que se van a morir. Pero a mí mis espíritus me dicen que no se van a morir, ¡que van a vivir! (...) Lo que hace que una personas se ponga bien es la creencia de que va a vivir, de que va a superar este problema. Cuando crees una cosa con tu cerebro, todo tu cuerpo lo acepta, y entonces te derramas sobre tu problema [es decir, lo superas rápidamente].

Pero cuando tu cerebro no acepta que vas a superar esto, entonces morirás, sin duda. Lo que hace que una personas se ponga mejor es la fuerza de su creencia.

Según este sanador africano, el cuerpo escucha lo que le dice la mente: si la mente está emocionada con la vida, el cuerpo estará lleno de energía vivificadora; pero si la mente está llena de miedos, o desesperanzada, entonces el cuerpo no tendrá acceso a esa energía esencial.

Encontrar tu vocación

Para estar emocionadas con la vida, las personas suelen tener que entrar en contacto (o que volver a entrar en contacto) con sus deseos o vocaciones más profundas. Para muchas personas, este tercer aspecto de «tener motivos poderosos para vivir» significa volver a dar entrada a la creatividad en sus vidas; porque, por desgracia, la mayoría de las personas adultas han perdido el contacto con la creatividad. Por ejemplo, muchas personas hacen trabajos en los que no pueden dar gran salida a su creatividad; y después de trabajar dedican sus tardes y noches a cocinar, a limpiar, a cuidar de sus hijos, quizá, y a descansar.

Pero un diagnóstico de cáncer es una llamada de atención, y, para algunas personas, esto significa abrir los ojos al hecho de que quizá no estén *muy* emocionadas por uno o varios aspectos de sus vidas, ya sean sus carreras profesionales, sus relaciones de pareja, sus vidas familiares, sus vidas espirituales, sus comunidades o sus aficiones. El diagnóstico de cáncer tiende a forzar a las personas a reflexionar sobre lo que les gustaría cambiar, idealmente, para que el tiempo (largo o corto) que les queda en este planeta les resulte todo lo agradable y todo lo lleno de significado que sea posible.

Una de las supervivientes a largo plazo que he conocido, cuyo diagnóstico de cáncer le permitió descubrir su vocación más profunda, es Tami Boehmer. Cuando Tami tenía treinta y ocho años, le diagnosticaron un cáncer de mama temprano; y cuando reapareció seis años más tarde en forma de cáncer de mama de estadio 4, ella decidió abordarlo con un planteamiento integrativo, combinando la medicina convencional con suplementos, ejercicios, visualizaciones, fe y dieta a base de alimentos integrales. No obstante, y a pesar de todo esto, advertía que seguía faltando algo en su vida:

A pesar de todo lo que estaba haciendo, empecé a sentirme deprimida y con miedo a morirme. Me despertaba todas las mañanas con el pensamiento «Tengo cáncer». Yo tenía motivos poderosos para vivir, desde luego: mi marido y, sobre todo, mi hija, que por entonces tenía solo nueve años. Yo sabía que tenía que estar aquí para criarla. Pero necesitaba la esperanza de que fuera posible, y los médicos me estaban dando justamente lo contrario. Entonces tuve una especie de revelación. Decidí escribir un libro sobre los pacientes de cáncer de estadio avanzado y sobre cómo vencieron, en contra de todas las probabilidades. Me parecía que esta labor no solo podía ser terapéutica para mí, sino que podía ayudar a otros. El vacío que sentía empezó a disiparse. Aquel era el sentido de propósito que estaba buscando, y me otorgó la esperanza de que yo también podía vencer en contra de todas las probabilidades, y de que podría cuidar de mi hija hasta que fuera adulta.

El libro de Tami, *From Incurable to Incredible: Cancer Survivors Who Beat the Odds* (De incurable a increíble. Supervivientes del cáncer contra todas las probabilidades) está satisfaciendo ahora su vocación más profunda de difundir esperanza a los demás (y a sí misma), mientras se centra también en disfrutar del tiempo que pasa con su marido y su hija.

Josie RavenWing recalca también, como Tami, la importancia de trazarse nuevos objetivos en la vida para mantener sano el cuerpo. Josie es una sanadora energética nacida en Estados Unidos, pero que ahora vive principalmente en Brasil. Explica así las relaciones entre la fuerza vital y el tener motivos poderosos para vivir:

Habrás oído hablar del «síndrome de la jubilación», o del «síndrome del nido vacío», en los que las personas tenían planeada su vida solo hasta un momento determinado; por ejemplo, hasta la jubilación o hasta que sus hijos se hacen mayores, y después ya no les quedan más objetivos. Lo que pasa muchas veces es que si no desarrollan sus objetivos, su energía se les cae encima, y suelen caer enfermos, o incluso se mueren poco después, en una época en que se suponía que debían estar alegres, libres de cargas y disfrutando de la vida. Pero como no se han marcado ningún objetivo, la fuerza vital no tiene un rumbo para seguir impulsándose hacia delante, hacia algo. Y por eso digo que cuando las personas siguen teniendo sueños fuertes, objetivos fuertes de cosas que quieren hacer, y tienen un fuerte deseo de estar bien, entonces estos factores pueden impulsar un proceso de curación más rápido.

Para Josie, y para muchos otros de los sanadores alternativos que he estudiado, contar en tu vida con unos objetivos o proyectos que basten para emocionarte es absolutamente esencial para dar entrada en tu cuerpo al chi suficiente para mantenerlo sano y vivo.

INVESTIGACIONES SOBRE TENER MOTIVOS PODEROSOS PARA VIVIR

Tener motivos poderosos para vivir significa centrarte en por qué quieres seguir viviendo, en vez de centrarte en el hecho de que puedes morirte antes de lo que esperabas. En algunos casos, esta postura puede dar a otras personas la impresión de que estás negando de manera general la posibilidad de la muerte. Solemos considerar que la «negación» es un término negativo; pero, en lo que se refiere al cáncer, los estudios han mostrado que un poco de negación te puede llegar a sentar muy bien. Por ejemplo, existe un estudio notable en el que se siguió durante cinco años la evolución de pacientes de cáncer de mama, y que mostró que las mujeres que habían tenido una primera reacción de negación de su cáncer mostraban una tendencia significativamente menor a sufrir recurrencias que las que habían tenido una primera reacción de aceptación estoica, o que las que la habían tenido de desesperación [1]. Tres estudios similares han descubierto en los pacientes de cáncer una relación significativa de los niveles elevados de negación con los plazos de supervivencia mayores [2]. Y en un estudio reciente realizado sobre pacientes de cáncer de pulmón, los que tenían un nivel elevado de negación sufrían menos efectos secundarios físicos que los que tenían niveles bajos de negación [3]. Estos estudios, en su conjunto, nos muestran que centrarnos en otras cosas (como pueden ser nuestros motivos para vivir) puede llegar a ayudarnos a sobrevivir más tiempo al cáncer, a reducir nuestras probabilidades de recurrencia y a hacernos sufrir menos efectos secundarios.

Mientras negar la muerte puede ayudarte a vivir más tiempo, otros estudios han mostrado que estar deprimido puede hacer que mueras antes. La depresión se caracteriza por la incapacidad de encontrar alegría en la propia vida; por tanto, se puede concebir como *lo contrario* de tener motivos poderosos para vivir. Un estudio tras otro (incluido un metaanálisis sobre los resultados de setenta y seis estudios distintos realizados sobre la depresión y el cáncer) han mostrado que los pacientes de cáncer que están deprimidos y/o sin esperanzas mueren significativamente antes que los pacientes de cáncer no deprimidos [4]. Es más, esta correlación entre la depresión y la mortalidad en los pacientes de cáncer se cumple con independencia del tipo de cáncer y del entorno cultural [5]. Estos pacientes de cáncer deprimidos se caracterizan por decir cosas como: «Quiero rendirme de una vez», lo que indica que ya no tienen motivos poderosos para vivir. Todos estos estudios, en su conjunto, dan a entender que la depresión puede conducir a una muerte más temprana en los pacientes de cáncer.

De modo que las investigaciones han mostrado que la negación puede ayudar a los pacientes de cáncer a vivir más tiempo, y que la depresión puede hacer que mueran antes; pero ¿y tener motivos poderosos para vivir? ¿Qué efecto puede tener, a su vez? Esta pregunta es un poco más difícil de responder, porque no se han realizado muchos estudios acerca de su efecto específico sobre la salud de un paciente de cáncer. La mayoría de los estudios han observado, más bien, algo que llaman «espíritu de lucha», que es bastante distinto. Tener espíritu de lucha significa que estás librando una batalla contra tu cáncer[6]. Tener motivos poderosos para vivir no significa necesariamente que estés luchando contra nada; significa, por el contrario, que estás centrado en cosas que te aportan alegría, sentido y felicidad. Es interesante que algunos estudios semejantes al mío han llegado también a la conclusión de que los supervivientes radicales manifiestan motivos para vivir especialmente fuertes[7].

Cuando un paciente tiene un «espíritu de lucha» fuerte, ese enfoque hacia la lucha puede conducir a tener el cuerpo en reacción constante, de baja intensidad, de «lucha o huida», que puede debilitar el sistema inmunitario y liberar en la corriente sanguínea un flujo constante de hormonas del estrés. Para nuestros cerebros de cazadores-recolectores, es como si sintiésemos constantemente la necesidad de luchar contra un tigre que nos persigue. Creo que este es el motivo principal por el que *no* se ha observado que tener «espíritu de lucha» ayude a los pacientes de cáncer, en múltiples estudios bien diseñados[8]. Mientras tanto, tener motivos poderosos para vivir supone centrarse en las cosas que dan a la persona sentido y alegría, y esto, de hecho, *apaga* la reacción de lucha o huida y *enciende* la reacción de descanso y reparación, que indica, a su vez, al cuerpo que libere una gran variedad de hormonas potenciadoras de la inmunidad, como la serotonina, la relaxina, la oxitocina, la dopamina y las endorfinas.

Por desgracia, no se han realizado estudios concretos sobre si el tener motivos poderosos para vivir puede ayudar a los pacientes de cáncer a vivir más tiempo; pero existen dos estudios que pueden arrojar luz sobre este tema. Como dije antes, la depresión se puede entender como lo contrario a tener motivos poderosos para vivir. Un estudio mostró que el empleo de técnicas psicoterapéuticas para reducir la depresión de los pacientes de cáncer conducía a un aumento significativo de los tiempos de supervivencia [9]. En otras palabras, reforzando los motivos para vivir de los pacientes (reduciendo su depresión), los investigadores pudieron prolongar significativamente las vidas de dichos pacientes. Este resultado nos aporta una posible indicación de que tener motivos poderosos para vivir puede ayudar, en efecto, a los pacientes de cáncer a vivir más tiempo.

Encontramos una segunda indicación en un estudio similar, sobre las ganas de vivir de las personas ancianas (aunque no sobre pacientes de cáncer). En dicho estudio, las personas ancianas que tenían más ganas de vivir sobrevivían más tiempo, con independencia de su edad, de su sexo y de las enfermedades que padecieran en un primer momento [10]. En otras palabras, en este estudio se observó que, a la hora de determinar quién vivía más tiempo, pesaba más tener motivos poderosos para vivir que tener más enfermedades o más edad que el resto de los estudiados. Así pues, si bien no se han realizado estudios concretos sobre si el tener motivos poderosos para vivir puede contribuir específicamente a curarte el cáncer, parece que estos dos estudios similares apuntan a que dicha actitud, a diferencia de sentirse deprimido o sin esperanzas, puede ayudar a la gente, en efecto, a vivir más tiempo en general.

«Donna» es una superviviente radical que tenía dos motivos muy poderosos para vivir: sus dos nietos. El fuerte deseo de vivir para estar con sus nietos mientras se hacían mayores otorgó a Donna la fuerza que necesitaba para seguir explorando diversas opciones alternativas para su cáncer de colon, médicamente incurable. Mientras lees la historia de Donna, te invito a que reflexiones sobre tus propios motivos para vivir. ¿Qué es lo que te anima *a ti* a levantarte de la cama por la mañana? ¿Qué es lo que siempre has querido hacer en tu vida? Dicho de otro modo, si supieras que te vas a morir dentro de dos años, ¿qué es lo que lamentarías *no* haber hecho, volviendo la vista atrás? Las respuestas a estas preguntas son ese tipo de deseos profundos, a nivel del alma, que permiten a los supervivientes radicales perseverar a lo largo de sus viajes de sanación.

La historia de Donna

La noticia fue un verdadero golpe, pues Donna no había tenido ningún síntoma previo. En 2005 era una mujer de cincuenta y ocho años, dinámica, que gozaba de la vida, tras haberse retirado nueve meses antes de su trabajo de toda la vida, primero de profesora y después de directora de un instituto. Estaba disfrutando plenamente de su jubilación, que aprovechaba para pasar mucho tiempo con su primer nieto, mientras esperaba la próxima llegada del segundo, además de organizar un círculo de meditación semanal en su casa. Hasta que un día, inesperadamente, le sobrevino un dolor de estómago tan fuerte que decidió ir a urgencias. Como madre divorciada que era de dos hijos mayores, además de haber sido profesora durante más de treinta años, Donna ya estaba acostumbrada a desplazarse a urgencias con algún niño con un hueso roto o con un golpe en la cabeza. Lo que no se esperaba era que un médico le dijera que tenía un tumor grande que le estaba bloqueando completamente el colon, y que tendría que operarse de urgencia a la mañana siguiente.

Cuando se despertó tras la operación de urgencia, recibió la noticia devastadora de que tenía cáncer de colon de estadio 3, confirmado por una biopsia que le habían hecho durante la operación. Dada la amplitud de su cáncer, también se despertó con una bolsa de colostomía colgando del vientre. Una colostomía es un procedimiento quirúrgico en que el colon se desplaza a una bolsa de plástico unida al abdomen, de modo que ya no se evacua de la manera normal. Como su cáncer era de estadio 3, lo que significa que se había extendido más allá de su colon hasta afectar a muchos de los nódulos linfáticos próximos, los médicos de Donna le dijeron que, en cuanto se hubiera recuperado de la operación, tendría que someterse inmediatamente a quimioterapia. A pesar de esta situación de tan mal presagio, el optimismo natural de Donna le impidió asustarse demasiado:

No llegué nunca al punto de sentir que la situación era apurada. Ni siquiera cuando estaba en el hospital. Un médico vino y me dijo: «No lo entiendo, ¿cómo es que no reacciona usted?». (...) No lo sé; simplemente, no entré en aquello. (...) Sentía que todavía tenía cosas que hacer aquí: mucha gente por conocer, sitios por visitar. Y también tenía a mis hijos, y a mis nietos. (...) Simplemente, no se me pasó nunca por la mente que fuera a tener ningún problema. (...) No sé si esto es evadirse completamente de la realidad o qué es, pero el caso es que dio resultado.

La convicción profunda de Donna de que quería seguir viviendo el mayor tiempo posible le permitió centrarse plenamente en recuperarse de la operación; y pocas semanas más tarde ya estaba preparada para emprender la quimioterapia. No obstante, después de solo cinco inyecciones diarias de quimioterapia, acabó en la unidad de cuidados intensivos (UCI) del hospital, porque su cuerpo había dejado de elaborar leucocitos. Pasó los seis días siguientes en la UCI, recibiendo visitas de apoyo de sus familiares y amigos, muchos de los cuales le aplicaban sanación Reiki mientras ella se hallaba postrada en la cama.

Su cuerpo empezó poco a poco a elaborar leucocitos de nuevo; pero los médicos le dijeron que no podría seguir con la dosis normal de quimioterapia, pues estaba claro que su organismo no la toleraba. Le dijeron también que si reducían la dosis, la quimioterapia no tendría efecto. La única alternativa que les quedaba era una medicación experimental, pero que no había dado muy buenos resultados con otros pacientes, y también podía ser mortal. De modo que la opción final y más viable que veían era que se volviera a su casa y se preparara para morir. Por fortuna, una amiga de Donna, de su círculo de meditación semanal, tuvo una idea distinta:

Después de soportar cinco días de quimioterapia, yo aparentaba 105 años, ¡palabra de honor! Y se me cayó todo el pelo, y tenía toda la cara gris y demacrada. Parecía la figura de la muerte, un poco recalentada. Entonces fue cuando mi amiga me dijo: «Tienes que ir a desintoxicarte de esta quimio. Ve a ver a Elisabeth. Ella te lo sacará del organismo».

Para Donna, que no tenía la menor intención de prepararse para morir, sino que prefería hacer todo lo que hiciera falta para quedarse con sus nietos, la desintoxicación le pareció una alternativa magnífica. Su amiga le explicó que Elisabeth Pazdzierski era una acupuntora y herborista local que ofrecía retiros de salud de diez días en una hermosa casa rural de las cercanías llamado Centro de Terapia Cougar Mountain. Donna, interesada, dijo a sus médicos que quería renunciar al tratamiento experimental posiblemente mortal, y se apuntó al primer retiro programado, que iba a tener lugar en Cougar Mountain. Otra prioridad para ella era encontrar el modo de frenar el miedo a la muerte que tenía por dentro:

Durante un rato corto, breve, me estuve diciendo: «Ay, Dios mío, ¿y si me muero?». Esto fue cuando volví a casa [del hospital]. Y pensaba: «Tengo dos hijos, y ellos tienen familias, y también están los nietos». Y pensaba: «y si...». Hasta que me di una bofetada a mí misma y me dije: «No vas a ir a ninguna parte, de manera que ¡basta! Ni lo pienses». Y recuerdo que mi hijo menor me decía: «Mamá, no estás resolviendo tus sentimientos». Y yo le dije: «Ya he pasado por ello. Ya he pasado por el "y si..."». Y después pensaba: «No; tengo que encargarme de esto; he de hacer lo que tengo que hacer aquí. No voy a ir a ninguna parte».

En otras palabras, Donna optó intencionadamente por centrarse en lo que podía hacer para quedarse, por sus hijos y sus nietos, en vez de centrarse en el hecho de que podía morirse. Y así, con esta nueva determinación, arrastró su cuerpo calvo, debilitado, al Centro de Terapia Cougar Mountain, situado en las estribaciones de las montañas de la Columbia Británica. Su objetivo era eliminar de su organismo la quimioterapia, para después ponerse a trabajar en el fortalecimiento de su sistema inmunitario. El precio era similar al de unas vacaciones caras: unos cinco mil dólares por diez días, que cubrían todo: el alojamiento, las comidas y los tratamientos. En vista de que sus médicos occidentales le habían dicho que tenía los días contados, ella se figuró que no le haría ningún daño gastarse una parte de sus ahorros en un último intento de arreglarse la salud. Pensaba que, como mínimo, pasaría unas vacaciones agradables.

Cuando fui [a Cougar Mountain] estaba muy débil, debilísima. Andaba muy poco. Quiero decir que apenas era capaz de andar desde la casa hasta la puerta del jardín. Cuando salí de allí, andaba un par de kilómetros, ¡y solo había pasado allí diez días! Elisabeth había estudiado para hacerse médica y después había optado por seguir el planteamiento holístico. De modo que emplea la medicina china, la acupuntura, la dieta, (...) En función de lo que hubiera que trabajar, me daban acupuntura al menos una vez al día, quizá dos.

Además de sus tratamientos diarios de acupuntura, Donna comía todos los alimentos sanos que le servían, a ella y a los demás huéspedes del retiro, que solo eran ocho en total. Se trataba principalmente de alimentos veganos de rico colorido, además de un poco de pescado. Era un cambio grande para Donna, que había sido durante toda su vida carnívora moderada y adicta al azúcar confesa.

Otros dos tratamientos que probó en Cougar Mountain fueron una máquina de Rife y un pulsador magnético. Son dos tratamientos alternativos populares para los pacientes de cáncer, aunque la mayoría de los médicos convencionales creen que no tienen ningún efecto significativo sobre las células cancerosas. No obstante, existen múltiples casos aislados de pacientes que se han curado después emplear estas máquinas. Funcionan emitiendo leves impulsos eléctricos a diversas frecuencias. La teoría es que, como todos los átomos vibran, determinadas frecuencias deben hacer que determinadas células (como las células cancerosas) se «rompan» y mueran, de manera parecida a como una cantante de ópera puede romper una copa de cristal cantando una nota determinada.

Donna participó también en actividades de grupo que contribuían a cultivar entre los participantes en el retiro un sentimiento de apoyo social. Además, en consultas personales con Elisabeth se exploraba la idea de liberar las emociones reprimidas.

Hacia el final [de los diez días], Elisabeth y su asistente te recibían en sesión privada, y venían a decirte: «¿Qué es lo que te pone triste, o (...) te ha hecho infeliz? Vuelve a tu infancia y ve a ver qué es exactamente lo que te está inquietando, o lo que alteró entonces». (...) Y después tú venías a decir: «Ay, ¡mira eso! Eso ha formado parte de mi problema aquí». Y así lo identificabas.

Al final del retiro, Donna ya se sentía inmensamente mejor. Sus hijos se quedaron asombrados al ver que ya era capaz de caminar dos kilómetros y que le había vuelto un color saludable a la cara y a la piel. Ella se emocionó al poder salir a recibirlos andando y abrazarlos una vez más con fuerza y vitalidad. Elisabeth la había mandado a su casa con una lista de la compra detallada, y Donna, motivada por su fuertes ganas de vivir, se apuntó a un cursillo de cocina vegetariana.

Tras su vuelta a casa después de estar en Cougar Mountain, Donna recibió mucho amor y apoyo de sus dos hijos, sus dos nueras y su tierno nietecito recién nacido, que le subían enormemente el ánimo. Ahora que se sentía más fuerte, se marcó el objetivo de ver a sus hijos y a su nieto al menos una vez por semana.

Tengo una familia muy cariñosa y no estaba dispuesta a dejar a nadie. De ninguna manera quería perderme ver crecer a los nietos, verlos ir al institutos poder llevarlos al parque o al teatro. Su abuelita forma una parte importante de sus vidas, ¿sabes?, y ellos también forman una parte importante de la mía; de modo que la cosa está clara. He sido profesora, de manera que los niños son mi amor. Siempre me ha gustado estar con niños y cuidarlos, así que hacer aquello era lo natural para mí. Lo que yo tenía bien claro era que quería llevarlos a sitios.

Así pues, Donna hizo todo lo que estaba en sus manos por asegurarse de que estaría allí para ver crecer a sus hijos. Entre otras cosas, siguió recibiendo acupuntura todas las semanas, y daba paseos diarios al aire libre. También fue a ver a un naturópata, que la animó a seguir con la dieta de Cougar Mountain, sin carne, sin trigo, sin dulces y sin lácteos, y a empezar a tomar dos suplementos de vitaminas potenciadores de la inmunidad.

Como Donna creía —ya desde muchos años antes de que le diagnosticaran el cáncer— que la mente ejerce un efecto poderoso sobre la salud del cuerpo, también procuró mantener la mente centrada en sus motivos para vivir, más que en cualquier pensamiento de temor que intentara invadirla. Para conseguirlo, siguió con su práctica habitual de meditación y empezó a escuchar CD de visualización todas las noches, antes de acostarse. En su opinión, el cuerpo sigue lo que está pensando la mente; por ello, su prioridad principal era mantenerse sana para sus nietos.

Si sientes que ya estás en las últimas, tu cuerpo atenderá a lo que le estás diciendo. (...) Pero te puedes engañar a ti misma. ¡Te puedes decir a ti misma lo que quieras, y tu cuerpo reaccionará a lo que le estés diciendo! Así que le dices que está sano. Visualizas que pasas por un arco eléctrico que destruye las células cancerosas. Lo haces a diario, y el cuerpo no sabe otra cosa, y sigue lo que le dice la mente que haga. (...) Para mí, no era más que mi negativa a marcharme, ¿sabes? Yo me decía: No, ¡no he terminado!

En conjunto, Donna estaba haciendo una gran variedad de cosas para procurar asegurarse de que podría ver crecer a sus nietos: desde mantenerse centrada mentalmente en sus motivos poderosos para vivir hasta los ejercicios, el cambio de dieta, las visualizaciones, los suplementos y muchas cosas más. Desde mi punto de vista de investigadora, me llamó la atención, desde luego, la certeza absoluta que tenía en la mente de que no iba a morirse, simplemente porque todavía le quedaban demasiadas cosas por hacer en su vida. Este deseo fuerte la motivaba claramente para ceñirse a su nueva dieta, para no dejar de tomarse los suplementos y para seguir adelante con sus paseos diarios; y todo ello lo sigue haciendo hasta la fecha.

Dos años después de que los médicos la mandasen a su casa para que se preparara para morir, Donna se sentía tan bien que pidió cita a su cirujano para consultarle la posibilidad de invertir la colostomía. Para invertir una colostomía se requiere una segunda operación en la que el colon desviado se vuelve a conectar con el resto del colon, para poder así recuperar el funcionamiento intestinal normal. El cirujano de Donna se quedó muy sorprendido de verla entrar en su consulta, y más al observar lo bien que estaba. Tras un debate breve y sorprendente para el cirujano, este accedió de buena gana a realizar la operación; y, desde entonces, Donna ha estado viviendo sin la bolsa de colostomía.

Reflexionando sobre su experiencia con el cáncer, que le cambió la vida, Donna cree que entre los factores que contribuyeron al mismo pudieron estar el estrés y su afición al azúcar, así como el que ella siempre se ocupaba de los demás antes de ocuparse de sí misma. Pero cuando le sobrevino el cáncer, procuró cambiar esa costumbre y empezar a hacer todas las cosas que le aportaban sentido y emoción *a ella*, como viajar, salir a cenar y compartir con otras personas lo que ha aprendido acerca de la sanación:

La verdad es que la colostomía no me daba problemas. ¡Viajaba! Me fui a Arizona con mis amigos, con colostomía y todo. Y no me daba miedo salir a cenar. Mi actitud era: «Bueno, ya me ocuparé de esta colostomía». (...) Y recuerdo que pensé: «Esta ha sido una experiencia de aprendizaje muy interesante. Si puedo compartirlo con la gente, lo haré». *(...) Según lo veo yo, pasé por esto porque puedo ayudar a otros. De manera que me parecía, más que cualquier otra cosa, una experiencia de aprendizaje. (...) Cuando me piden que hable con un paciente de cáncer, yo le digo que [el cáncer] no es el coco ese que dicen. Hay cosas que puedes hacer.*

Hace ya más de ocho años que enviaron a casa a Donna desde la UCI y le dijeron que se preparara para morir. Sus ganas de vivir siguen siendo contagiosas, y cuando hablo con ella me resulta difícil de creer que estoy hablando con una persona de más de sesenta años, pues suena como una treintaañera. En la última conversación que he mantenido con ella, le pregunté cómo estaba y en qué empleaba su tiempo. Ella me respondió con una larga lista de cosas que le dan alegría y sentido:

Me ocupo en cuidar de mis nietos, que ya son cuatro; recibo a mi grupo de meditación en mi casa los viernes por la noche; trabajo como voluntaria en la Cruz Roja y en el Ejército de Salvación, y disfruto de la vida en general. Gozo de muy buena salud, tengo buena energía y una familia y unos amigos estupendos. ¡La vida es una aventura y yo la disfruto a cada momento! (...) Y sigo sintiendo que todavía tengo muchas cosas por hacer, de manera que no estoy dispuesta a marcharme todavía. Me he planteado la edad de ochenta y ocho años. Creo que a los ochenta y ocho puedo estar preparada para marcharme. Como ahora tengo sesenta y siete, me quedan unos veinte años por delante.

La historia de Donna es un ejemplo excelente del modo en que se puede dar la vuelta hasta a las situaciones con mayor peligro para la vida: es francamente extraordinario pasar de un cáncer de colon avanzado a una remisión completa con reversión de la colostomía. A lo largo de todo ello, su deseo firme y constante de seguir viviendo le aportó la energía de fuerza vital que necesitaba para probar diversas modalidades sanadoras diferentes, que, en su conjunto, la llevaron a una remisión completa.

Lista de medidas

Si te pareces a muchas personas de nuestros tiempos, el aburrimiento y/o la depresión pueden ser unos compañeros ocasionales, o constantes, en tu vida. O quizá, tras haber leído este capítulo, quieras traer a tu vida más creatividad y más vitalidad. Sea cual sea tu situación en la escala del «tener motivos poderosos para vivir», he aquí algunas maneras sencillas de dar más dinamismo y sentido a tu vida:

- Escribe cuántos años quieres vivir. Las investigaciones realizadas sobre personas que han llegado a centenarias han mostrado que la mayoría de ellas habían sabido siempre, con certeza profunda, que querían vivir hasta los cien años. Pega con cinta adhesiva tu número ideal al espejo de tu cuarto de baño para verlo todas las mañanas al empezar la jornada. Naturalmente, eres libre de cambiar la cifra cuando quieras.
- Escribe tu propia nota necrológica ideal. Puede parecer morboso; pero dedica una velada tranquila a sentarte, quizá tras encender una vela y poner música tranquila, y a escribir tu nota necrológica ideal (a menos que esto vaya en contra de tus ideas religiosas, por supuesto). Con independencia de tu estado de salud actual, escribe la que sería verdaderamente tu necrológica *ideal*, incluyendo la edad ideal hasta la que que quieres vivir y el modo ideal en que te gustaría morir o abandonar tu cuerpo. Escribe, además, quién quisieras que te sobreviviera (por ejemplo, hijos, nietos) y por qué logros te gustaría, idealmente, que te recordaran. Aunque esta actividad puede resultar muy emotiva para algunas personas (¡ten a mano un pañuelo para las

lágrimas!), he observado que es un modo muy efectivo tanto para afrontar nuestro miedo a la muerte como para poner en claro nuestros deseos más hondos.

- Prepara una lista sencilla de todos tus motivos actuales para vivir y para disfrutar de la vida. Procura hacerlo cuando estés de buen ánimo, para poder trazar una buena lista amplia de todas las cosas que te aportan ahora mismo sentido y alegría. Después, marca con una estrella las cosas que te gustaría aumentar o tener más en tu vida. A continuación, debajo de la lista anterior, haz otra lista de todo lo nuevo que te gustaría añadir a tu vida para darle más creatividad, felicidad y sentido. Después, márcate el objetivo de empezar a traer a tu vida estas cosas con mayor frecuencia.

- Prueba el siguiente ejercicio en tres pasos para encontrar tu vocación, adaptado del CD de audio de Rick Jarow titulado *The Ultimate Anti-Career Guide: The Inner Path to Finding Your Work in the World (La anti-guía de orientación profesional definitiva: el camino interior para encontrar tu trabajo en el mundo)*. Para mí ha resultado ser uno de los modos más rápidos y potentes de entrar en contacto con la vocación o vocaciones más profundas.

1. Imagínate que tienes una riqueza ilimitada (digamos más de trescientos mil millones de euros), una salud perfecta, y que tienes garantizado el éxito total y absoluto en cualquier cosa que te propongas. Da rienda suelta a tu imaginación. Después, toma un papel y escribe todas las cosas que harías con tu vida (recuerda: ¡tienes garantizado un éxito total!). No olvides tocar puntos como las relaciones amorosas, la familia, la carrera profesional, las vacaciones, la vivienda, los viajes, la comunidad, etcétera.

2. Otro día, toma otro papel e imagínate que, sea cual sea tu estado de salud actual, los médicos descubren que

te vas a morir dentro de un año y medio, sin dolor, por un ictus que no se puede impedir. Teniendo en cuenta que, en este supuesto, no cambia ningún otro aspecto de tu vida actual (es decir, en este caso no te toca la lotería), ¿cómo optarías por pasar tu último año y medio? (Esta parte del ejercicio se puede poner muy emotiva; ten pañuelos a mano).

3. Envía un correo electrónico a answer@RadicalRemission.com para recibir una explicación (en inglés) de la relación entre estos dos supuestos tan distintos y tu vocación o vocaciones más profundas. Este ejercicio da mejor resultado si realizas las partes 1 y 2 antes de leer la explicación.

Aunque este capítulo se ha centrado en tener motivos poderosos para vivir, quiero dejar bien claro que no creo que nadie deba sentirse culpable por tener miedo a la muerte. La tristeza y el miedo son emociones humanas naturales, y casi todas las personas las sentirán de manera honda en algún momento de sus vidas, sobre todo cuando se trata de hacer frente a la muerte. No obstante, como vimos en el capítulo 5, es fundamental para nuestra salud dejar que las emociones nos entren, nos recorran y salgan (y no que se queden bloqueadas en nuestros cuerpos y en nuestras mentes). Lo que veo en los supervivientes radicales a los que estudio no es necesariamente una falta absoluta de miedo a la muerte (aunque algunos sí la tienen), sino, más bien, un deseo de vivir lo bastante fuerte como para que su miedo a la muerte no se apodere de todo. El hilo común es un deseo de vivir la vida durante el mayor tiempo posible, y no de evitar la muerte a toda costa..., y la diferencia tiene importancia.

Muchos supervivientes radicales han dedicado algún tiempo a mirar a la muerte cara a cara y a aceptar su inevitabilidad. Pero también comprenden que nadie (ni siquiera sus médicos) puede saber con certeza cuándo van a morir. De modo que optan por no centrarse en la cronología imprevisible de su eventual abandono del cuerpo y se concentran más bien en todas las cosas que quieren hacer *mientras siguen* en sus cuerpos. De esta manera, centrarse en sus motivos para vivir les viene bien para distraerse de cualquier miedo a la muerte que puedan tener.

Por eso, una de las primeras preguntas que formulo siempre a los pacientes de cáncer es: «¿Por qué quieres seguir vivo?». No solo si quieres seguir vivo o no, sino *por qué*. ¿Qué otras cosas te gustaría todavía vivir en esta vida? ¿Qué actividades te aportan energía y alegría? Yo les animo (como te animo a ti) a que se planteen estas preguntas; porque, aunque no lleguemos a alcanzar nunca todos nuestros objetivos en la vida, el mero hecho de tenerlos nos permite seguir atrayendo a nuestros cuerpos la energía estimulante de la fuerza vital.

Conclusión

El que tiene salud tiene esperanza.
Y el que tiene esperanza lo tiene todo.
THOMAS CARLYLE, Filósofo

E SPERO QUE, AL REFLEXIONAR sobre este libro, hayas quedado
convencido de que merece la pena estudiar las anomalías,
es decir, los hechos que discrepan de la regla, como las remisiones
radicales. A lo largo de la historia, el estudio de las anomalías ha
conducido a muchos descubrimientos importantes, entre ellos
los de la penicilina, los rayos X y el marcapasos. En lo que se refiere a la remisión radical, como anomalía que es, el estudio de
estos casos de curación extraordinarios nos aporta ideas nuevas
sobre la capacidad de autosanación del cuerpo. El mero hecho
de saber que una persona con cáncer de estadio 4 puede quedar
libre del cáncer sin recurrir a la quimioterapia, a la radioterapia
ni a la cirugía no deja nunca de inspirarme asombro ante la capacidad increíble del cuerpo para sanarse.

LA REMISIÓN POLIFACÉTICA

Si bien en cada uno de los capítulos de este libro hemos contado una única historia de sanación, que se centra en uno de los
nueve factores clave de mi investigación sobre la remisión radical,
esta presentación tiene algo de falso, ya que todos los sujetos de
este libro empleaban a veces ocho factores en su proceso de sanación, o los nueve, o incluso alguno más. Lo que ayudó a esas
personas a ponerse bien no fue nunca *un único factor*. Este con-

cepto puede producir bastante frustración a los investigadores de la medicina occidental, que están acostumbrados a buscar esa cosa única que servirá para curar una enfermedad. Eso sería maravilloso, por supuesto; pero es posible que el motivo por el que los supervivientes que he investigado hacen ocho, nueve o más cosas distintas para superar su cáncer es que tanto el cáncer como el sistema cuerpo-mente-espíritu son muy polifacéticos.

Ya sabemos que el cáncer puede estar causado por toxinas, virus, bacterias, mutación genética o descomposición celular. Esta enfermedad, ya compleja de por sí, se vuelve todavía más polifacética porque el estado del sistema cuerpo-mente-espíritu del individuo desempeña un papel fundamental al determinar si las toxinas se retiran del cuerpo rápidamente, si se permite o no a los virus y a las bacterias que arraiguen, a los genes que muten o a las células que se descompongan. Al estado del sistema cuerpo-mente-espíritu le afectan poderosamente las conductas físicas (por ejemplo, lo que comemos y bebemos, cuánto ejercicio hacemos y cuánto dormimos), las conductas mentales y emocionales (por ejemplo, si sentimos estrés o felicidad, miedo o amor), y las conductas espirituales (por ejemplo, si nos sentimos conectados a una fuente de amor, si detenemos nuestros pensamientos y nos relajamos a nivel profundo con regularidad). Dada toda esta complejidad, no es de extrañar que en mi investigación no saliera a relucir un posible factor de sanación, sino nueve.

Y también hay que tener en cuenta la realidad maravillosa, compleja, de la individualidad. Los supervivientes radicales me recuerdan constantemente que no hay dos personas iguales en este planeta, y que, por tanto, no habrá dos recetas iguales para la salud. Algunas personas deben centrarse más en su dieta alimenticia para sanarse, mientras que otras deberán centrarse más en liberar la ira de su pasado. Algunas deben centrarse más en tomar el control de su sanación, mientras que otras deberán enfocarse sobre todo en desintoxicar su cuerpo con suplementos a base de plantas medicinales. Y algunas personas tendrán que centrarse en todas estas cosas por igual. A esto se debe que ninguno de los nueve factores de sanación fundamentales que tratamos en este libro tenga más importancia que los demás; porque todo depende de los factores concretos que necesita *tu propio* cuerpo singular para sanarse.

CAPACITACIÓN

Aunque el cáncer, el sistema cuerpo-mente-espíritu y los nueve factores clave de mi investigación sobre la remisión radical sean polifacéticos, he escrito este libro con un objetivo único: capacitar. El cáncer es, en la actualidad, una enfermedad devastadora. La mayoría de las personas tienen la sensación de que no son capaces de prevenirlo, ya que suele darse con mucha frecuencia que las invada sin previo aviso. Cuando se les diagnostica el cáncer, también tienen la sensación de que no cuentan con ninguna capacidad para influir en su curso, aparte de hacer lo que les proponga su médico, en cuanto a cirugía, quimioterapia o radioterapia. Si consiguen alcanzar la remisión, entonces se sienten incapaces de prevenir la recurrencia del cáncer. Si a esto se le añade el miedo paralizador a la muerte que acompaña a todo diagnóstico de cáncer, tenemos una población de millones de pacientes de cáncer incapacitados[1], sin contar a los millones de familiares y amigos incapacitados que se sienten impotentes para ayudar a sus seres queridos.

Por esto mismo empecé a estudiar las remisiones radicales en un primer momento. Quería quitar algo de fuerza a esta enfermedad tan temible. Tras años de investigación profunda de esta cuestión, que han culminado en que te esté enseñando estos nueve factores clave por medio de este libro, creo ahora que existen modos de sentirse mucho más capacitados al afrontar el cáncer; y espero que lo creas tú también. Lo bueno de estos factores es que ninguno de ellos es raro, ni de difícil acceso, ni tiene un coste prohibitivo; lo que requieren todos ellos es, más bien, algo de esfuerzo por tu parte. Además, está demostrado en estudios científicos que todos ellos favorecen a la salud. Por último, todos ellos son elementos en los que te puedes centrar, con independencia de si:

- quieres prevenir el cáncer,
- tienes cáncer ahora mismo y estás empleando la medicina occidental,
- tienes cáncer ahora mismo y has optado por no emplear la medicina occidental, o
- estás intentando prevenir una recurrencia del cáncer.

La mayoría de los pacientes de cáncer con que trabajo dicen que el momento más temible de su viaje fue el diagnóstico; pero el segundo momento más temible fue cuando entraron en remisión. Esto se debe a que a la mayoría de los supervivientes del cáncer se les dice, cuando están en remisión, que lo único que queda por hacer es estar expectantes y observar si vuelve el cáncer; y estas palabras son terribles e incapacitadoras. Ahora, las personas que esperan seguir libres de cáncer, en vez de limitarse a esperar y observar, pueden acceder al poder de los nueve factores de este libro.

Además de estos factores, puedes hacer otras muchas cosas para mejorar tu salud. Una que vale la pena citar brevemente es el ejercicio. Aunque el ejercicio se cuenta, sin duda, entre los más de setenta y cinco factores de sanación que han salido a relucir en mi investigación, creo que, si no lo he incluido como décimo factor ha sido porque hay muchas personas que, sencillamente, están demasiado débiles como para hacer ejercicio cuando emprenden su viaje de sanación. No obstante, con el paso de los meses, y cuando empiezan a sanarse y a sentirse mejor, muchos empiezan a mover el cuerpo, en efecto, y casi todos terminan por hacer ejercicio con regularidad. Así que te pido que no termines de leer este libro con la idea de que no tiene importancia mover el cuerpo, porque, de hecho, *es esencial* para tu salud. El mensaje de mis investigaciones sobre la remisión radical es, más bien, el siguiente: si ahora mismo estás demasiado enfermo para hacer ejercicio, todavía tienes a tu alcance un camino que conduce a la sanación, y siguiendo este camino serás capaz de mover tu cuerpo más y más cada día.

INSPIRACIÓN

Si los casos de remisión radical son tan inspiradores, es porque son verdaderos: en efecto, hay personas con cáncer avanzado que han encontrado el modo de quedar libres de él. Más aún: se han documentado remisiones radicales para casi todos los tipos de cáncer. Estas no son anécdotas, son hechos reales.

Los alpinistas soñaron durante siglos con conseguir lo imposible: escalar la montaña más alta del mundo; pero no fue hasta 1953 cuando Edmund Hillary y Tenzing Norgay consiguieron alcanzar la cumbre del monte Everest. Una vez que esto se hizo realidad, sirvieron de inspiración a los alpinistas de todo el mundo, y desde entonces son más de 3.500 personas las que han escalado el difícil pico[2]. A mí esto me recuerda a los casos de remisión radical. Comprendo que no todo el mundo será capaz de escalar el Everest, del mismo modo que no todo paciente de cáncer será capaz de lograr una remisión radical; pero el mero hecho de saber que existen personas que han alcanzado esa meta difícil de sobrevivir al cáncer avanzado es una fuente extraordinaria de inspiración.

Otra cosa que me inspira de los supervivientes radicales es lo transformados que quedan por sus experiencias. Casi todos dicen que no lamentan haber hecho ese viaje suyo de remisión radical, pues los llevó a transformar sus vidas de muchas maneras maravillosas, sanadoras y cargadas de amor. Por supuesto, muchos preferirían no haber tenido que sufrir tanto para conseguir esa transformación; pero, con todo, el resultado final lo valoran ahora profundamente.

Esta valoración de sus transformaciones me hace pensar en la importante diferencia que existe entre curarse y sanarse. *Cu-*

rarse significa librarse de una enfermedad, mientras que *sanarse* significa volverse íntegro. Curarse es posible a veces, mientras que sanarse *siempre* es posible. Lo que más me gusta de los nueve factores clave es que pueden conducir, sin duda alguna, a la sanación, y que a algunas personas también las pueden llevar a la curación. Sanarte significa, simplemente, traer a tu vida más propósito, más felicidad y más conductas saludables, lo que, en mi opinión, son cosas hermosas que podemos emprender ahora mismo, con independencia del tiempo que nos quede de vida a cada uno.

Pasos siguientes

Además de probar algunos de los nueve factores sanadores que presentamos en este libro, o todos ellos, con el fin de conservar tu salud o de recuperarla, existen algunos pasos más que puedes dar para colaborar en las investigaciones sobre la remisión radical.

En primer lugar, necesitamos urgentemente seguir recopilando y documentando casos de remisión radical, para que podamos seguir entendiendo cómo superan las personas el cáncer contra todas las probabilidades. En este sentido, haremos que la gente pueda enviar *muy fácilmente* sus casos de remisión radical a una base de datos centralizada, online, accesible tanto a los investigadores como al público general.

En segundo lugar, sería maravilloso que estos casos de remisión radical pudieran servir también para establecer comunidad y conexión entre los pacientes actuales de cáncer y los supervivientes radicales. ¿No sería maravilloso que, cuando te diagnosticaran un cáncer de mama, pudieras entrar esa misma noche en un sitio web para leer diez, veinte o incluso un centenar de historias de sanación de personas que recibieron exactamente tu mismo diagnóstico y encontraron un modo singular de superarlo?

Tengo la profunda esperanza de que todo esto se consiga. Por eso he creado este sitio web:

WWW.RADICALREMISSION.COM

En este sitio web, que es gratuito, puedes:

- *Enviar un caso de remisión radical.* Envía tu propia historia de sanación, o la de algún amigo, familiar o paciente tuyo (siempre que tengas el permiso previo de la persona). Puedes enviar tu historia bajo seudónimo, si quieres, y un equipo de investigadores intentará verificar todos los casos que se reciban.
- *Buscar casos de remisión radical.* Empleando la función de búsqueda del sitio web, podrás encontrar los casos de remisión radical que te interesen. Por ejemplo, si eres paciente de cáncer de mama triple negativo, puedes extraer los casos de remisión radical que tenemos en nuestra base de datos y que coinciden con tu diagnóstico, para ponerte a leer tranquilamente estas historias de sanación.

Así pues, si conoces a alguien que haya tenido una remisión radical, te ruego que animes a esa persona a que envíe al sitio web su historia de sanación, para que todos podamos empezar a aprender de su viaje increíble de sanación.

Puede que los científicos descubran un día un remedio único para el cáncer, una verdadera panacea. Mientras todos esperamos que llegue ese día, creo que una de las cosas mejores que podemos hacer es reforzar todo lo que podamos nuestros sistemas cuerpo-mente-espíritu, para que podamos activar las capacidades increíbles de autosanación de nuestros organismos. Espero que el libro te haya aportado alguna orientación sobre el modo de hacerlo. Y si tienes cáncer ahora mismo, espero que, gracias a haber leído tú este libro, sea yo la que lea un día tu propia historia de remisión radical *.

www.radicalremission.com

---

* La página web está en inglés; la autora ruega a los lectores hispanohablantes que envíen sus aportaciones traducidas al inglés.

Agradecimientos

TODO EL QUE HAYA ESCRITO un libro sabe que es una tarea que requiere mucho tiempo, un montón de trabajo y la colaboración de muchísimas personas para hacerse realidad. Mi deuda primera y más importante es hacia todas las personas a las que he entrevistado para mis investigaciones, incluidos todos los supervivientes radicales y sanadores alternativos a los que cito en este libro. Vosotros sois el qué, el cómo y el porqué de este libro, y os estoy eternamente agradecida por haberme dejado entrar en vuestro mundo de sanación. Gracias a lo que habéis compartido, el mundo está más sano y más feliz. Gracias.

También un «¡gracias!» enorme a todas las personas que hicieron posible mi viaje de investigación alrededor del mundo, como la Sociedad Americana del Cáncer, Karin Fuchs, Michaelle Edwards, el doctor David Jin, Bryan McMahon, Chieko Ohori, Catherine Oshida, Blair Sly, el doctror Tsuyoshi Konta, Dan White, Haruka Tsuchiya, la familia Mimura, Carolyn Landis, Nan Rick, Swami Brahmdev, Danny, Aleju, Diana, Juanca, Manuela, Claudia, Manu, Andrea, Colin y todos los demás del Ashram Aurovalley; Bill y Barbara Turner, la familia Stern family, David y Debby Sonnenberg, Marko y Sue Sonnenberg, Morton y Vivian Teich, Neville Hodgkinson, Honour Schram de Jong, Debbie Mwamlima, el doctor Rodwell Vongo, Pete Lungu, el doctor W. Z. Mwale, Bella and Rachel de Tongabezi; Vusa Sibanda, Ophious Sibanda, Irwin y Henri Tjong, Denise y Carlos Sauer, Catherine Tucker y todos los demás que nos visitaron en diversos momentos del viaje.

Mi agradecimiento profundo a Ned Leavitt, mi agente y Jambavan personal: no te cambiaría por nadie en mi rincón. Gracias a ti y a Jillian por haber tenido fe en mi propuesta y por haberme animado a salir de mi caparazón académico. Y muchas gracias a Kate Northrup por haber tenido la bondad de presentarme a Ned. Gracias a Nancy Nancock, mi editora maravillosa, que dio a este libro la forma que tiene hoy. Te estoy agradecida eternamente por tu fe y tu apoyo a este libro. Y a Elsa Dixon, Suzanne Quist, Melinda Mullin, Amy VanLangen y a todos los demás de HarperOne: gracias por haber juntado todas las piezas necesarias para hacerlo realidad.

Antes de ser libro, este texto fue una tesis académica, y no habría sido posible sin los profesores Lorraine Midanik, Andrew Scharlach y Joan Bloom: gracias por haber apoyado mi investigación no tradicional. Y a Greg Merrill: fuiste y sigues siendo uno de los mayores y mejores mentores de mi vida. Gracias por haberme animado a saber que era bueno que me abriera mi propio camino, aunque fuera un camino solitario. Gracias a todas las chicas de MSW, y a Yolanda Bain, ahora ángel, por vuestro apoyo cuando estuve en Berkeley; y a Garrett Smith, Lisa Trost, Natalie Ledesma, Julie Argyle, Winnie, Carol, Claudia y Barbara Buckley, Naomi Hoffer, Paul y Mimi, por haberme guiado durante mis primeros años como asesora.

Gracias a Lisa Laing y a papá por nuestras conversaciones semanales sobre la redacción para mantenerme en el buen camino, y a Sarah Lahey y a mamá por leer los primeros borradores. Bendiciones a las chicas del Success Team, Steph Cowling y Jennifer Alhasa, por vuestro apoyo y ánimo durante los momentos más difíciles de la redacción. Y gracias a todas las personas que habéis apoyado mi investigación y este libro desde el principio mismo, con vuestros consejos, apoyo y amor, entre ellas Kate Northrup y Mike Watts, Colleen Saidman y Rodney Yee, Lissa Rankin, Jane Brody, Sara Reistad-Long, Eliot Schrefer, Elyn Jacobs, Ann Fonfa, Glenn Sabin, Murray Jones, Tami Boehmer, Leigh Fortson, Sarto Shickel, Chris Wark, Jeannine Walston, Jan Adrian, Nancy McKay, Matthew Gilbert, Dale Figtree, Janet Jacobsen, Jim Linderman, Roberta Sorvino y Lawrence Kuznetz. Y un mensaje amplio, merecido y humilde de agradecimiento a todas las personas maravillosas que escribieron recomendaciones para el libro: vuestras palabras de apoyo valen un mundo para mí.

Mi investigación estuvo inspirada por el trabajo de otros escritores e investigadores valerosos que se atrevieron a escribir acerca de la remisión radical antes que yo, y les estoy eternamente agradecida por haberme abierto el camino: Caryle Hirschberg, Brendan O'Regan (fallecida), Marilyn Schiltz, todos los demás de IONS, Andrew Well, Deepak Chopra, Herbert Benson, Anne Harrington, Bernie Siegel, Dean Ornish, Kris Carr, Anita Moorjani, Wayne Dyer, Louise Hay, Rachel Naomi Remen, Bruce Lipton y Christiane Northrup.

A mis amigos, cuyo apoyo aprecio siempre: las chicas Fontana, las chicas del Equipo de Baile, el Blocking Group de Harvard, la gente de Ciencia Ficción y de los Martes de Tenis, y mis amigos de Nueva York: un grito especial para Jac, Annabelle, Eric, Kim, Rachel, Maiga, Sara y otros, incontables, que estuvieron allí para apoyarme durante el proceso mismo de la redacción del libro: ¡gracias!

A mi familia, cuyo amor y apoyo van en aumento cada año. Gracias, mamá, papá, Lisa, Andy, Chris, Carrie, Melissa, Sarah, Patrick, y todas las sobrinas y sobrinos, por vuestro amor, amor, amor. Gracias a los mejores parientes políticos con los que puede soñar una: Vivi, Morty, Aly, Karina, Andre, David, Debby, Marko, Sue, Steve y Howard, y a todos vuestros hijos maravillosos, por vuestro apoyo inquebrantable. Una descarga especial de amor a Vivi, que venció con mucho valor al cáncer de ovarios mientras yo escribía este libro. Y a nuestro clan familiar de tías, tíos y primos: gracias por ser nuestra propia red nacional de apoyo y de diversión.

Al niño que llevo ahora en el vientre y que estará en mis brazos cuando se publique este libro: has sabido venir en el momento ideal; te queremos ya muchísimo, y gracias por tu paciencia durante las largas horas de preparación del libro.

Y a mi compañero del alma, Aaron Teich. Este libro, y los diez años de trabajo, sueños, estudios, sufrimientos, preparación de viajes, redacción, correcciones, risas y llantos que costó, solo han tenido lugar gracias a ti. *Solo* gracias a ti. Sencillamente, no tengo palabras para describir cuánto significas tú y nuestro matrimonio para mí y para mi vida. Sin ti estaría perdida.

Y, por último, mi enorme agradecimiento a vosotros, mis lectores. He escrito este libro para intentar ayudar, por poco que sea, a los pacientes de cáncer y a sus seres queridos. Espero haberlo conseguido.

Lecturas recomendadas

BATTILEGA, Nancy Ann. *A Story of Grace: Holistic Healing After a Diagnosis of Breast Cancer.* CreateSpace, 2008.

BLOCK, Keith 1. *Life Over Cancer: The Block Center Program for Integrative Cancer Treatment.* Bantam. Nueva York, 2009.

BOEHMER, Tami.*From Incurable to Incredible: Cancer Survivors Who Beat the Odds.* CreateSpace, 2010.

BOND, Laura. *Mum's Not Having Chemo: Cutting-Edge Therapies, Real-Life Stories-A Road-Map to Healing from Cancer.* Piatkus Books. Londres, 2013.

BURCH, Wanda Easter. *She Who Dreams: A Journey Into Healing Through Dream work.* New World Library. Novato (California, EE.UU.), 2003.

CARR, Kris. *Crazy Sexy Diet: Eat Your Veggies, Ignite Your Spark, and Live Like You Mean It!* Skirt! Guilford (Connecticut, EE.UU.), 2011.

CHOPRA, Deepak. *Curación cuántica: Las fronteras de la medicina mente-cuerpo.* Gaia Ediciones. Móstoles (Madrid), 2014.

CUMMING, Heather, y Karen Leffler. *John of God. The Brazilian Healer Who's Touched the Lives of Millions.* Atria. Nueva York, 2007.

FIGTREE, Dale. *Beyond Cancer Treatment: Clearing and Healing the Underlying Causes: A Personal Memoir and Guide.* Blue Palm Press. Santa Barbara (California, EE.UU.), 2011.

FORTSON, Leigh. *Embrace, Release, Heal: An Empowering Guide to Talking About, Thinking About, and Treating Cancer.* Sounds True. Louisville (Colorado, EE.UU.), 2011.

GERSON, Charlotte, y Morton Walker. *The Gerson Therapy: The Proven Nutritional Program far Cancer and Other Illnesses.* Kensington. Nueva York, 2001. [En español: Gerson, Charlotte. *La terapia Gerson: el programa nutricional definitivo para salvar vidas.* Ediciones Obelisco. Barcelona, 2014]

JACOBSEN, Janet. *Oh No, Not Another «Growth» Opportunity! An Inspirational Cancer Journey with Humor, Heart, and Healing.* Growth-Ink, 2012.

KATZ, Rebecca, y Mat Edelson. *The Cancer-Fighting Kitchen: Nourishing, Big Flavor Recipes for Cancer Treatment and Recovery.* Ten Speed Press. Berkeley (California, EE.UU.), 2009.

KUSHI, Michio, y Alex Jack. *The Cancer Prevention Diet, Revised and Updated Edition: The Macrobiotic Approach to Preventing and Relieving Cancer.* St. Martin's Griffin. Nueva York, 2009.

LIPTON, Bruce. *La biología de la creencia: la liberación del poder de la conciencia, la materia y los milagros.* Gaia Ediciones. Móstoles (Madrid), 2014.

MOORJANI, Anita. *Morir para ser yo: mi viaje a través del cáncer y la muerte hasta el despertar y la verdadera curación.* Gaia Ediciones. Móstoles (Madrid), 2014.

PLANT, Jane. *Tu vida en tus manos.* RBA. Barcelona, 2001.

QUILLIN, Patrick. *Beating Cancer with Nutrition.* Nutrition Times Press. Carlsbad (California, EE.UU.), 2005.

RANKIN, Lissa. *Mind Over Medicine: Scientific Proof That You Can Heal Yourself.* Hay House. Carlsbad (California, EE.UU.), 2013.

RAVENWING, Josie. *The Book of Miracles The Healing Work of Joao de Deus.* AuthorHouse. Bloomington (Indiana, EE.UU.), 2002.

REMEN, Rachel Naomi. *Kitchen Table Wisdom: Stories That Heal.* Riverhead. Nueva York, 1997. [En español: Remen, Rachel Naomi. *Historias para crecer, recetas para sanar.* Gaia Ediciones. Móstoles (Madrid), 2010.]

SABIN, Glenn. *N-of-1: How One Man's Triumph Over Terminal Cancer Is Changing the Medical Establishment.*

SERVAN-SCHREIBER, David. *Anticáncer: una nueva forma de vida.* Primera Plana. Barcelona, 2014.

SCHICKEL, Sarto. *Cancer Healing Odyssey: My Wife's Remarkable Journey with Love, Medicine, and Natural Therapies.* Paxdieta Books. Pennsylvania (EE.UU.), 2012.

SIEGEL, Bernie S. *Amor, medicina milagrosa.* Espasa Libros. Barcelona, 2010.

SOMERS, Suzanne. *Knockout: Interviews with Doctors Who Are Curing Cancer-And How to Prevent Getting It in the First Place.* Harmony. Nueva York, 2010.

WARK, Chris. Blog: *www.christbeatcancer.com.*

WEIL, Andrew. *La curación espontánea.* Ediciones Urano. Barcelona, 1995.

Notas

INTRODUCCIÓN

1. American Cancer Society, «Pancreatic Cancer Survival by Stage», httpa/www.cancer .org/cancer/pancreaticeancer/detailedguide/pancre-atic-cancer-survival-rates, consultado el 11 de septiembre de 2013.

1. CAMBIO RADICAL DE LA DIETA ALIMENTICIA

1. K. M. Adams *et al.*, «Nutrition in Medicine: Nutrition Education for Me-dical Students and Residents», *Nutrition in Clinical Practice: Official Pu-blication of the American Society for Parenteral and Enteral Nutrition* 25, núm. 5 (octubre, 2010): 471-480.

2. O. Warburg, *The Metabolism of Tumors* (Constable, Londres, 1930); O. Warburg, «On the Origin of Cancer Cells», *Science* 123, núm. 3191 (24 de febrero de 1956): 309-314.

3. R. K. Johnson *et al.*, «Dietary Sugars Intake and Cardiovascular Health: A Scientific Statement from the American Heart Association», *Circula-tion* 120, núm. 11 (15 de septiembre de 2009): 1011-1020.

4. G. E. Dunaif y T. C. Campbell, «Relative Contribution of Dietary Protein Level 5 and Aflatoxin B1 Dose in Generation of Presumptive Preneo-plastic Foci in Rat Liver», *Journal of the National Cancer Institute 78*, núm. 2 (febrero, 1987): 365-369; L. D. Youngman y T. C. Campbell, «In-hibition of Aflatoxin B1-Induced Gamma-Glutamyltranspeptidase Po-sitive (GGT+) Hepatic Preneoplastic Foci and Tumors by Low Protein Diets: Evidence that Altered GGT+ Foci Indicate Neoplastic Potential», *Carcinogenesis* 13, núm. 9 (septiembre, 1992): 1607-1613.

5. L. Q. Qin, K. He y J. Y. Xu, «Milk Consumption and Circulating Insu-lin-Like Growth Factor-I Level: A Systematic Literature Review», *Inter-national Journal of Food Sciences and Nutrition* 60, suplemento 7 (2009): 330-340; 1. Bruchim y H. Werner», Targeting IGF-1 Signaling Pathways in Gynecologic Malignancies», *Expert Opinion on Therapeutic Targets17*, núm. 3 (marzo, 2013): 307-320; H. Werner y I. Bruchim, «IGF-l and BRCA1 Signalling Pathways in Familial Cancer», *The Lancet Oncology 13*, núm. 12 (diciembre, 2012): e537-544.

6. F. Leiber *et al.*, «A Study on the Causes for the Elevated N-3 Fatty Acids in Cows Milk of Alpine Origin», *Lipids 40*, núm. 2 (febrero, 2005): 191-202; D. F. Hebeisen *et al.*, «Increased Concentrations of Omega-3 Fatty Acids in Milk and Platelet Rich Plasma of Grass-Fed Cows», *International Journal for Vitamin and Nutrition Research (Internationale Zeitschrift fur Vitamin- und Erndbrungsforschung; Journal International de Vitaminologie et de Nutrition)* 63, núm. 3 (1993): 229-233.

7. M. de Lorgeril y P. Salen, «New Insights into the Health Effects of Dietary Saturated and Omega-6 and Omega-3 Polyunsaturated Fatty Acids», *BMC Medicine* 10 (mayo, 2012): 50; A. P. Simopoulos, «The Importance of the Omega-6/Omega-3 Fatty Acid Ratio in Cardiovascular Disease and Other Chronic Diseases», *Experimental Biology and Medicine* 233, núm. 6 (junio, 2008): 674-688.

8. U.S. Department of Agriculture, *Agriculture Fact Book 2001-2002* (Washington, DC: U.S. Government Printing Office, 2003); G. Block, «Foods Contributing to Energy Intake in the U.S.: Data from NHANES 1999-2000», *Journal of Food Composition and Analysis* 17, núms. 3-4 (junio-agosto, 2004): 439-447.

9. M. Salehi *et al.*, «Meat, Fish, and Esophageal Cancer Risk: A Systematic Review and Dose-Response Meta-Analysis», *Nutrition Reviews 71*, núm. 5 (mayo, 2013): 257-67; L. N. Kolonel, «Nutrition and Prostate Cancer», *Cancer Causes and Control 7*, núm. 1 (enero, 1996): 83-94; G. R. Howe y J. D. Burch, «Nutrition and Pancreatic Cancer», *Cancer Causes and Control 7*, núm. 1 (enero, 1996): 69-82; M. T. Goodman *et al.*, «Diet, Body Size, Physical Activity, and the Risk of Endometrial Cancer», *Cancer Research 57*, núm. 22 (15 de noviembre de 1997): 5077-5085; E. Destefani *et al.*, «Meat Intake, Heterocyclic Amines and Risk of Colorectal Cancer», *International Journal of Oncology* 10, núm. 3 (marzo, 1997): 573-580; H. Chen *et al.*, «Dietary Patterns and Adenocarcinoma of the Esophagus and Distal Stomach», *American Journal of Clinical Nutrition* 75, núm. 1 (enero, 2002): 137-144; D. S. Chan et al., «Red and Processed Meat and Colorectal Cancer Incidence: MetaAnalysis of Prospective Studies», *PLOS ONE* 6, núm. 6 (2011): e20456; L. M. Brown *et al.*, «Dietary Factors and the Risk of Squamous Cell Esophageal Cancer Among Black and White Men in the United States», *Cancer Causes and Control* 9, núm. 5 (octubre, 1998): 467-474; C. Bosetti *et al.*, «Diet and Ovarian Cancer Risk: A CaseControl Study in Italy», *International Journal of Cancer (Journal International du Cancer)* 93, núm. 6 (septiembre, 2001): 911-915.; C. Bosetti *et al.*, «Food Groups and Laryngeal Cancer Risk: A Case-Control Study from Italy and Switzerland», *International journal of Cancer (Journal International du Cancer)* 100, núm. 3 (julio, 2002): 355-360; M. C. Alavanja *et al.*, «Lung Cancer Risk and Red Meat Con-

sumption Among Iowa Women», *Lung Cancer* 34, núm. 1 (octubre, 2001): 37-46; W. S. Yang *et al.*, «Meat Consumption and Risk of Lung Cancer: Evidence from Observational Studies», *Annals of Oncology* 23, núm. 12 (diciembre, 2012): 3163-3170.

10. J. R. Hebert, T. G. Hurley y Y. Ma, «The Effect of Dietary Exposures on Recurrence and Mortality in Early Stage Breast Cancer», *Breast Cancer Research and Treatment* 51, núm. 1 (septiembre, 1998): 17-28.

11. M. J. Gunter y M. F. Leitzmann, «Obesity and Colorectal Cancer: Epidemiology Mechanisms and Candidate Genes», *Journal of Nutritional Biochemistry* 17, núm. 3 (marzo, 2006): 145-156; E. Giovannucci, «Metabolic Syndrome, Hyperinsulinemia, and Colon Cancer: A Review», *American Journal of Clinical Nutrition* 86, núm. 3 (septiembre, 2007): s836-842; A. A. Siddiqui, «Metabolic Syndrome and Its Association with Colorectal Cancer: A Review», *American Journal of the Medical Sciences* 341, núm. 3 (marzo, 2011): 227-231.

12. Q. Sun *et al.*, «White Rice, Brown Rice, and Risk of Type 2 Diabetes in U.S. Men and Women», *Archives of Internal Medicine* 170, núm. 11 (14 de junio de 2010): 961-969.

13. A. Schatzkin *et al.*, «Dietary Fiber and Whole-Grain Consumption in Relation to Colorectal Cancer in the NIH-AARP Diet and Health Study», *American Journal of Clinical Nutrition* 85, núm. 5 (mayo, 2007): 1353-1360; D. R. Jacobs Jr., L. F. Andersen y R. Blomhoff, «Whole-Grain Consumption Is Associated with a Reduced Risk of Noncardiovascular, Noncancer Death Attributed to Inflammatory Diseases in the Iowa Women's Health Study», *American Journal of Clinical Nutrition* 85, núm. 6 (junio, 2007): 1606-1614; L. Strayer *et al.*, «Dietary Carbohydrate, Glycemic Index, and Glycemic Load and the Risk of Colorectal Cancer in the BCDDP Cohort», *Cancer Causes and Control* 18, núm. 8 (3 de octubre de 2007): 853-863.

14. G. A. Burdock, «Safety Assessment of Castoreum Extract as a Food Ingredient», *International Journal of Toxicology* 26, núm. 1 (enero-febrero, 2007): 51-55.

15. U.S. Food and Drug Administration, «Code of Federal Regulations: Animal Foods; Labeling of Spices, Flavorings, Colorings, and Chemical Preservatives», en *Title 21-Food and Drugs, Chapter 1, Subchapter F, Part 501, Subpart B, Section 501.22*, 21CRF501.22 ed. (Washington, DC: U.S. Food and Drug Administration: 2013).

16. Centers for Disease Control and Prevention, *Leading Causes of Death, 1900-1998, http://www.cdc.gov/nchs/data/dvs/lead7900_98.pdf.*

17. G. Block, B. Patterson y A. Subar, «Fruit, Vegetables, and Cancer Prevention: A Review of the Epidemiological Evidence», *Nutrition and Cancer* 18, núm. 1 (1992): 1-29; H. Vainio y E. Weiderpass, «Fruit and Vegetables in Cancer Prevention», *Nutrition and Cancer* 54, núm. 1 (2006): 111-142.

18.   J. A. Meyerhardt *et al.*, «Association of Dietary Patterns with Cancer Re-
      currence and Survival in Patients with Stage III Colon Cancer», *Journal
      of the American Medical Association* 298, núm. 7 (15 de agosto de 2007):
      754-764; J. Ligibel, «Lifestyle Factors in Cancer Survivorship», *Journal of
      Clinical Oncology* 30, núm. 30 (20 de octubre de 2012): 3697-3704;
      C. L. Rock y W. Demark-Wahnefried, «Can Lifestyle Modification Increase
      Survival in Women Diagnosed with Breast Cancer?» *Journal of Nutrition*
      132, núm. 11 suplemento (noviembre, 2002): 3504S-7S; J. P. Pierce, «Diet
      and Breast Cancer Prognosis: Making Sense of the Women's Healthy Ea-
      ting and Living and Women's Intervention Nutrition Study Trials», *Current
      Opinion in Obstetrics and Gynecology 21*, núm. 1(febrero, 2009): 86-91.
19.   J. P. Pierce *et al.*, «Greater Survival After Breast Cancer in Physically Ac-
      tive Women with High Vegetable-Fruit Intake Regardless of Obesity»,
      Journal of Clinical Oncology 25, núm. 17 (junio, 2007): 2345-2351.
20.   S. J. Jackson y K. W. Singletary, «Sulforaphane Inhibits Human MCF-7
      Mammary Cancer Cell Mitotic Progression and Tubulin Polymerization»,
      Journal of Nutrition 134, núm. 9 (septiembre, 2004): 2229-2236.
21.   Q. Meng *et al.*, «Suppression of Breast Cancer Invasion and Migration
      by Indole3-Carbinol: Associated with Up-Regulation of BRCA1 and
      E-Cadherin/Catenin Complexes», *Journal of Molecular Medicine (Berlin)*
      78, núm. 3 (2000): 155-165.
22.   Z. Dong, «Effects of Food Factors on Signal Transduction Pathways», *Bio-
      Factors* 12, núms. 1-4 (2000): 17-28.
23.   F. Vinson *et al.*, «Exposure to Pesticides and Risk of Childhood Cancer:
      A MetaAnalysis of Recent Epidemiological Studies», *Occupational and
      Environmental Medicine* 68, núm. 9 (septiembre, 2011): 694-702.
24.   F. Falck Jr, *et al.*, «Pesticides and Polychlorinated Biphenyl Residues in
      Human Breast Lipids and Their Relation to Breast Cancer», *Archives of
      Environmental Health* 47, núm. 2 (marzo-abril, 1992): 143-146.
25.   C. Smith-Spangler *et al.*, «Are Organic Foods Safer or Healthier than
      Conventional Alternatives? A Systematic Review», *Annals of Internal Me-
      dicine* 157, núm. 5 (4 de septiembre de 2012): 348-366.
26.   C. Lee y V. D. Longo, «Fasting vs. Dietary Restriction in Cellular Protec-
      tion and Cancer Treatment: From Model Organisms to Patients», *Onco-
      gene* 30, núm. 30 (28 de julio de 2011): 3305-3316.
27.   G. R. van den Brink *et al.*, «Feed a Cold, Starve a Fever?» *Clinical and
      Diagnostic Laboratory Immunology* 9, núm. 1 (enero, 2002): 182-183.
28.   L. Raffaghello *et al.*, «Starvation-Dependent Differential Stress Resistance
      Protects Normal but Not Cancer Cells Against High-Dose Chemothe-
      rapy», *Proceedings of the National Academy of Sciences of the United States
      of America* 105, núm. 24 (17 de junio de 2008): 8215-8220; C. Lee y
      V. D. Longo, «Fasting vs. Dietary Restriction in Cellular Protection and

Cancer Treatment: From Model Organisms to Patients», *Oncogene* 30, núm. 30 (28 de julio de 2011): 3305-3316; G. R. van den Brink *et al.*, «Feed a Cold, Starve a Fever?» *Clinical and Diagnostic Laboratory Immunology* 9, núm. 1 (enero, 2002): 182-183.

29. M. R. Ponisovskiy, «Warburg Effect Mechanism as the Target for Theoretical Substantiation of a New Potential Cancer Treatment, «*Critical Reviews in Eukaryotic Gene Expression* 21, núm. 1 (2011): 13-28.

30. N. Krieger *et al.*, «Breast Cancer and Serum Organochlorines: A Prospective Study Among White, Black, and Asian Women», *Journal of the National Cancer Institute* 86, núm. 8 (20 de abril de 1994): 589-599; E. B. Bassin *et al.*, «Age-Specific Fluoride Exposure in Drinking Water and Osteosarcoma (United States)», *Cancer Causes and Control* 17, núm. 4 (mayo, 2006): 421-428; O. I. Alatise y G. N. Schrauzer, «Lead Exposure: A Contributing Cause of the Current Breast Cancer Epidemic in Nigerian Women», *Biological Trace Element Research* 136, núm. 2 (agosto, 2010): 127-139.

31. J. Lapointe *et al.*, «Gene Expression Profiling Identifies Clinically Relevant Subtypes of Prostate Cancer», *Proceedings of the National Academy of Sciences of the United States ofAmerica* 101, núm. 3 (20 de enero de 2004): 811-816.

32. M. C. Bosland *et al.*, «Effect of Soy Protein Isolate Supplementation on Biochemichal Recurrence of Prostate Cancer After Radical Prostatectomy: A Randomized Trial», *Journal of the American Medical Association* 310, núm. 2 (10 de julio de 2013): 170-178.

2. ASUMIR EL CONTROL DE LA PROPIA SALUD

1. L. Temoshok *et al.*, «The Relationship of Psychosocial Factors to Prognostic Indicators in Cutaneous Malignant Melanoma», *Journal of Psychosomatic Research* 29, núm. 2 (1985): 139-153.

2. M. Watson *et al.*, «Influence of Psychological Response on Breast Cancer Survival: Ten-Year Follow-Up of a Population-Based Cohort», *European Journal of Cancer* 41, núm. 12 (agosto, 2005): 1710-1714.

3. P. C. Roud, «Psychosocial Variables Associated with the Exceptional Survival of Patients with Advanced Malignant Disease», *Journal of the National Medical Association* 79, núm. 1 (enero, 1987): 97-102.

4. R. Huebscher, «Spontaneous Remission of Cancer: An Example of Health Promotion», *Nurse Practitioner Forum* 3, núm. 4 (diciembre, 1992): 228-235.

5. J. N. Schilder *et al.*, «Psychological Changes Preceding Spontaneous Remission of Cancer», *Clinical Case Studies* 3, núm. 4 (octubre, 2004): 288-312.

6. A. J. Cunningham *et al.*, «A Prospective, Longitudinal Study of the Relationship of Psychological Work to Duration of Survival in Patients

with Metastatic Cancer», *Psycho-oncology* 9, núm. 4 (julio-agosto, 2000): 323-339.

7.   A. J. Cunningham y K. Watson, «How Psychological Therapy May Prolong Survival in Cancer Patients: New Evidence and a Simple Theory», *Integrative Cancer Therapies* 3, núm. 3 (septiembre, 2004): 214-229.

8.   L. S. Katz y S. Epstein, «The Relation of Cancer-Prone Personality to Exceptional Recovery from Cancer: A Preliminary Study», *Advances in Mind-Body Medicine* 21, núms. 3-4 (otoño-invierno, 2005): 6-20.

9.   C. Lee y V. D. Longo, «Fasting vs. Dietary Restriction in Cellular Protection and Cancer Treatment: From Model Organisms to Patients», *Oncogene* 30, núm. 30 (28 de julio de 2011): 3305-3316.

10.   P. Slater y N. Mann, «Why Do the Females of Many Bird Species Sing in the Tropics?», *Journal of Avian Biology* 35, núm. 4 (julio, 2004): 289-294.

11.   M. E. Falagas, E. Zarkadoulia y P. I. Rafailidis, «The Therapeutic Effect of Balneotherapy: Evaluation of the Evidence from Randomised Controlled Trials», *International Journal of Clinical Practice* 63, núm. 7 (julio, 2009): 1068-1084; A. Fioravanti *et al.*, «Mechanisms of Action of Spa Therapies in Rheumatic Diseases: What Scientific Evidence Is There?» *Rheumatology International* 31, núm. 1 (enero, 2011): 1-8.

3. DEJARSE GUIAR POR LA INTUICIÓN

1.   «More Colour, Less Odour: Smell, Vision and Genes», *The Economist* (edición EE.UU.), 26 de julio de 2003.

2.   Wanda Easter Burch, *She Who Dreams* New World Library (Novato, California), 2003, http://www.newworldlibrary.com.

3.   Nancy A. Battilega, *A Story of Grace: Holistic Healing After a Diagnosis of Breast Cancer* Nancy A. Battilega (Centennial, Colorado, 2008).

4.   R. W. Sperry, «Cerebral Organization and Behavior: The Split Brain Behaves in Many Respects Like Two Separate Brains, Providing New Research Possibilities», *Science* 133, núm. 3466 (1961): 1749-1757; A. G. Sanfey y L. J. Chang, «Of Two Minds When Making a Decision», *Scientific American* online, 3 de junio de 2008.

5.   M. Gershon, *The Second Brain: The Scientific Basis of Gut Instinct and a Groundbreaking New Understanding of Nervous Disorders of the Stomach and Intestines*, 1.ª edición. Harper (Nueva York), 1998.

6.   A. Bechara *et al.*, «Deciding Advantageously Before Knowing the Advantageous Strategy», *Science* 275, núm. 5304 (28 de febrero de 1997): 1293-1295.

7.   D. J. Bent, «Feeling the Future: Experimental Evidence for Anomalous Retroactive Influences on Cognition and Affect», *Journal of Personality and Social Psychology* 100, núm. 3 (marzo, 2011): 407-425.

8. A. Dijksterhuis *et al.*, «On Making the Right Choice: The Deliberation-WithoutAttention Effect», *Science* 311, núm. 5763 (17 de febrero de 2006): 1005-1007.

9. A. Dijksterhuis, «Think Different: The Merits of Unconscious Thought in Preference Development and Decision Making», *Journal of Personality and Social Psychology* 87, núm. 5 (noviembre, 2004): 586-598.

10. M. Seto *et al.*, «Site-Specific Phonon Density of States Discerned Using Electronic States», *Physical Review Letters* 91, núm. 18 (31 octubre de 2003): 185505.

4. EMPLEAR PLANTAS MEDICINALES Y SUPLEMENTOS

1. P. S. Moore y Y. Chang, «Why Do Viruses Cause Cancer? Highlights of the First Century of Human Tumour Virology», *Nature Reviews: Cancer* 10, núm. 12 (diciembre, 2010): 878-889; K. Alibek, A. Kakpenova y Y. Baiken, «Role of Infectious Agents in the Carcinogenesis of Brain and Head and Neck Cancers», *Infectious Agents and Cancer* 8, núm. 1 (febrero, 2, 2013): 7.

2. C. Castillo-Duran y F. Cassorla, «Trace Minerals in Human Growth and Development», *Journal of Pediatric Endocrinology and Metabolism* 12, núm. 5, suplemento 2 (septiembre-octubre, 1999): 589-601.

3. D. R. Davis, M. D. Epp y H. D. Riordan, «Changes in USDA Food Composition Data for Forty-Three Garden Crops, 1950 to 1999», *Journal of the American College of Nutrition* 23, núm. 6 (diciembre, 2004): 669-682; D. R. Davis, «Declining Fruit and Vegetable Nutrient Composition: What Is the Evidence?» *HortScience* 44, núm. 1 (febrero, 2009): 15-19.

4. E. Koh, S. Charoenprasert y A. E. Mitchell, «Effect of Organic and Conventional Cropping Systems on Ascorbic Acid, Vitamin C, Flavonoids, Nitrate, and Oxalate in Twenty-Seven Varieties of Spinach (Spinacia Oleracea L.)», *Journal of Agricultural and Food Chemistry* 60, núm. 12 (28 de marzo de 2012): 3144-3150; J. P. Reganold *et al.*, «Fruit and Soil Quality of Organic and Conventional Strawberry Agroecosystems», *PLOS ONE* 5, núm. 9 (2010): e12346.

5. C. Smith-Spangler *et al.*, «Are Organic Foods Safer or Healthier than Conventional Alternatives? A Systematic Review», *Annals of Internal Medicine* 157, núm. 5 (4 de septiembre de 2012): 348-366.

6. A. Das, N. L. Banik y S. K. Ray, «Retinoids Induce Differentiation and Downregulate Telomerase Activity and N-Myc to Increase Sensitivity to Flavonoids for Apoptosis in Human Malignant Neuroblastoma SH-SY5Y Cells», *International Journal of Oncology* 34, núm. 3 (marzo, 2009): 757-765; T. C. Hsieh y J. M. Wu, «Targeting CW R22Rv1 Prostate Cancer Cell Proliferation and Gene Expression by Combinations of the Phytochemicals EGCG, Genistein and Quercetin», *Anticancer Research* 29,

núm. 10 (octubre, 2009): 4025-4032; S. Bettuzzi *et al.*, «Chemopre-
vention of Human Prostate Cancer by Oral Administration of Green
Tea Catechins in Volunteers with High-Grade Prostate Intraepithelial
Neoplasia: A Preliminary Report from a One-Year Proof-of-Principle
Study», *Cancer Research* 66, núm. 2 (15 de enero de 2006): 1234-1240;
Y. Qiao *et al.*, «Cell Growth Inhibition and Gene Expression Regulation
by (-)-Epigallocatechin-3-Gallate in Human Cervical Cancer Cells»,
Archives of Pharmacal Research 32, núm. 9 (septiembre, 2009): 1309-
1315; B. J. Philips *et al.*, «Induction of Apoptosis in Human Bladder
Cancer Cells by Green Tea Catechins», *Biomedical Research* 30, núm. 4
(agosto, 2009): 207-215.

7. C. J. Torkelson *et al.*, «Phase 1 Clinical Trial of Trametes Versicolor in
Women with Breast Cancer», *ISRN Oncology* 2012, artículo 251632
(2012); L. J. Standish *et al.*, «Trametes Versicolor Mushroom Immune
Therapy in Breast Cancer», *Journal of the Society for Integrative Oncology* 6,
núm. 3 (verano, 2008): 122-128.

8. N. Mikirova *et al.*, «Effect of High-Dose Intravenous Vitamin C on In-
flammation in Cancer Patients», *Journal of Translational Medicine* 10
(11 septiembre de 2012): 189.

9. S. C. Gupta, S. Patchva y B. B. Aggarwal, «Therapeutic Roles of Curcumin:
Lessons Learned from Clinical Trials», *AAPS Journal* 15, núm. 1 (enero,
2013): 195-218.

10. Z. Liu *et al.*, «Randomised Clinical Trial: The Effects of Perioperative
Probiotic Treatment on Barrier Function and Post-Operative Infectious
Complications in Colorectal Cancer Surgery, a Double-Blind Study»,
Alimentary Pharmacology and Therapeutics 33, núm. 1 (enero, 2011): 50-
63; L. Gianotti *et al.*, «A Randomized Double-Blind Trial on Perioperative
Administration of Probiotics in Colorectal Cancer Patients», *World Jour-
nal of Gastroenterology* 16, núm. 2 (14 de enero de 2010): 167-175.

11. J. M. Gaziano *et al.*, «Multivitamins in the Prevention of Cancer in Men:
The Physicians' Health Study II Randomized Controlled Trial», *Journal
of the American MedicalAssociation* 308, núm. 18 (14 de noviembre de
2012): 1871-1880.

12. R. H. Fletcher y K. M. Fairfield, «Vitamins for Chronic Disease Prevention in Adults: Clinical Applications», *Journal of the American Medical
Association* 287, núm. 23 (19 de junio de 2002): 3127-3129.

5. LIBERAR LAS EMOCIONES REPRIMIDAS
1. H. Ohgaki y P. Kleihues, «Population-Based Studies on Incidence, Survival
Rates, and Genetic Alterations in Astrocytic and Oligodendroglial Glio-
mas», *Journal of Neuropathology and Experimental Neurology* 64, núm. 9
(junio, 2005): 479-489.

2. S. Cohen, D. Tyrrell y A. Smith, «Psychological Stress and Susceptibility to the Common Cold», *New England Journal of Medicine* 325, núm. 9 (1991): 606-612.

3. C. B. Pert, *Molecules of Emotion: Why You Feel the Way You Feel.* Scribner (Nueva York), 1997.

4. M. Yu, «Somatic Mitochondrial DNA Mutations in Human Cancers», *Advances in Clinical Chemistry* 57 (2012): 99-138; M. Yu, «Generation, Function and Diagnostic Value of Mitochondrial DNA Copy Number Alterations in Human Cancers», *Life Sciences* 89, núms. 3-4 (18 de julio de 2011): 65-71; A. Schulze y A. L. Harris, «How Cancer Metabolism Is Tuned for Proliferation and Vulnerable to Disruption», *Nature* 491, núm. 7424 (15 de noviembre de 2012): 364-373.

5. B. A. McGregor *et al.*, «Cognitive-Behavioral Stress Management Increases Benefit Finding and Immune Function Among Women with Early-Stage Breast Cancer», *Journal of Psychosomatic Research* 56, núm. 1 (enero, 2004): 1-8.

6. F. I. Fawzy *et al.*, «Malignant Melanoma: Effects of an Early Structured Psychiatric Intervention, Coping, and Affective State on Recurrence and Survival Six Years Later», *Archives of General Psychiatry* 50, núm. 9 (septiembre, 1993): 681-689.

7. J. W. Fielding *et al.*, «An Interim Report of a Prospective, Randomized, Controlled Study of Adjuvant Chemotherapy in Operable Gastric Cancer: British Stomach Cancer Group», *World Journal of Surgery* 7, núm. 3 (mayo, 1983): 390-399.

8. S. C. Segerstrom *et al.*, «Worry Affects the Immune Response to Phobic Fear», *Brain, Behavior, and Immunity* 13, núm. 2 (junio, 1999): 80-92.

6. AUMENTAR LAS EMOCIONES POSITIVAS

1. V. N. Salimpoor *et al.*, «Anatomically Distinct Dopamine Release During Anticipation and Experience of Peak Emotion to Music», *Nature Neuroscience* 14, núm. 2 (febrero, 2011): 257-262; J. Burgdorf y J. Panksepp, «The Neurobiology of Positive Emotions», *Neuroscience and Biobehavioral Reviews* 30, núm. 2 (2006): 173-187; E. E. Benarroch, «Oxytocin and Vasopressin: Social Neuropeptides with Complex Neuromodulatory Functions», *Neurology* 80, núm. 16 (16 de abril de 2013): 1521-1528.

2. L. S. Berk *et al.*, «Modulation of Neuroimmune Parameters During the Eustress of Humor-Associated Mirthful Laughter», *Alternative Therapies in Health and Medicine* 7, núm. 2 (marzo, 2001): 62-72, 74-76; M. P. Bennett y C. A. Lengacher, «Humor and Laughter May Influence Health: 1. History and Background», *Evidence- Based Complementary and Alternative Medicine: eCAM* 3, núm. 1 (marzo, 2006): 61-63; J. Wilkins y A. J. Eisenhraun, «Humor Theories and the Physiological Benefits of Laughter», *Advances in*

Mind-Body Medicine 24, núm. 2 (verano, 2009): 8-12; L. S. Berk *et al.*, «Neuroendocrine and Stress Hormone Changes During Mirthful Laughter», *American Journal of the Medical Sciences* 298, núm. 6 (diciembre, 1989): 390-396; S. Cohen *et al.*, «Positive Emotional Style Predicts Resistance to Illness After Experimental Exposure to Rhinovirus or Influenza A Virus», *Psychosomatic Medicine* 68, núm. 6 (noviembre-diciembre, 2006): 809-815.

3. D. K. Sarkar *et al.*, «Regulation of Cancer Progression by Beta-Endorphin Neuron», *Cancer Research* 72, núm. 4 (15 de febrero de 2012): 836-840; E. Ames y W. J. Murphy, «Advantages and Clinical Applications of Natural Killer Cells in Cancer Immunotherapy», *Cancer Immunology, Immunotherapy*, publicado online el 30 de agosto de 2013, doi: 10.1007/s00262-013-1469-8; E. Ileana, S. Champiat y J. C. Soria, «Immune-Checkpoints: The New Anti-Cancer Immunotherapies» (artículo en francés), *Bulletin du Cancer* 100, núm. 6 (junio, 2013): 601-610.

4. Y. Sakai *et al.*, «A Trial of Improvement of Immunity in Cancer Patients by Laughter Therapy», *Japan-Hospitals: The journal of the Japan Hospital Association* 32 (julio, 2013): 53-59.

5. S. M. Lamers *et al.*, «The Impact of Emotional Well-Being on Long-Term Recovery and Survival in Physical Illness: A Meta-Analysis», *Journal of Behavioral Medicine* 35, núm. 5 (octubre, 2012): 538-547; Y. Chida y A. Steptoe, «Positive Psychological Well-Being and Mortality: A Quantitative Review of Prospective Observational Studies», *Psychosomatic Medicine* 70, núm. 7 (septiembre, 2008): 741-756.

6. D. K. Sarkar *et al.*, «Regulation of Cancer Progression by Beta-Endorphin Neuron», *Cancer Research* 72, núm. 4 (febrero, 15, 2012): 836-840.

7. D. Ornish *et al.*, «Intensive Lifestyle Changes May Affect the Progression of Prostate Cancer», *Journal of Urology* 174, núm. 3 (septiembre, 2005): 1065-1069, debate 1069-1070.

8. D. Ornish *et al.*, «Changes in Prostate Gene Expression in Men Undergoing an Intensive Nutrition and Lifestyle Intervention», *Proceedings of the National Academy of Sciences* 105, núm. 24 (17 de junio de 2008): 8369-8374.

9. R. C. Kessler *et al.*, «Prevalence, Severity, and Comorbidiry of Twelve-Month DSM-IV Disorders in the National Comorbidity Survey Replication», *Archives of General Psychiatry* 62, núm. 6 (junio, 2005): 617-627.

7. ACEPTAR EL APOYO SOCIAL

1. W. W. Ishak, M. Kahloon y H. Fakhry, «Oxytocin Role in Enhancing Well-Being: A Literature Review», *Journal of Affective Disorders* 130, núms. 1-2 (abril, 2011): 1-9.

2. A. Steptoe, S. Dockray y J. Wardle, «Positive Affect and Psychobiological Processes Relevant to Health», *Journal of Personality* 77, núm. 6 (diciembre, 2009): 1747-1776.

3. L. F. Berkman y S. L. Syme, «Social Networks, Host Resistance, and Mortality: A Nine-Year Follow-Up Study of Alameda County Residents», *American Journal of Epidemiology* 109, núm. 2 (febrero, 1979): 186-204; T. A. Glass et al., «Population-Based Study of Social and Productive Activities as Predictors of Survival Among Elderly Americans», *British Medical Journal* 319, núm. 7208 (21 de agosto de 1999): 47883; L. C. Giles *et al.*, «Effect of Social Networks on Ten Year Survival in Very Old Australians: The Australian Longitudinal Study of Aging», *Journal of Epidemiology and Community Health* 59, núm. 7 (julio, 2005): 574-579; J. S. House, C. Robbins y H. L. Metzner, «The Association of Social Relationships and Activities with Mortality: Prospective Evidence from the Tecumseh Community Health Study», *American Journal of Epidemiology* 116, núm. 1 (julio, 1982): 123-140.

4. P. Reynolds *et al.*, «The Relationship Between Social Ties and Survival Among Black and White Breast Cancer Patients: National Cancer Institute Black/White Cancer Survival Study Group», *Cancer Epidemiology, Biomarkers, and Prevention: A Publication of the American Association for Cancer Research, Cosponsored by the American Society of Preventive Oncology* 3, núm. 3 (abril-mayo, 1994): 253-259.

5. L. F. Berkman y S. L. Syme, «Social Networks, Host Resistance, and Mortality: A Nine-Year Follow-Up Study of Alameda County Residents», *American Journal of Epidemiology* 109, núm. 2 (febrero, 1979): 186-204; T. A. Glass *et al.*, «PopulationBased Study of Social and Productive Activities as Predictors of Survival Among Elderly Americans», *British Medical Journal* 319, núm. 7208 (21 de agosto de 1999): 478-483; S. Wolf y J. G. Bruhn, *The Power of Clan: The Influence of Human Relationships on Heart Disease.* Transaction Publishers (Piscataway, Nueva Jersey), 1998; C. J. Holahan *et al.*, «Late-Life Alcohol Consumption and Twenty Year Mortality», *Alcoholism, Clinical and Experimental Research* 34, núm. 11 (noviembre, 2010): 1961-1971.

6. P. Reynolds *et al.*, «The Relationship Between Social Ties and Survival Among Black and White Breast Cancer Patients: National Cancer Institute Black/White Cancer Survival Study Group», *Cancer Epidemiology, Biomarkers, and Prevention: A Publication oft he American Association for Cancer Research, Cosponsored by the American Society ofPreventive Oncology* 3, núm. 3 (abril-mayo, 1994): 253-259; A. F. Chou *et al.*, «Social Support and Survival in Young Women with Breast Carcinoma», *Psychooncology* 21, núm. 2 (febrero, 2012): 125-133; C. H. Kroenke *et al.*, «Social Networks, Social Support, and Survival After Breast Cancer Diagnosis», *Journal of Clinical Oncology* 24, núm. 7 (1 de marzo de 2006): 1105-1111; N. Waxler-Morrison *et al.*, «Effects of Social Relationships on Survival for Women with Breast Cancer: A Prospective Study», *Social*

Science and Medicine 33, núm. 2 (1991): 177-183; K. L. Weihs *et al.*, «Dependable Social Relationships Predict Overall Survival in Stages II and III Breast Carcinoma Patients», *Journal of Psychosomatic Research 59*, núm. 5 (noviembre, 2005): 299-306; J. Holt-Lunstad, T. B. Smith, y J. B. Layton, «Social Relationships and Mortality Risk: A Meta-Analytic Review», *PLOS Medicine 7*, núm. 7 (27 de julio de 2010): e1000316; A. Krongrad *et al.*, «Marriage and Mortality in Prostate Cancer», *Journal of Urology 156*, núm. 5 (noviembre, 1996): 1696-1970; P. N. Butow, A. S. Coates, y S. M. Dunn, «Psychosocial Predictors of Survival in Metastatic Melanoma», *Journal of Clinical Oncology 17*, núm. 7 (julio, 1999): 2256-2263.

7. A. F. Chou *et al.*, «Social Support and Survival in Young Women with Breast Carcinoma», *Psycho-oncology 21*, núm. 2 (febrero, 2012): 125-133.

8. M. Pinquart y P. R. Duberstein, «Associations of Social Networks with Cancer Mortality: A Meta-Analysis», *Critical Reviews in Oncology/Hematology 75*, núm. 2 (agosto, 2010): 122-137.

9. B. N. Uchino, J. T. Cacioppo y J. K. Kiecolt-Glaser, «The Relationship Between Social Support and Physiological Processes: A Review with Emphasis on Underlying Mechanisms and Implications for Health», *Psychological Bulletin 119*, núm. 3 (mayo, 1996): 488-531; B. N. Uchino, «Social Support and Health: A Review of Physiological Processes Potentially Underlying Links to Disease Outcomes», *Journal of Behavioral Medicine 29*, núm. 4 (agosto, 2006): 377-387.

10. S. Dockray y A. Steptoe, «Positive Affect and Psychobiological Processes», *Neuroscience and Biobehavioral Reviews 35*, núm. 1 (septiembre 2010): 69-75; R. Ader, ed., *Psychoneuroimmunology*, 4.ª ed. Elsevier Academic Press (Burlington, Massachusetts), 2011.

11. L. C. Giles *et al.*, «Effect of Social Networks on Ten Year Survival in Very Old Australians: The Australian Longitudinal Study of Aging», *Journal of Epidemiology and Community Health 59*, núm. 7 (julio, 2005): 574-579; J. S. House, C. Robbins y H. L. Metzner, «The Association of Social Relationships and Activities with Mortality: Prospective Evidence from the Tecumseh Community Health Study», *American Journal of Epidemiology 116*, núm. 1 (julio, 1982): 123-140.

12. A. Steptoe *et al.*, «Social Isolation, Loneliness, and All-Cause Mortality in Older Men and Women», *Proceedings of the National Academy of Sciences of the United States of America 110*, núm. 15 (9 de abril de 2013): 5797-5801.

13. C. H. Kroenke *et al.*, «Social Networks, Social Support, and Survival After Breast Cancer Diagnosis», *Journal of Clinical Oncology 24*, núm. 7 (1 de marzo de 2006): 1105-1111.

14. J. T. Cacioppo *et al.*, «Lonely Traits and Concomitant Physiological Processes: The MacArthur Social Neuroscience Studies», *International Journal of Psychophysiology 35*, núms. 2-3 (marzo, 2000): 143-154.

15. B. N. Uchino, J. T. Cacioppo y J. K. Kiecolt-Glaser, «The Relationship Between Social Support and Physiological Processes: A Review with Emphasis on Underlying Mechanisms and Implications for Health», *Psychological Bulletin* 119, núm. 3 (mayo, 1996): 488-531; J. K. Kiecolt-Glaser *et al.*, «Psychosocial Modifiers of Immunocompetence in Medical Students», *Psychosomatic Medicine* 46, núm. 1 (enero-febrero, 1984): 7-14; J. K. Kiecolt-Glaser *et al.*, «Urinary Cortisol Levels, Cellular Immunocompetency, and Loneliness in Psychiatric Inpatients», *Psychosomatic Medicine* 46, núm. 1 (enero-febrero, 1984): 15-23; S. D. Pressman *et al.*, «Loneliness, Social Network Size, and Immune Response to Influenza Vaccination in College Freshmen», *Health Psychology* 24, núm. 3 (mayo, 2005): 297-306.

16. S. Dockray y A. Steptoe, «Positive Affect and Psychobiological Processes», *Neuroscience and Biobehavioral Reviews* 35, núm. 1 (septiembre, 2010): 69-75; R. Ader, ed., *Psychoneuroimmunology*, 4.ª ed. Elsevier Academic Press (Burlington, Massachusets), 2011.

17. E. E. Benarroch, «Oxytocin and Vasopressin: Social Neuropeptides with Complex Neuromodulatory Functions», *Neurology* 80, núm. 16 (16 de abril de 2013): 1521-1528.

18. E. Friedmann y S. A. Thomas, «Pet Ownership, Social Support, and One Year Survival After Acute Myocardial Infarction in the Cardiac Arrhythmia Suppression Trial (CAST)», *American Journal of Cardiology* 76, núm. 17 (15 de diciembre de 1995): 1213-1217; J. McNicholas *et al.*, «Pet Ownership and Human Health: A Brief Review of Evidence and Issues», *British Medical Journal* 331, núm. 7527 (26 de noviembre de 2005): 1252-1254; R. W. Steele, «Should Immunocompromised Patients Have Pets?», *Ochsner Journal* 8, núm. 3 (otoño, 2008): 134-139; M. Mullersdorf *et al.*, «Aspects of Health, Physical/Leisure Activities, Work and Socio-Demographics Associated with Pet Ownership in Sweden», *Scandinavian Journal of Public Health* 38, núm. 1 (febrero, 2010): 53-63; A. I. Qureshi *et al.*, «Cat Ownership and the Risk of Fatal Cardiovascular Diseases: Results from the Second National Health and Nutrition Examination Study Mortality Follow-Up Study», *Journal of Vascular and Interventional Neurology* 2, núm. 1 (enero, 2009): 132-135.

19. R. M. Nerem, M. J. Levesque y J. F. Cornhill, «Social Environment as a Factor in Diet-Induced Atherosclerosis», *Science* 208, núm. 4451 (27 de junio de 1980): 1475-1476.

20. K. M. Grewen *et al.*, «Effects of Partner Support on Resting Oxytocin, Cortisol, Norepinephrine, and Blood Pressure Before and After Warm Partner Contact», *Psychosomatic Medicine* 67, núm. 4 (julio-agosto, 2005): 531-538.

8. PROFUNDIZAR EN LA CONEXIÓN ESPIRITUAL

1. National Sleep Foundation, «Sleep Aids and Insomnia», *http://www.sleep foundation.org/article/sleep-related-problems/sleep-aids-and-insomnia*, consultado el 28 de septiembre de 2013; Anxiety and Depression Association of America, «Facts and Statistics», *http://www.adaa.org/about-adaa/press-room/facts-statistics*, consultado el 28 de septiembre de 2013.

2. G. A. Tooley *et al.*, «Acute Increases in Night-time Plasma Melatonin Levels Following a Period of Meditation», *Biological Psychology* 53, núm. 1 (mayo, 2000): 69-78.

3. F. D. Ganz, «Sleep and Immune Function», *Critical Care Nurse* 32, núm. 2 (abril, 2012): e19-25.

4. L. Tamarkin *et al.*, «Decreased Nocturnal Plasma Melatonin Peak in Patients with Estrogen Receptor Positive Breast Cancer», *Science* 216, núm. 4549 (28 de mayo de 1982): 1003-1005; S. Davis y D. K. Mirick, «Circadian Disruption, Shift Work and the Risk of Cancer: A Summary of the Evidence and Studies in Seattle», *Cancer Causes and Control* 17, núm. 4 (mayo, 2006): 539-545.

5. B. K. Holzel *et al.*, «Mindfulness Practice Leads to Increases in Regional Brain Gray Matter Density», *Psychiatry Research* 191, núm. 1 (30 de enero de 2011): 36-43.

6. D. N. Khansari, A. J. Murgo y R. E. Faith, «Effects of Stress on the Immune System», *Immunology Today* 11, núm. 5 (mayo, 1990): 170-175; S. B. Pruett, «Stress and the Immune System», *Pathophysiology* 9, núm. 3 (mayo, 2003): 133-153; S. C. Segerstrom y G. E. Miller, «Psychological Stress and the Human Immune System: A Meta-Analytic Study of Thirty Years of Inquiry», *Psychological Bulletin* 130, núm. 4 (julio, 2004): 601-630.

7. R. J. Davidson *et al.*, «Alterations in Brain and Immune Function Produced by Mindfulness Meditation», *Psychosomatic Medicine* 65, núm. 4 (julio-agosto, 2003): 564-570.

8. T. L. Jacobs *et al.*, «Intensive Meditation Training, Immune Cell Telomerase Activity, and Psychological Mediators», *Psychoneuroendocrinology* 36, núm. 5 (junio, 2011): 664-681.

9. J. A. Dusek *et al.*, «Genomic Counter-Stress Changes Induced by the Relaxation Response», *PLOS ONE* 3, núm. 7 (2008): e2576.

9. TENER MOTIVOS PODEROSOS PARA VIVIR

1. S. Greer, T. Morris y K. W. Pettingale, «Psychological Response to Breast Cancer: Effect on Outcome», *The Lancet* 2, núm. 8146 (13 de octubre de 1979): 785-787.

2. R. H. Osborne *et al.*, «Immune Function and Adjustment Style: Do They Predict Survival in Breast Cancer?» *Psycho-oncology* 13, núm. 3 (marzo,

2004): 199-210; P. N. Butow, A. S. Coates y S. M. Dunn, «Psychosocial Predictors of Survival in Metastatic Melanoma», *Journal of Clinical Oncology* 17, núm. 7 (julio, 1999): 2256-2263; P. N. Butow, A. S. Coates y S. M. Dunn, «Psychosocial Predictors of Survival: Metastatic Breast Cancer», *Annals of Oncology: Official Journal of the European Society for Medical Oncology* 11, núm. 4 (abril, 2000): 469-474.

3. M. S. Vos *et al.*, «Denial and Physical Outcomes in Lung Cancer Patients: A Longitudinal Study», *Lung Cancer* 67, núm. 2 (febrero, 2010): 237-243.

4. M. Watson *et al.*, «Influence of Psychological Response on Survival in Breast Cancer: A Population-Based Cohort Study», *The Lancet* 354, núm. 9187 (16 de octubre de 1999): 1331-1336; M. Pinquart y P. R. Duberstein, «Depression and Cancer Mortality: A Meta-Analysis», *Psychological Medicine* 40, núm. 11 (noviembre, 2010): 1797-1810; W. F. Pirl *et al.*, «Depression and Survival in Metastatic Non-SmallCell Lung Cancer: Effects of Early Palliative Care», *Journal of Clinical Oncology* 30, núm. 12 (20 de abril de 2012): 1310-1315; H. Faller y M. Schmidt, «Prognostic Value of Depressive Coping and Depression in Survival of Lung Cancer Patients», *Psycho-oncology* 13, núm. 5 (mayo, 2004): 359-363; J. S. Goodwin, D. D. Zhang y G. V. Ostir, «Effect of Depression on Diagnosis, Treatment, and Survival of Older Women with Breast Cancer», *Journal of the American Geriatrics Society* 52, núm. 1 (enero, 2004): 106-111.

5. H. Yu *et al.*, «Depression and Survival in Chinese Patients with Gastric Cancer: A Prospective Study», *Asian Pacific Journal of Cancer Prevention* 13, núm. 7 (2012): 391-394; M. Johansson, A. Ryden y C. Finizia, «Mental Adjustment to Cancer and Its Relation to Anxiety, Depression, HRQL, and Survival in Patients with Laryngeal Cancer: A Longitudinal Study», *BMC Cancer* 11 (30 de junio de 2011): 283; K. E. Lazure *et al.*, «Association Between Depression and Survival or Disease Recurrence in Patients with Head and Neck Cancer Enrolled in a Depression Prevention Trial», *Head and Neck* 31, núm. 7 (julio, 2009): 888-892.

6. G. M. Petticrw, R. Bell y D. Hunter, «Influence of Psychological Coping on Survival and Recurrence in People with Cancer: Systematic Review», *British Medical Journal* 325, núm. 7372 (9 de noviembre de 2002): 1066.

7. A. J. Cunningham y K. Watson, «How Psychological Therapy May Prolong Survival in Cancer Patients: New Evidence and a Simple Theory», *Integrative Cancer Therapies* 3, núm. 3 (septiembre, 2004): 214-229; R. Huebscher, «Spontaneous Remission of Cancer: An Example of Health Promotion», *Nurse Practitioner Forum* 3, núm. 4 (diciembre, 1992): 228-235.

8. M. Watson *et al.*, «Influence of Psychological Response on Breast Cancer Survival: Ten-Year Follow-Up of a Population-Based Cohort», *European Journal of Cancer* 41, núm. 12 (agosto, 2005): 1710-1714.

9. J. Giese-Davis *et al.*, «Decrease in Depression Symptoms Is Associated with Longer Survival in Patients with Metastatic Breast Cancer: A Secondary Analysis», *Journal of Clinical Oncology* 29, núm. 4 (1 de febrero de 2011): 413-420.

10. H. Karppinen *et al.*, «Will-to-Live and Survival in a Ten-Year Follow-Up Among Older People», *Age and Ageing* 41, núm. 6 (noviembre, 2012): 789-794.

CONCLUSIÓN

1. N. Howlader *et al.*, *SEER Cancer Statistics Review, 1975-2009*. (National Cancer Institute, Bethesda, Maryland). Basado en datos de SEER publicados en noviembre de 2011.

2. Bryan Walsh, «Sixty Years After Man First Climbed Everest, the Mountain Is a Mess», *Time Science and Space* online, 29 de mayo de 2013, http://science.time.com/213/05/29/60-years-after-man-first-climbed-everest-the-mountain-is-a-mess/.

Índice alfabético

La autora

KELLY TURNER, doctora en Ciencias, es investigadora, escritora y conferenciante en el campo de la oncología integrativa, y fundadora del Proyecto Remisión Radical (Radical Remission Project). Su terreno de investigación especializada es la remisión radical del cáncer, que se define como una remisión que se produce sin intervención de la medicina occidental, o después de que la medicina occidental haya fracasado en el intento de conseguir la remisión. La doctora Turner se interesó por la medicina complementaria después de obtener la licenciatura en la universidad de Harvard, y esta fue el tema único de sus estudios de doctorado en la Universidad de California, en Berkeley. Para preparar su tesis viajó por todo el mundo durante un año, visitando diez países distintos para entrevistar a cincuenta sanadores alternativos y a veinte supervivientes radicales del cáncer sobre sus técnicas sanadoras. Desde entonces prosigue sus investigaciones; ha analizado más de mil casos de remisión radical y ha fundado el Proyecto Remisión Radical (Radical Remission Project), sitio web interactivo con base de datos de casos de remisión radical (véase www.RadicalRemission.com). Cuando la doctora Turner no está estudiando la remisión radical o impartiendo conferencias sobre la materia, lo más probable es que la encuentren gozando de su vida familiar o escribiendo guiones para cine y televisión. Para obtener más información sobre la doctora Turner, visita www.DrKellyTurner.com.

Salud Natural

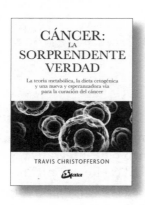

CÁNCER: LA SORPRENDENTE VERDAD
La teoría metabólica, la dieta cetogénica y una nueva y esperanzadora vía para la curación del cáncer
Travis Christofferson

Esta obra describe la lucha de la humanidad por comprender los procesos celulares que se confabulan para causar este trastorno, y muestra que las terapias contra el cáncer no obtienen los resultados esperados.

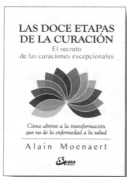

LAS DOCE ETAPAS DE LA CURACIÓN
El secreto de las curaciones excepcionales
Alain Moenaert

Fruto de un estudio práctico realizado a lo largo de veinte años con 210 pacientes que se han curado de forma extraordinaria, este libro describe las constantes que el autor ha encontrado en el proceso seguido por estas personas.

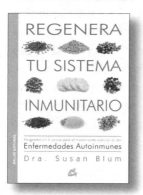

REGENERA TU SISTEMA INMUNITARIO
Programa en 4 pasos para el tratamiento natural de las enfermedades autoinmunes
Dra. Susan Blum

Provee soluciones para afrontar y revertir las enfermedades autoinmunes.

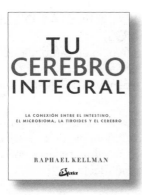

TU CEREBRO INTEGRAL

La conexión entre el intestino, el microbioma, la tiroides y el cerebro

Dr. Raphael Kellman

Este libro te da a conocer el sistema completo que afecta a tu salud mental: cerebro, intestino, microbioma y tiroides.

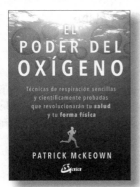

EL PODER DEL OXÍGENO

Técnicas de respiración sencillas y científicamente probadas que revolucionarán tu salud y tu forma física

Patrick Mckeown

La mayor autoridad mundial en el método Buteyko nos revela el asombroso poder de la respiración y las claves para disfrutar de una buena forma física evitando la sobrerespitación: inhalar más aire del que necesitamos.

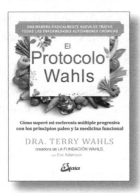

EL PROTOCOLO WAHLS

Cómo superé mi esclerosis múltiple progresiva con los principios paleo y la medicina funcional

Terry Wahls y Eve Adamson

Esta obra es fruto de las investigaciones y de la amplia experiencia médica de la Dra. Wahls, y recoge las claves de este reconocido método de salud y regeneración del sistema autoinmune.

Salud Natural

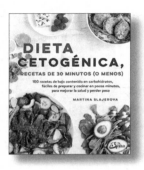

DIETA CETOGÉNICA, RECETAS DE 30 MINUTOS (O MENOS)

100 recetas de bajo contenido en carbohidratos, fáciles de preparar y cocinar en pocos minutos, para mejorar la salud y perder peso

Martina Slajerova

La dieta cetogénica se está convirtiendo a pasos agigantados en el plan alimenticio de referencia para mantener una buena salud, revertir enfermedades y lograr el peso ideal.

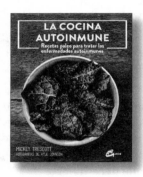

LA COCINA AUTOINMUNE

Recetas paleo para tratar las enfermedades autoinmunes

Mickey Trescott

La cocina autoinmune explica detalladamente cómo llegar a la causa raíz de las enfermedades autoinmunes y controlarlas –e incluso revertirlas– mediante el protocolo paleo.

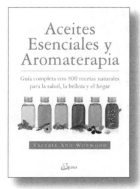

ACEITES ESENCIALES Y AROMATERAPIA

Guía completa con 800 recetas naturales para la salud, la belleza y el hogar

Valerie Ann Worwood

La obra de referencia internacional sobre aromaterapia, con recetas para cuidar la salud, el hogar y la belleza de forma natural.

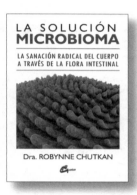

LA SOLUCIÓN MICROBIOMA
La sanación radical del cuerpo a través de la flora intestinal
Robynne Chutkan

El equilibrio de los microorganismos que pueblan nuestra flora intestinal, esencial para la salud.

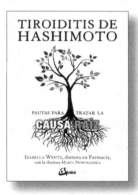

TIROIDITIS DE HASHIMOTO
Pautas para tratar la causa raíz
Izabella Wentz
La enfermedad de Hashimoto va más allá del hipotiroidismo. Se trata de un círculo vicioso de dolencias, trastornos y síntomas que afectan a todo el organismo.

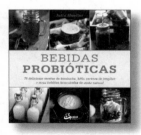

BEBIDAS PROBIÓTICAS
75 deliciosas recetas de kombucha, kéfir, cerveza de jengibre y otras bebidas fermentadas de modo natural
Julia Mueller

Los beneficios que los probióticos aportan a la salud son cada vez más conocidos. Numerosos profesionales médicos ensalzan sus múltiples efectos positivos en la digestión, el metabolismo y el sistema inmunitario.

Para más información
sobre otros títulos de
GAIA EDICIONES

visita
www.alfaomega.es